U0195834

XINBIAN XIANDAI HULIXUE SHIJIAN

新编现代护理学实践

主编 李玉珑 龙 璇 崔晓燕 宋 辉
王 迎 李宏伟 韩正风 王晓燕

上海科学技术文献出版社
Shanghai Scientific and Technological Literature Press

图书在版编目（CIP）数据

新编现代护理学实践 / 李玉珑等主编 .-- 上海：
上海科学技术文献出版社,2023
ISBN 978-7-5439-8956-6

Ⅰ.①新…　Ⅱ.①李…　Ⅲ.①护理学　Ⅳ.①R47

中国国家版本馆CIP数据核字（2023）第199171号

组稿编辑：张　树
责任编辑：王　珺
封面设计：宗　宁

新编现代护理学实践

XINBIAN XIANDAI HULIXUE SHIJIAN

主　　编：李玉珑　龙　璇　崔晓燕　宋　辉　王　迎　李宏伟　韩正风　王晓燕
出版发行：上海科学技术文献出版社
地　　址：上海市长乐路746号
邮政编码：200040
经　　销：全国新华书店
印　　刷：山东麦德森文化传媒有限公司
开　　本：787mm×1092mm　1/16
印　　张：19.5
字　　数：496千字
版　　次：2023年8月第1版　2023年8月第1次印刷
书　　号：ISBN 978-7-5439-8956-6
定　　价：198.00元

·编委会·

Editorial Committee

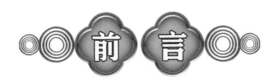

前　言

　　随着现代医学理念和模式的转变,护理学的内容在不断拓展和更新,学科内涵持续向外延伸,知识领域也朝着更专业化的方向发展。现在,护理学已正式获批提升为一级学科,这极大地推动了护理学的全面发展,给学科发展带来了前所未有的机遇和更多的挑战。面对这些机遇和挑战,广大护理人员希望通过梳理我国护理学科体系发展的历史背景,探讨影响我国护理学科体系演进历程的相关因素,为我国护理学科体系的构建奉献自己的一份绵薄之力。由此,我们特邀请一批在临床一线工作多年的护理学专家,他们在结合医学模式的转变、疾病谱的变化,以及医学理念由"以治疗为中心"转向"以预防为中心"的基础上,编写了《新编现代护理学实践》一书。

　　本书广泛吸取和借鉴国内近年的护理技术操作标准与规范,以临床护理理论为依据,立足于当前临床护理工作的实际需要,首先简要介绍了疾病护理的基础知识,帮助读者建立较为完善的临床护理思维;然后详细阐述了各科室常见病的临床护理操作,分析了多种疾病护理中的要点、难点问题,能够引导读者发散思维,对这些问题进行深入思考。本书内容全面,讲解通俗易懂,兼具科学性、专业性与实用性,适合各级医院的护理人员及医学院校护理专业学生阅读使用。

　　编者深知,护理学科建设是护理学专业建设的基础,护理学科的发展更是促进我国护理高等教育发展的强大引擎,是推动护理事业乃至医学事业进步的内部动因。然而,编者的理论知识和实践经验有限、编写时间仓促,书中难免有不足之处,敬请广大读者批评指正。

《新编现代护理学实践》编委会

2023 年 5 月

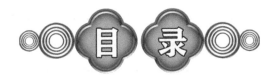

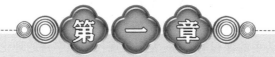

护理学概论

第一节 护理学的概念

护理学是一门以自然科学和社会科学为理论基础的综合性应用科学,它从出现到发展成为一个独立学科走过了一百多年的历程,也就是英国人弗罗伦斯·南丁格尔创建护理教育、开办护理事业以来的历史过程。在这较长的历史进程中,随着医学科学与相关科学的发展和在某个特定时期人们对健康定义的认识和需求的不断提高,护理概念的演变大致经历了以疾病护理为中心、以患者护理为中心、以人的健康护理为中心的三个历史阶段。这些理论认识的进步,是在护理实践的积累和对护理学总体研究的基础上发展形成的。

一、以疾病护理为中心阶段

这个阶段的初期护理,仅作为一种劳务为患者提供一些生活、卫生处置方面的服务。随着护理教育的开展,护理人员能将简单的护理知识与技术应用于临床,如为患者进行口腔护理、皮肤护理等。在人们心目中,护理只是一种操作或一种技艺,是医疗工作中的辅助性劳动。随着自然科学的不断发展及各种科学学说的创立,医学科学理论和临床实践逐渐摆脱了宗教和神学的束缚,人们开始用生物医学模式的观点来解释疾病,即疾病是由细菌感染或外来因素袭击导致的损伤和/或脏器与组织功能障碍,此阶段,人们仅以机体是否有损伤作为健康与不健康的界定标准。在这种健康概念的指导下,医疗行为着眼于对躯体或患病部位疾病的诊断和治疗,从而形成了以疾病为中心的指导思想。在这种思想的影响下,人们认为护理是依附于医疗的,因此,护士扮演着医嘱执行人的角色,把协助医师对疾病进行检查、诊断、治疗看成是护理工作的主要内容;把认真执行医疗计划、协助医师除去患者躯体上的"病灶"和修复脏器、组织功能作为护理工作的根本任务、目标和职责。护理工作处在附属、被动的地位,这在相当程度上影响了护理学的理论发展,护理学没有自己完整的理论体系,护理学教程基本上是套用医疗专业基础医学、临床医学理论外加疾病护理常规和技术操作规程的内容。因此,以疾病护理为中心的护理模式,决定了护理人员是医师助手的附属地位,造成了护理人员被动执行医嘱的局面。

事物都是在不断实践中发展,又在发展中加以验证的。以疾病为中心的护理模式是护理学发展过程的第一个历史阶段,这一时期的护理实践及其发挥的作用具有以下特点:①护理工作虽处于从属地位,但与医疗工作分工比较明确,责任界定比较清楚,护理工作在整个生命科学中占有重要的地位;②在一个较长时期的护理实践中,经过前辈们的努力,总结、建立了一整套护理制度、疾病护理常规、技术操作规程等,为护理学的发展提供了理论依据和实践基础;③以基础医学、临床医学、疾病护理为主的课程的开办,为完善现代护理学科的理论体系奠定了良好的基础;④以疾病为中心的护理,因对疾病的发生、发展、转归与患者的心理、情绪、精神,以及社会等因素的关系不了解,使护理过程只局限在患者躯体、局部病灶上,而忽略了对患者心理及其他因素的护理。这个阶段延续到了 20 世纪 60 年代。

二、以患者护理为中心阶段

一般认为,以患者护理为中心的理论来源于美国籍奥地利理论生物学家贝塔朗菲的系统论、玛莎·罗杰斯的护理概念理论、美国心理学家马斯洛的需求层次论、生态学家纽曼的人和环境的相互关系的学说等。这些学说的研究和确立,为人们提供了重新认识健康与心理、情绪、精神、社会环境几者关系的理论依据。例如,马斯洛认为,对人合理的基本需要的满足可以预防疾病,不能满足需要就孕育着疾病,而恢复这些需要可以治疗疾病。也就是根据人体的整体系统性和需要层次性来对患者进行身心护理,就能更好地帮助患者提高健康水平。1948 年,世界卫生组织(WHO)对人的健康作出了新的定义,"健康不仅仅是没有躯体上的疾病和缺陷,还要有完整的心理和社会适应状态",这一健康观念的更新,使护理内容、护理范畴得到了充实和延伸,为护理学的研究开辟了新领域。1955 年,美国的莉迪亚·霍尔提出在护理工作中应用护理程序这一概念。程序是事物向一定目标进行的系列活动,护理程序则是以恢复或促进人的健康为目标,进行的一系列前后连贯、相互影响的护理活动。护理程序的提出,是第一次将系统的、科学的方法具体用于护理实践,使护理工作有了转折性的发展。随着高等教育的设立及一些护理理论的相继问世,护理专业跨入了一个新的高度。

20 世纪 60 年代,美国护士玛莎·罗杰斯首次提出:"应重视人是一个整体,除生物因素外,心理、精神、社会、经济等方面的因素都会影响人的健康状态和康复程度。"70 年代,美国罗彻斯特大学医学家恩格尔提出了生物、心理社会这一新的模式,引起了健康科学领域认识观的根本改变,在护理学领域产生了深刻的影响。这一模式强化了身心是一元的,形神是合一的,两者是不可分割的整体,身心疾病和心身疾病是交互的,既可"因病致郁"又可"因郁致病",只不过主次、先后转化不同而已,进一步阐明了人是一个整体的概念。在这种新要领的指导下,护理工作由对疾病护理为中心转向了以患者护理为中心的护理方式。应用护理程序全面收集患者生理、心理、社会等方面的资料,制订相应的护理计划,实施身心整体护理。新的医学模式给护理学注入了新的活力,使护理理论、护理内容、活动领域拓宽到了心理、行为、社会、环境、伦理等范畴。护理概念、护理研究任务和研究内容、学科知识体系等发生了根本性变化,并肩负起了着特定的任务和目标,护理学得到了充实和发展。这一阶段是护理学开始形成独立的、较完整的理论体系和实践内容的重要历史时期,对未来护理事业的发展产生了深远的影响,给现实护理工作带来了诸多变化。

(一)护理内容、护理范畴的转化和延伸

(1)从单纯的医院内床边护理转向医院外为社区、家庭提供多种服务。

(2)从单纯的治疗疾病护理转向对一个完整的人的护理,也就是根据人的整体系统性和需要层次性来满足患者各种合理的需要,并进行健康咨询、保健指导。

（3）护士由单纯执行医嘱、实施医疗措施转向卫生宣教、心理护理、改变环境条件等，独立完成诸多促进、维护患者康复、战胜病痛、减轻痛苦的护理工作。

（二）护患关系由主动和被动向指导合作及共同参与的方向转化

以疾病护理为中心阶段，由于生物医学模式观念的影响，护士主动做的是协助医师解决患者躯体上的病，而不是护理患病的人，在这种情况下，患者也只能被动地接受治疗和护理。其心理、精神、情绪、家庭等方面的问题，得不到护理人员的帮助和照顾，更不可能参与疾病治疗、护理方案的决策。由于护患之间缺乏交流和沟通，导致彼此关系冷漠，患者无法起到在恢复健康、预防疾病方面的主观能动作用。在以患者护理为中心阶段，由于健康概念的更新，医护人员认识到患者是一个系统的整体，故在护理过程中除完成一般诊疗护理计划，更多的是对患者进行心理疏导、康复教育，以及满足患者的需求。在制订医疗护理计划时，重视对患者的意见和要求的采纳，这样可以提高患者的参与意识，取得更好的治疗效果。

（三）护理人员的知识结构发生了根本性变化

随着医学模式的转变、健康定义的更新和护理学的自成体系，护理人员所掌握的知识内容必须发生相应的变化，否则就不能适应新的护理模式的要求。如护理学教育的课程设置由原来单纯以疾病为中心的医学知识，转向以医学知识为基础，增加了一些自然科学、心理学、人际关系学、行为学、伦理学、美学、管理学等知识，开始建立起以人的健康为中心的护理学教育模式，并为护理学的进一步发展奠定了理论基础。

（四）护理管理指导思想的转变

以疾病护理为中心阶段，护理管理尤其病房管理多以方便护理工作为出发点。因此，规章制度限制患者这样、那样活动的内容占有一定的比重，给患者带来诸多不便；而在以患者护理为中心阶段制订的护理制度、护理措施是以把患者看成一个统一的整体为出发点，处处以患者需要为准则，重视患者的个体差异，因人施护。在病房管理工作中，积极争取患者的参与并尊重他（她）们的意见。对护理人员工作质量的评价中，除了需要具有娴熟的专业知识和技术，还要考查其对患者的服务是否具有系统性和全面性。

（五）护理学的研究方向、研究范围、研究内容发生了很大变化

随着医学模式的转变、健康定义的更新，护理学的功能面临新的挑战，为完成新时期的护理任务，促进护理学科的发展，除需对基础护理、专科护理、新业务、新技术的理论进行研究，还要开展对人整体系统性的研究，如人的心理、精神、情绪、社会状况与健康的关系；医院环境对患者康复的影响，以及护理过程中人际关系的研究，如医师与护士、护士与患者之间的关系，这是护理过程中基本的人际关系；未来社会人们的健康状况及对护理学的要求，疾病谱的变化给护理学带来的影响等。

三、以整体人的健康保健为中心阶段

随着健康定义的更新，人们的保健意识也发生了相应的变化，健康保健已成为每个公民的迫切需求。在以疾病护理为中心阶段，人们在患病后才感到健康受到损害并寻求治疗，在局部病灶治愈后则认为自己完全恢复了健康。在这种观念的影响下，医疗保健的重点是面向急、危、重症的少数患者。另外，随着医学科学的进步和新药物的问世，传统的疾病谱发生了很大的变化，由细菌所致的疾病得到了很好的控制，但与心理、情绪、行为、环境等因素有关的疾病却大为增加，如心脑血管病、恶性肿瘤、糖尿病等，这再次说明了疾病具有整体性。

　　1978 年,世界卫生组织正式公布了在人类健康保健方面的战略目标,即"2000 年人人享有卫生保健"。这一目标的提出,促使世界各国政府不得不重新考虑本国的卫生工作方向,以及将财政开支、人力资源转移至农村、社区、家庭的问题。1980 年,美国护士协会(AMA)根据护理学的发展和人类对健康保健的需求,对护理实践的性质、任务和范畴下了一个科学性的定义,即"护理是诊断和治疗人类对现存的和潜在的健康问题的反应",这一定义再次反映了护理的整体概念。从定义中可以看出护理的着重点是人类对健康问题的"反应",而不是健康问题和疾病本身,这就限定了护理是为人类健康服务的专业,也是与医疗专业相区别之处。

　　定义指出,护理是诊断和治疗人类对健康问题反应的活动过程。"诊断"是找出问题或确定问题的过程;"治疗"是解决问题的过程;"反应"是多方面的,如生理的、病理的、心理的、行为的反应等,这些反应均发生在整体的人身上。因此,护理的对象是整体的人,而不是单纯某局部的病,定义还提到护理对象是有"现存的和潜存的健康问题"的人,"健康问题"是指与人类健康有关的各种问题,也就对维持或恢复人类健康状态有损害作用的各种因素,这些因素或问题现存于或潜在于人们的机体、生理、心理、自然环境及社会环境中。这就意味着,护理对象不仅是已经生病的患者,还包括尚未生病但有潜在致病因素或存在健康问题的人。定义中指出的"人类对健康问题的反应",是针对健康问题的,即患者在康复过程中也会存在影响健康的问题,这就不难看出"问题"和"疾病"是两个不同的概念。因此,护士比医师需要解决的问题更多。定义中的"健康问题"及"人类对健康问题的反应",适应了新的健康定义和医学模式的转变,护理学开始涉及人类学、哲学、心理学、自然科学等学科领域。这不仅有助于护理学成为一门专业,延伸了护理学的活动范畴,提高了护理实践的深度,还在理论上使护理人员获得了前所未有的自主决策权。护理学在理论和实践的发展中又进入了一个新的历史时期。这一时期的护理任务是促进健康、预防疾病、帮助康复、减轻痛苦,提高全人类的健康水平。为此,要加强护理学教育,调整护理学教育,调整护理人员的知识结构,提高护理队伍的整体素质,使护理人员能更好地完成时代赋予的护理任务。

　　AMA 对护理的定义对护理工作的影响是广泛的、深刻的,它使护理学成了现代科学体系中的一门综合自然科学,为人类健康服务的应用科学;使护理工作任务由原来对患者的护理,拓宽了到从人类健康至疾病护理的全过程;使工作范畴从医院延伸到了社区、家庭,从个体延伸到了群体。护理的工作方法是通过收集资料、制订护理方案、落实护理计划、评价护理效果。进行护理诊断和治疗是一个自主性、独立性很强的活动过程,与传统的被动执行医嘱形成了明显的反差。这种护理模式解决了以往传统护理中被忽略却又客观存在的大量健康问题,使护理成为人类健康有力的科学保证。

(李宏伟)

第二节　护理学的性质、任务和范畴

一、护理学的性质

护理学是一种什么性质的科学,不同的护理概念会有不同的解释。随着护理概念的更新,护理学有了新的内涵。我国著名研究者周培源认为,"护理学是社会科学、自然科学理论指导下的一门综合性的应用科学","护理学是医学科学中分出来的一个独立学科,它不仅有自己完整的理论体系,而且在应用新技术方面有许多新的发展。护理学在医学中越来越占有重要地位"。我国护理专家林菊英认为,"护理学是一门新兴的独立学科","护理理论逐渐自成体系,有其独立的学说与理论,有明确的为人民保健服务的职责"。顾英奇曾说过,"护理学是一门独立的学科,它在整个生命科学中占有重要的地位"。著名护理专家安之璧也曾对护理的性质下过定义,"护理学是医学科学领域中的一项专门的学科,是医学科学的重要组成部分,又是临床医学的一个重要方面(因为它属于医学领域中的一门学科,涉及临床医学内容较多,但又不完全属于临床医学的内容)。正因为它与其他科学有一定的横向联系,因此,它又是社会科学、自然科学相互渗透的一门综合性的应用科学"。

国外护理界一些知名人士对护理学的性质也有各种各样的见解。伊莫金·金认为,"护理是行动、反应、相互作用和处理的过程,护士帮助各种年龄和社会经济地位的人在日常生活中满足他们的基本需要,并在生命的某些特殊时期应付健康和疾病的问题"。美国《Journal of Aduanced Nursing》的一篇《关于四种护理理论的提法的比较》,认为护理是一门科学,它可帮助人们达到最完善的健康状态。英国人弗罗伦斯·南丁格尔对护理学虽未予以明确定义,但她认为,"人是各种各样的,由于社会、职业、地位、民族、信仰、生活习惯、文化程度的不同,所得的疾病和病情也不同,要使千差万别的人都能达到治疗和康复所需要的最佳身心状态,本身就是一项最精细的艺术"。

虽然国内外研究者对护理学的性质看法不一,概括词句和角度不尽相同,但均涉及关于护理学性质的三个问题:护理学是不是一门科学;护理学是不是一门独立的学科;护理学是不是一门自然科学、社会科学的综合性应用科学。

(一)护理学是一门科学

在说明护理学是一门科学之前,首先要明确什么是科学。概括地讲,科学是自然、社会和思维的知识体系,它是通过人们的生产、社会实践发展起来的。科学的任务是揭示事物发展的规律,是对实践经验的总结和升华,是实践经验的结晶。每一门科学都只是研究客观世界发展过程中的某一阶段或某种运动方式。这就说明科学有经验科学与理论科学的区别,科学与科学理论有密切的联系,有内涵的重叠。护理学是一个实践性、技术性很强的专业,是以一定的科学原理为依据,又在活动中不断总结经验,促进理论升华的。如以疾病护理为中心、以患者护理为中心、以整体人的健康保健为中心的护理模式的演变,是在新的护理理论指导下完成,又在实践中不断总结经验,不断完善的。这就是说明在护理学的整体活动中,既要有理论科学又要有经验科学,才能完成护理任务。

鉴于以上客观现实和理论,护理学就是一门科学。但由于护理学尚属一门新兴科学,它的兴起与发展只经历了一百余年的历史,前八九十年的发展比较缓慢,后四五十年发展虽较快,但它的理论才刚刚形成,学科建设还在起步中,大量的护理实践还未能被更好地总结,护理模式尚需要进一步验证。尽管如此,护理学是一门科学的信念是不可动摇的。只有树立护理学是一门科学的观念,才能振奋护理人员的精神,推动护理事业的发展。

(二)护理学是一门独立学科

在论证护理学是一门科学的同时,还应讨论护理学是不是一门独立学科,这对确定护理学的性质是至关重要的。护理学是不是一门独立学科,不同的研究者持有不同的理论和观点。有人认为护理学既不完全依赖其他学科,也不是完全独立的学科;有人则认定根据护理学的知识体系、服务对象和任务,可以说护理学是一门独立的学科。我们认为后一种说法是有道理的。论证护理学是不是独立学科,首先要对"独立"有个正确的概念。所谓"独立",其含义只能是相对的,而不是绝对的。在新发明、新发现并应用到实际工作中去的周期日益缩短,科学知识急剧增加的今天,学科相互渗透是必然的。不与其他学科不发生任何关系、不借用其他学科的成就来充实自己的情况是不存在的。把护理学理解为如此的"独立"是不恰当的,对任何一个独立学科采取如此的看法,也是不符合客观现实的。

那么为什么有的人对护理学是不是一门独立学科会产生疑问呢,原因首先是将"独立"理解得太绝对,没有认真地分析"独立"的含义;其次是因为临床护理和预防保健工作的理论支持多以医学的若干学科为基础。因此,有人认为护理学既然运用的是医学理论,就应该是附属于医学的,而不是独立的。诚然,护理工作中的基础护理、专业护理等,这是根据基础医学和有关临床医学的理论延伸、发展而来的,但在运用过程中不是简单的重复,而是在护理学领域中通过实践形成了自身的特定内容、目标和任务,旨在为治疗患者的身心疾病、减轻患者的痛苦、满足患者的需要、促进人类的健康创造优良的环境和条件。由此看来,护理学要完成本学科的既定任务,除了需要医学理论外还要借助自然科学、社会科学、行为科学及心理学等理论的支持,这些理论既丰富了护理学的知识体系,又构成了护理学的特定内容体系。这就说明,护理学有自己的理论与观点,有自己的活动领域与活动范围,有自己的研究任务与研究内容,因此护理学已自成体系,完全有理由认定护理学是一门独立学科。

在论证护理学是一门独立学科的同时,还应明确其属性问题,这对确定护理学的性质是有意义的。要认识护理学的属性,必须对其承担的任务和达到目标所采取的手段进行分析。前面已经讲过"护理是诊断和治疗人类对现存的和潜在的健康问题的反应",这是护理与医疗专业相区别之处。但是在完成本学科任务时,除了需要借助社会学、心理学、行为学等理论外,在很大程度上还要以医学理论和方法为基础,来满足患者恢复健康和帮助健康人提高健康水平的各种需求。另外,为做好上述工作,护理人员须为患者创造良好的心理环境和周围环境,也就是说护理任务的完成不仅需要运用医学知识提供的手段,而且需要运用心理学、社会学和行为学方面的知识提供的手段。再有,从"人是一个整体"这一观念出发,护理的对象不仅是生病的人,还包括尚未生病但有潜在致病因素或存在健康问题的人。这就说明健康不仅意味着人体生物学变量的偏离被纠正,而且也包括建立心理和社会状态的平衡。综上所述,护理学是自然科学、社会科学理论指导下的综合性应用科学,它具有自然科学和社会科学的双重性。

二、护理学的任务和范畴

(一)护理学的任务

随着护理事业的发展,护理概念的更新,护理的任务和职能正经历着深刻的变化。如美国研究者卡伦·克瑞桑·索伦森和茹安·拉克曼合著的《基础护理》一书,在"护士作用的变化"一节中提道:"早在1948年,护士埃丝特·露西尔·布朗(Esther Lncille Brown)就告诉护士们要把她们的作用看成是变化的,是朝气蓬勃的,而不是固定不变的。当代护理正处在变化和适应时期,对扩大或护士作用扩大这种词正开展着讨论。"国内外研究者对护理学的任务给予了充分的关注,纷纷阐述了各自的看法和观点。1965年,德国法兰克福会议上讨论修订的《护士伦理学国际法》规定,护理学任务是"护士护理患者,担负着建立有助康复的、物理的、社会的和精神的环境,并着重用教授和示范的方法预防疾病,促进健康。他们为个人、家庭和居民提供保健服务,并与其他行业合作"。1978 年,世界卫生组织在德国斯图加特召开的关于护理服务、提高护理学理论水准的专题讨论会上议定:"护士作为护理学这门学科的专业工作者的唯一任务就是帮助患者恢复健康,并帮助健康人提高健康水平"。1980 年,美国护士协会提出了现代护理学定义,"护理是诊断和治疗人类对现存的和潜在的健康问题的反应"。1986 年,我国在南京召开的全国首届护理工作会议上,原卫生部副部长顾英奇在讲话中指出,"护理工作除配合医疗执行医嘱外,更多更主要的是对患者的全面照顾,促进其身心恢复健康……护理学就是要研究社会条件、环境变化、情绪影响与疾病发生、发展的关系,对每个患者的具体情况进行具体分析,寻求正确的护理方式,消除各种不利的社会、家庭、环境、心理等因素,以促进患者康复……随着科学技术的进步,社会的发展,人民生活水平的提高,护士将逐步由医院走向社会,更多地参与防病保健。因此护理学有其明确的研究目标和领域,在卫生保健事业中与医疗有着同等重要的地位"。

以上这些论述表明,随着时代的进步和在某个特定时期人们对健康定义的认识和对保健需求的提高,护理学的任务、功能、作用和服务对象发生了很大的变化。这些变化是传统护理学向现代护理学过渡的重要标志,是护理概念更新的重要依据。主要变化有以下几个方面:①护理不再是一项附属于医疗的、技术性的职业,而是独立、平等地与医师共同为人类健康服务的专业。美国研究者卡伦·克瑞桑·索伦森和茹安·拉克曼认为:"护士的独特作用是帮助患者或健康人进行有益于健康的活动或使之恢复健康。"②新的护理的任务,已经不只是对患者的护理,而是扩展到了对人的保健服务。护理人员除了需要完成对疾病的护理,还担负着心理、社会方面的治疗任务。护理的目标除了谋求纠正患者局部或脏器功能变异外,还要致力于保证患者心理的平衡。这就说明护理对象既包括在生理方面有疾病的人,也包括未患疾病但有健康问题的人或既有现存的也有潜在的健康问题的人。这就使得护理任务由对患者的护理扩展到了从健康到疾病的全过程。③由于护理学是为人类健康服务的专业,就要设法消除各种不利健康的社会、家庭、心理等因素,创造一个使人愉快和有利于治疗疾病及恢复健康的环境。这就说明,护理工作的场所不再限定在医院床边,而要拓宽至社会、家庭和所有有人群的地方,开展卫生教育,进行健康咨询和防病治病。

(二)护理学的范畴

随着护理观念的更新,护理任务及作用的改变,护理学的研究方向、研究任务、研究内容也发生了相应的转变。在以疾病护理为中心阶段,护理学的研究主要围绕疾病护理和技术护理开展,因此,在疾病专科护理、常规护理、技术操作方面积累了较丰富的经验,形成了较系统的内容,为现代护理学研究奠定了理论和实践的基础。随着健康定义的更新,为更好地实现人类健康这一总目标,护理任务、活动领域、服务对象都在发生着相应的变化。因此,护理学的研究方向、研究内容必须发生改变,人们需要用科学的理论、实践适应和促进护理学的发展。护理学研究应充实以下主要方面。

(1)更新传统的研究内容。疾病护理、护理技术等方面的研究,过去有较好的基础,现今面临的任务是进一步总结、创新、引进各种先进的经验和方法,使之更加科学、严谨和规范,引导护理技术现代化。不断发现各新病种的护理理论和护理技术并应用于临床,特别是与心理、行为、精神、环境密切相关的疾病,如心脑血管病、恶性肿瘤、糖尿病及老年病等,应加强研究,攻克护理中的难点。

(2)充实关于人的研究。人是生理、心理、精神、文化的统一体,是动态的,又是独特的。随着健康观念的更新,如何开展人的心理(包括患者心理)、精神、社会状况、医院环境(包括护患关系)对疾病发生、发展、转归,以及对健康影响的研究,是现代护理学研究的核心问题。只有对这些问题进行深入的研究,才能引导护理人员全面地为整体的动态的健康人、有潜在健康问题的人和患者提供高质量的护理。

(3)新的护理定义决定了护理学是为人的健康服务的专业。因此,以患者护理为中心必须向以整体人健康护理为中心的方向转化。这就要求护理人员在工作中既要重视人类现存的健康问题,还要顾及潜在的影响健康的因素,更要做好预防保健和卫生宣教工作。这就不难看出,护理工作的对象不仅是患者,还有存在致病因素的人和健康的人;护理工作的活动领域从医院延伸至社区、家庭和有人群的地方。这就很自然地改变了传统的工作程序、内容和模式。为使护理工作适应变化的情况,面对新问题提出的挑战,护理人员必须履行新的职责,进行新的研究和探索。①成立什么样的管理机构,组织协调财政开支、转移人力资源,使护理人员从医院走向社区、家庭和有人群的地方;用什么方法激励护理人员自身的积极性,培养其责任心,使其能主动开展卫生教育,做好健康咨询和防病治病工作;根据人群的文化素养、生活条件、地理条件和周围环境的不同应制订些什么计划和措施,怎样组织实施。②要使护理人员适应变化的工作环境和内容,更好地承担起为人类健康服务的职责,必须进行专业培训或护理学继续教育。对于采取什么方式和进行哪些教育,应进行研究和探索。在这方面不仅需要理论研究,还要在实践中不断探索,尽快总结出一套符合中国国情的护理模式。③对一些特殊领域的人群,如长时间位于水下和地层深处作业、宇航人员等,健康保健怎样开展;由于环境特殊,对护理提出哪些新的要求。这些都是需要研究的新领域、新课题。

(4)新的护理定义反映了护理的整体观念。在实施中遇到的具体问题,如医疗诊断与护理诊断是一种什么关系、护理诊断与护理问题是一个什么概念、护理程序与护理过程有什么区别、整体护理与心身疾病护理有什么差异,这些均属概念性问题。只有概念明确了,才能做好工作。因此,必须进行理论和实践方面的研究,求得正确的答案。

(5)护理学是医学领域里的一门独立学科,已被社会所承认,其任务和服务范围在不断向纵深延伸,传统的知识体系(学科群)不再适应新形势的要求,因此,必须加以充实、补充和调整。从我国护理教育现状来看,虽然一些护理专家努力进行了探索和改革的尝试,护理学发生了一些可喜的变化,但仍未完全摆脱传统的知识体系模式。设置一个什么样的学科群才能适应现代护理学的要求,是值得大家思考的问题。著名护理专家林菊英认为:"在各类护士学校的课程内,既有加强护士基本素质的人文科学,如文学、美学、音乐、伦理学科,也有社会科学,如社会学、行为科学等,还有为护理学提供基础的医学基础课。但这些课的安排不是按医学生需要的内容和学时,而是按护理学的要求,从人的生老病死全过程讲起。同时结合社会保健组织中护士的作用、对不同人群所需的护理保健知识,其中包括对患者的护理技术"。正确认识这些问题并解决这些问题,对建设护理学科、开拓护理事业、培养护理人才是十分重要的。

(龙　璇)

第三节 护理人员的职业道德

一、护理职业道德的概念

道德是一种社会意识形态,属上层建筑的范畴。它是依靠社会舆论、内心信念和传统习惯力量,来调整人们相互之间关系的行为规范的总和,作为一种精神力量,调动着人们生产或工作的积极性,影响着人们之间的关系。

职业道德是从事一定职业的人,在特定的工作或劳动中的行为规范,是一般社会道德在职业生活中的特殊表现。职业道德主要包括对职业价值的认识、职业情感的培养、敬业精神的树立、职业意志的锻炼,以及良好职业行为的形成。职业道德是促进人们自我修养、自我完善的重要保证,它可影响从事这一职业的人的道德理想、道德行为和职业的发展方向,影响和促进整个社会道德的进步。我国广泛开展的精神文明建设,实际上就是对各行各业的工作者或劳动者进行的职业道德教育。职业道德可影响和决定本职业对社会的作用。

职业道德是人类社会所特有的道德现象,这种现象包括两方面的内容,即职业道德意识和职业道德行为。职业道德意识是职业道德的主要方面,包括职业道德的观念、态度、情感、信念、意志、理想及善恶概念等。职业道德行为是在道德意识指导下进行的职业活动。护理人员的职业道德是一种特殊的意识,是护理人员在履行自己职责的过程中,调整个人与他人、个人与社会之间关系的行为准则和规范的总和。在护理实践中,这些行为标准和规范又可作为对护理人员及其行为进行评价的一种标准存在,影响着护理人员的心理意识,以至形成护理人员独特的、与职业相关的内心信念,从而构成护理人员的个人品质和职业道德境界。因此,也可以说,护理职业道德是护理人员在实施护理工作中,以好坏进行评价的原则规范、心理意识和行为活动的总和。

随着医学模式的转变,护理概念和健康定义的更新,以及护理学作为独立学科的确立(原为附属专业),规定了护理学是为人的健康服务的专业。护理工作任务和目标发生了根本性转变,由单纯以疾病护理、以患者护理为中心,转变为以整体人的健康护理为中心。护理对象既包括有心理又有生理问题的人,还有未患疾病但有潜在健康问题的人。护理工作范畴由单纯的医院内护理,拓宽至社区、家庭和有人群地方的防病治病和卫生保健。为更好地适应这些转变,完成护理任务,护理人员的职业道德也应从调整个体人际关系,扩大到包括调整护理事业与社会关系在内的更广阔的领域。因此,护理人员职业道德的内涵和外延,正在向着更深入更广泛的范畴发展。

强调护理人员的职业道德是事业的需要,是促进人类健康的需要。其意义体现在预防和治疗患者的疾病,以及促进人类健康。根据"护理是诊断和治疗人类对现存的和潜在的健康问题的反应"的定义,不难看出现代护理学的根本任务有着新的内涵和外延,由此,也决定了新的护理内容和方法。基于这种情况,护理已不再是一种单纯的应用性操作技术,而是一门完整独立的科学体系。护理也绝非生物医学护理与心理医学护理的简单相加,而是要做到心身是一元的、形神是合一的,两者必须有机结合形成系统的整体护理,因此,护理必须具有更高的要求和囊括更丰富的内容。为此,护理人员必须有独特的角色、责任和任务,而这角色、责任的体现和任务的完成,直接取决于护理人员的专业能力和道德水平。也就要求护理人员既要有高深的专业知识和技术,又要有高度的责任心、同情心、事业心和使命感,才能不断提高护理质量,满足患者不同层次的需求。为促进人类健康提供专科护理、健康咨询、膳食营养,以及安全舒适环境等,这些工作的完成质量都与护理人员的道德水准有关,而道德水准差、对人类健康事业漠不关心、缺乏敬业精神和责任感、工作马虎、作风懒散的护理人员,护理质量自然下降,甚至会因为工作失误给患者造成严重后果。衡量护理人员职业道德水准的标准,就是护理质量和效果,就是在护理全过程中能否尽职尽责地履行职业道德责任,达到保护生命、减轻痛苦、促进人类健康的目的。

二、护理人员的职业道德要求

护理工作的服务对象是人,包括患者、有潜在健康问题的人和健康人。要最大限度地满足这些人的卫生保健需要,主要限制因素是护理人员的专业理论、专业技术和道德水平,这些因素是相互促进、相互转化的。其中护士的道德理想、道德信念和道德品行,影响和决定着护士对待服务对象的根本态度,促进着护士的护理行为。通过护理人员的自觉意识,并借助社会舆论的支持,促进护士业务技能的发挥和对服务对象的同情心和责任感,使护理工作得以正常进行并能保持优良的质量。另外,护理工作的全过程充分体现着科学性和服务性的特点,科学性表现在护理学已形成了理论体系和新概念,每项专业护理、基础护理、技术操作均有理论依据,每项措施均有严格的时间性、连续性、准确性,而且有规范的工作程序和标准要求。服务性表现在对服务对象全面的照顾,包括提供理想的生活、治疗、休养环境、膳食营养、防病治病知识、临终关怀等。在完成上述任务的过程中,往往会发生患者病情危重、昏迷和无人监督的情况,因此,只有靠护理人员高尚的职业良心,牢固树立社会主义的人道主义思想,遵循全心全意为人类健康服务的宗旨,才能做好护理工作。

(一)热爱护理事业

热爱护理事业要求护士有敬业精神,具有一生献身护理事业的愿望和情感,树立在护理岗位上全心全意为促进人类健康贡献毕生的决心。热爱护理事业来源于对护理工作正确与深刻的认识,来源于对护理工作价值与作用的体验。护理是促进人类健康的专业,保护劳动力重要因素的医学科学的组成部分,通过保护生命、减轻痛苦、预防疾病、促进健康的间接形式促进社会的发展,护士是不可缺少的社会角色。在我们国家,在现实生活中,人人都是被服务对象,人人又都为他人服务,而且每个人只有在为他人、为社会服务中才能实现个人的价值,才能取得生存的物质基础。护理工作虽然具体而又繁忙,但正是这种平凡的工作在为社会做贡献,为人类谋幸福。在中外护理史上有不少护理工作者,由于热爱护理事业,在自己的工作岗位上留下了可歌可泣的事迹,受到了人们的颂扬和爱戴。

(二)热爱服务对象

护理服务对象是有生理功能、思维能力和情感的人。不仅有健康人,更有躯体上、精神上、心理上受疾病折磨的人,甚至有在死亡线上挣扎的人。这些人寄希望于医护人员,护士的职业行为直接关系到人们的生老病死,关系到千家万户的悲欢离合。因此,护理人员一定要满腔热忱地关心患者的疾苦,爱护患者,把患者利益放在第一位。要做到这一点,必须树立高度的同情心和责任感。同情心、责任感是护理人员的一种道德感情,是心灵的表露,是护理人员必须具备的道德品行。对患者深切的同情和认真负责的精神是一切高尚行为的基础,同情患者就要设身处地体察患者的痛苦,帮助患者;同情患者就不能对患者的痛苦麻木不仁,司空见惯,习以为常;同情患者就应该以患者为中心,就应该认真负责地做好患者的整体护理。

热爱服务对象,就应该与服务对象心心相印,对他们不能待答不理,不能嫌烦怕乱,更不能不尊重他们,应做到有问必答,有事必帮,尊重他们维护健康的权利,采纳他们的建议,欢迎他们积极参与防病治病和卫生宣教工作,以提高全民族的健康水平,这些都是护理人员应遵守的职业道德规范。

(三)严格遵守护理制度

护理制度是护理人员在长期的护理实践中,根据护理工作的性质、任务、特点、工作程序、技术标准、信息传递,以及与这些内容有关的人力、物力、设备、人际关系等的管理,经过反复实践与验证制订出来的确保患者安全和护理质量的有关规定,经卫生行政部门按照组织程序确定下来的制度。

由此可见,护理制度是护理工作规律的客观反映,是各项护理工作的保证。因为护理工作除了具有分工细、内容多、范围广、人际接触广的特点,全程护理工作还要严格遵循科学性、技术性、服务性的要求。如何使护理工作正常运转,做到护理人员坚守岗位、忠于职守,确保医疗、护理计划准确,保证患者在接受治疗、检查、护理过程中的安全,以及更好地为患者提供生活、心理、休养环境和膳食营养护理等,必须有一套完整、系统、科学、有效的制度作保证。例如,交接班制度、查对制度、分级护理制度、岗位责任制度、预防院内感染制度、差错事故管理制度、膳食管理制度,以及物品管理制度等。有了护理制度才能保证护理教学、护理科研和继续护理学教育等的贯彻执行。因此,护理人员必须严格遵守各项护理制度,这不仅是护士的基本职业要求,也是制约护理人员履行职责的重要保证。

1.严密细致地观察患者病情变化

观察患者病情变化是护理人员的一项重要职责,是护理人员必须具备的道德要求。护理人员必须以高度的责任感,耐心细致地观察病情,及时准确地捕捉每一个瞬息变化。观察病情及时准确对患者的康复是至关重要的,可根据病情制订有针对性的医疗、护理计划,可为危重患者赢得抢救时间,挽救生命,还可发现和预防并发症的发生。观察病情时,夜班护理人员更要加强责任心,因为病情变化发生在夜间的机会相对较多,但夜班人员少,工作忙,容易忽略病情变化,再加上夜间缺乏监督,思想容易松懈,护理人员如不保持警惕,可能会忽略患者的病情变化,在这种情况下,道德责任、道德信念、道德良心就会起着主导作用。

2.严格遵守操作规程

护理工作是为人类健康服务的,要求护理人员对每项操作都持审慎的态度。"审",即详细、周密、明查;"慎",即小心、谨慎、精确。"审慎"就是要求护理人员对操作认真负责,一丝不苟,严查细对,并以这种严肃认真的负责态度,给患者以安全感,保证操作质量,取得患者的信任。"审慎"是护士责任的一个重要心理素质,也是高尚道德的一种表现。哲学家伊壁鸠鲁认为:"最大的善乃是审慎,一切美德乃由它产生。"这就说明,一个人对待工作持审慎态度是重要的,护理工作更是如此。在医院里,绝大部分的医疗、护理措施都要护理人员执行,如口服给药、肌内给药、静脉给药、灌肠、导尿、气管插管、人工呼吸、心外按压、呼吸机应用、正压给氧、心脏电击复律等,这些操作均有严格的规程要求。护理工作中出现的打错针、服错药、输错血、灌错肠、插错胃管等,无一不是违反操作规程造成的。就查对程序来说,操作中如不按程序查对,或不按要求全部查对,或不认真查对,就可能发生差错事故,给患者造成痛苦、残疾甚至死亡,这方面的教训是极其深刻的。因此,护理人员在进行工作时必须严格执行操作规程,实行医疗、护理措施时,必须做到严禁工作马虎、草率从事,对患者要有高度的同情心、责任心、细心和耐心,才能做到一丝不苟地遵守操作规程,这也是职业道德的要求。

(四)努力钻研专业理论和技术,提高自身专业水平

一个职业道德良好的护理人员,不仅要有热爱护理事业、忠于患者利益、自觉遵守各项护理制度的优秀品质,还必须具有扎实的护理医学理论基础、精湛的护理技术水平和解决护理疑难问题的能力,才能很好地完成工作任务。现代科学技术发展迅速,不断出现新学科、新理论、新技术、新领域。据有关资料介绍,近年来科学技术的新发明、新发现比过去两千多年的总和还要多,而且科学技术的发明、发现被应用至实际工作中的周期日趋缩短。有人分析医学知识量大约每10年翻一番,这样,知识更新的周期必然缩短。18世纪,科学技术更新的周期约为80年,而现代只有5～10年,知识废旧率相应提高。一个人一生的工龄为30～40年,在这漫长的时间里,仅靠在学校学习的知识,不进行知识更新、不钻研专业知识显然跟不上科学技术发展的步伐,适应不了工作的需要。有人统计,一个人在工作岗位上获得的知识占全部知识的80%～90%,这就说明护理人员在职钻研业务知识对提高自身素质是何等重要。随着护理观念的更新、独立学科的建立、服务领域的拓宽,以及健康教育的开展等,不提高自身的专业水平,就不可能更好地完成保护生命、减轻痛苦、促进健康的任务。

(五)认真做好心理护理

随着医学模式的转变,人们逐渐认识到疾病和健康不仅与先天因素、理化因素及生物因素有关,与社会环境、地理因素、工作条件、人际关系、心境状态有密切关系。因此,不仅通过药物和医疗手段能治病,健康的情绪和良好的心境更有利于健康和疾病的康复。有些疾病需要心理和药物治疗同时进行才能痊愈,甚至在某些情况下心理治疗可起到药物治疗所起不到的作用。因此,护理人员要从"人是一元的""形神是合一的"观念出发,认真、细致地做好心理护理。弗罗伦斯·南丁格尔认为:"护理工作的对象不是冷冰冰的石块、木头和纸片,而是有热血和生命的人类。"因此,护理人员在进行心理护理时,必须以高度的同情心、责任感,从心理学的角度了解、分析患者的综合情况,在制订心理护理计划时应掌握以下原则。

1.对患者的心理需求要有预见性

这就是要求护理人员全面了解患者所受社会、心理、生理因素的相互影响,以敏锐的观察力发现患者情绪的波动、语言语调的变化、饭量的增减、睡眠的好坏,预测每个患者可能出现的心理问题和心理需求,以便及时、准确地为患者解除痛苦,满足需求。

2.心理护理要体现个体差异

由于服务对象的年龄、性格特征、文化修养、民族习惯、社会地位、经济状况、所患疾病种类等的不同,所产生的心理问题或心理需求亦不一样,故在进行心理护理时一定要有针对性,充分体现个体差异,对患者进行区别对待,才能获得好的效果。

3.心理护理要着眼于消除患者的消极情绪和有碍健康的心境

通过对患者进行心理疏导、安慰、解释、鼓励、启发、劝解,以及努力创造良好的治疗、休养环境(柔和充足的光线、适宜的温度和湿度、清新的空气、和谐的色彩、悦耳的音响等)和膳食条件,提高患者生活质量、树立其信心,使其主动配合治疗。临床实践证明,情绪能影响机体的免疫功能,恐惧、紧张、抑郁、悲观等情绪可使机体免疫功能低下,而欢快、乐观等情绪可提高机体的免疫功能,起到防病治病的作用。进行心理护理,就是使患者能够保持最佳心理状态,起到保持健康、预防疾病和治疗疾病的目的。

4.心理护理需要良好的语言修养

语言不仅是表达思维、表达感情的工具,也是交流思想、传递意志的工具。语言疏导是护理人员做好心理护理的重要手段,护理人员必须加强语言修养,亲切的语言可给服务对象以安慰、鼓舞和信任;能调动患者战胜自身疾病的勇气和信心;能给同事间以协调、合作、和谐的感受,增强友善、团结和理解。职业语言应有以下原则和要求。

(1)说话要文明礼貌。说话文明礼貌能给服务对象以信任感和安全感。询问病情、解答问题、卫生宣教、指导自我护理及进行某些检查时,说话要耐心、诚恳、准确,且忌粗犷。对患者要有称呼,如同志、大爷、大娘、先生、小姐等,患者配合检查、治疗后应道声谢谢。

(2)说话语调要温和,避免生硬。护理艺术也和其他艺术一样,有情才能感人。护理人员对服务对象要有高度的同情心,说话自然就会有感情,就能做到说话亲切、语调温和,患者愿意与之交流。一个好的护理人员应该通过语言激励患者振奋精神,坚定其与病魔做斗争的信心,切忌生硬的刺激性语言,任何缺乏感情的语言都会使患者感到伤心、不安和丧失战胜疾病的信心。

(3)要注意保守秘密。患者是带着痛苦和期望来医院就诊的,为了解除身心的痛苦,因为信任医护人员,会把不给父母、亲人说的话或隐私都给医护人员倾吐,如生理上的缺陷、心理上的痛苦等。医护人员应怀着高度的同情心和责任感,帮助患者解除身心的痛苦,不应任意传播,对一些预后不良的患者,应根据其心理承受能力,与医师共同协商如何对其作恰如其分的解释,必要时需保守秘密。

(4)说话要看对象,不能千篇一律。患者来自四面八方,他们所受的教育、文化素养、社会地位、民族习惯、经济状况、性格特征、病情轻重,均有一定差异。因此,为使心理护理能有针对性,说话方式和分寸不能千篇一律,用什么词、什么口气说话需要斟酌。对性格豁达、开朗的患者就可以随便一点,甚至幽默一点;对性格内向的人,说话就要谨慎,避免发生误会;对农民或文化水平低的患者,特别是老年人,说话要通俗易懂或用方言;对病情重或预后不好的患者,视具体情况而定。

总之,护理人员在运用语言进行护理时,要坚持保护性、科学性、艺术性、灵活性相统一的原则,根据不同对象和具体情况灵活运用语言,表达意志要清楚贴切,防止恶性、刺激性语言,以获得理想的心理护理效果。

(六)团结友善通力合作

护理工作任务重、内容多、分工细,活动领域宽,独立性小,适应性大。在对服务对象实施医疗、护理计划,进行系统性整体护理时,不是孤立、封闭的,而是要与多方面相互联系、相互制约、相互支持才能完成。特别是在当今社会,医院由传统的管理转入经济核算,所提供的服务和应用的卫生材料,均向着以质论价或以价论质的方向进行转变,这本身就增加了护理工作的复杂性,而且在完成护理任务的全过程中,要与医疗、医技、总务后勤、器械设备、行政、财会等部门发生联系,需要得到他们的帮助和支持。为做好护理工作,最大限度地满足患者身心的需求,应主动与有关部门联系,调节关系,形成团结协作、相互理解、共同促进的工作气氛,使得大家都能心情舒畅地完成各自的任务,这也是职业道德的重要标志。

（龙　璇）

第四节　护理工作模式

护理工作模式是指为了满足患者的护理要求,提高护理工作的质量和效率,根据护理人员的数量和工作能力,设计出各种结构的工作分配方式。同时,应根据不同的工作环境、工作条件、工作量等因素来选择适合本院、本地区,符合国情的护理工作制度。随着时代的变迁、人类文明程度的提高,以及医学科学的发展,医学经历了由神灵医学模式、自然哲学医学模式、生物医学模式,到20世纪70年代以来的生物-心理、社会医学模式的漫长发展历程。而在这个漫长的过程中,对医学科学影响较大的模式为生物医学模式和生物-心理、社会医学模式,护理学科深受其影响,相应出现了个案护理、功能制护理、责任制护理和现代的系统化整体护理等一系列工作模式。

一、护理模式与护理工作模式

(一)模式、护理模式与护理工作模式

模式是一组关于陈述概念之间关系的语言,说明各概念间的关联性,初步提出如何应用这些内容解释、预测和评价各种不同行为的后果;模式被认为是理论的雏形,因此,护理学中有关的"护理模式"是指用一组概念或假设来阐述与护理活动有关的现象,以及护理的目标和工作范围。而"护理工作模式"是指为了满足患者的护理要求,提高护理工作的质量和效率,根据护理人员的数量和工作能力,设计出的各种结构的工作分配方式。

模式有两种含义:一种是作为抽象的概念,指对事物简化与抽象的描述,对一类事物总的看法,具有对这类事物的指导作用,是一种思想,如自理模式、系统模式及人际关系模式等都属于此类;另一种含义是指某种事物的标准形式或样式,如模板病房、试点病房。在一个时期一般只有一种指导思想,而其形式可以有许多种,例如,功能制护理不是理论,也不是指导思想,只是一种临床护理工作的组织形式,而整体护理是一种理论,是一种指导思想。因此,功能制护理就属于护理工作模式,与它处于同一水平的概念还有责任制护理、小组制护理等。明确护理工作模式这一概念利于护理学的发展。

(二)护理模式与护理工作模式间的关系

护理模式与护理工作模式间存在的关系:护理模式是护理工作模式的核心,是护理理论,对护理工作模式起指导作用;护理工作模式是为实现护理模式所采取的一种组织管理形式,是方法论,只有通过一定的护理工作模式,护理模式才能得以实现,且护理工作模式能直接影响护理模式的实现程度。合理、适当的护理工作模式可以使护理模式得以有效地实现,反之则会阻碍它的完成。

护理工作模式的提出与应用不仅可以解释在护理学中存在的关于护理模式的一些模糊认识,而且有利于临床整体护理的实施。护理模式属于纯理论研究范畴,是院校护理教育人员研究的重点;而护理工作模式则属于方法论,当新的护理模式理论出现后,临床就应该有相应的护理工作模式与之相对应,这是临床护理管理者研究的重点。这样既澄清了概念又丰富了护理学理论,同时也利于消除目前临床工作中出现的形式主义导向,使临床护理管理者能更加有的放矢地开展工作。

二、护理工作模式转变的背景

护理工作模式的转变主要受护理人员护理观的影响。护理观是护理人员在护理实践中应确立的指导思想、价值观和信念。保护患者的合法权益已成为护理人员帮助他们维护生命的重要内容。自第二次世界大战以来，随着医学模式的转变，护理学科受到了来自各方面的冲击，逐步形成了当代的护理观，即以患者为中心的护理理念，由此带来了护理工作模式的一系列改革。

(一)护士角色的转变

无论是融资、支付、医疗技术、住院时间、老年慢性疾病的发病率，还是卫生保健等各方面正经历着急剧的变化，由此所导致的健康保健管理和实施系统也经历了一系列的改革。卫生专业委员会指出"在过去的 50 年中，护士在卫生保健实施系统中，已逐渐从一个支持性群体转变了一个承担许多独立、复杂责任的角色"。由于卫生保健人员(包括护士)的不足、医疗资源的短缺及对医疗护理质量的关注，使得护士的角色转变更加复杂。的确，经济的发展驱使着医疗护理的改变，比如，由以往的"健康照护"转变为现今的"健康管理"，护理人员的工作实践内容大大增加，然而患者对于护理服务及安全的需求才是医疗护理改革的关键。

(二)护理价值的转变

健康保健领域的领导者们越发觉得真正的改革应加强患者的安全。2006 年，亨里克森(Henricksen)等人将卫生保健方面的改革定义为组成或完善一个组织或工作单元的过程，并根据外界环境的改变不断改变自身，使之成为更完善的整体。可以发现，一些新的技术和设备都要求临床护士能熟练掌握其使用方法，另外还包括临床护理质量的持续改进，护士们需要参与患者护理计划的制订与实施等，这些已变得日益重要。以往，医院提供的医疗照护通常是为了方便自己的员工，每位员工都有不同的分工，实施功能制的照护，比如，门诊和住院部是合并在一起的，如果一位患者需要到门诊看病，必须走过许多个住院病房。为了满足患者不断变化的需求、护士自身及医院对护理事业的要求，护理经历了极大的改变，其中，护士角色的重新定义是针对护士短缺、其他医疗专业改革及护理人员薪金所制订的最普遍的措施。

(三)以患者为中心的理念

根据以患者为中心的理念，护理工作的计划和实施应以患者的需求为主要出发点，实施健康照护。作为健康照护者，护士和其他医务人员认为有必要制订一个照护系统，并保证这一系统以患者、家庭和社区为中心运作。护理人员可以针对每一位患者制订一个跨学科的护理计划，并与患者共同探讨计划的合理性和可行性，最后根据此计划实施护理措施，使患者满意。护理过程中，以患者为中心、安全和质量三者达到了空前的一致。

(四)不同护理工作模式的产生

20 世纪 50 年代以后的短短几十年中，一批护理理论家们通过积极尝试和不断探索，相继建立了许多护理模式/理论，如奥瑞姆的自理理论、罗伊的适应模式、纽曼的健康系统模式、华生的关怀照护理论、金的达标理论、佩皮劳的人际关系模式、莱宁格的多元文化护理模式等。随着护理概念由以疾病护理为中心向以人的健康为中心演变，以上护理理论/模式也不断完善，以人为中心的护理，由这些理论/模式指导的护理工作模式的发展也经历了同样的变化，即由功能制护理过渡至小组制护理，并进一步向责任制护理及整体护理过渡，并依次出现了个案护理、功能制护理、小组制护理、责任制护理、"按职称上岗-责任制-学分制"三位一体的护理综合护理模式，以及适应整体护理为指导思想的各种护理工作模式等。

(龙　璇)

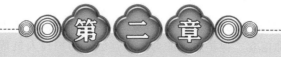

临床护理技术

第一节 清洁护理

清洁是患者的基本需求之一,是维持和获得健康的重要保证。清洁可以清除微生物及污垢,防止细菌繁殖,促进血液循环,有利于体内废物排泄,同时清洁使人感到愉快、舒适。

一、口腔护理

口腔护理的目的有以下几方面。

(1)保持口腔的清洁、湿润,使患者舒适,预防口腔感染等并发症。

(2)防止口臭、口垢,促进食欲,保持口腔的正常功能。

(3)观察口腔黏膜和舌苔的变化、特殊的口腔气味,可提供病情的动态信息,如肝功能不全患者出现肝臭,常是肝昏迷的先兆。

常用的漱口液有生理盐水、朵贝尔溶液(复方硼酸溶液)、1%～3%过氧化氢溶液、2%～3%硼酸溶液、1%～4%碳酸氢钠溶液、0.02%呋喃西林溶液、0.1%醋酸溶液。

(一)协助口腔冲洗

1.目的

协助口腔手术后使用固定器,或对有口腔病变的患者清洁口腔。

2.用物准备

治疗碗、治疗巾、弯盘、生理盐水、朵贝尔溶液、口镜、抽吸设备、压舌板、手电筒、20 mL 空针及冲洗针头。

3.操作步骤

(1)洗手。

(2)准备用物携至患者床旁。

(3)向患者解释。协助患者采取半坐位式,并于胸前铺治疗巾及放置弯盘。①装生理盐水及朵贝尔溶液于溶液盘内,并接上,用 20 mL 注射器抽吸并连接针头。②协助医师冲洗。③冲洗毕,擦干患者嘴巴。④整理用物后洗手。⑤记录。

4.注意事项

为了避免冲洗中弄湿患者,必要时给予手电筒照光,冲洗时须特别注意齿缝、前庭外,若有舌苔,可用压舌板外包纱布予以机械性刮除,冲洗中予以持续性的低压抽吸,必要时协助更换湿衣服。

(二)特殊口腔冲洗

1.用物准备

(1)治疗盘:治疗碗(内盛含有漱口液的棉球12～16个,棉球湿度以不能挤出液体为宜;弯血管钳、镊子)、压舌板、弯盘、吸水管、杯子、治疗巾、手电筒,需要时备张口器。

(2)外用药:按需准备,如液状石蜡、冰硼散、西瓜霜、金霉素甘油、制霉菌素甘油等,酌情使用。

2.操作步骤

(1)将用物携至床旁,向患者解释以取得合作。

(2)协助患者侧卧,面向护士,取治疗巾,围于颌下,置弯盘于口角边。

(3)先湿润口唇、口角,观察口腔黏膜有无出血、溃疡等现象。对长期应用抗生素、激素者应注意观察有无真菌感染。有活动义齿者,应取下,一般先取上面义齿,后取下面义齿,并放置容器内,用冷开水冲洗刷净,待患者漱口后戴上或浸入清水中备用(昏迷患者的义齿应浸于清水中保存)。浸义齿的清水应每天更换。义齿不可浸在乙醇或热水中,以免变色、变形和老化。

(4)协助患者用温开水漱口后,嘱患者咬合上下齿,用压舌板轻轻撑开一侧颊部,以弯血管钳夹有漱口液的棉球由内向门齿纵向擦洗。同法擦洗对侧。

(5)嘱患者张口,依次擦洗一侧牙齿内侧面、上颌面、下内侧面、下颌面,再弧形擦洗一侧颊部。同法擦洗另一侧。洗舌面及硬腭部(勿触及咽部,以免引起恶心)。

(6)擦洗完毕,帮助患者用洗水管以漱口水漱口,漱口后用治疗巾拭去患者口角处水。

(7)口腔黏膜如有溃疡,酌情涂药于溃疡处。口唇干裂可涂擦液状石蜡。

(8)撤去治疗巾,清理用物,整理床单。

3.注意事项

(1)擦洗时动作要轻,特别是对凝血功能差的患者要防止碰伤黏膜及牙龈。

(2)昏迷患者禁忌漱口,需用张口器时,应从白齿放入(牙关紧闭者不可用暴力张口),擦洗时须用血管钳夹紧棉球,每次一个,防止棉球遗留在口腔内,棉球蘸漱口水不可过湿,以防患者将溶液吸入呼吸道。

(3)传染病患者的用物按隔离消毒原则处理。

二、头发护理

(一)床上梳发

1.目的

梳发、按摩头皮,可促进血液循环,除去污垢和脱落的头发、头屑,使患者清洁舒适和美观。

2.用物准备

治疗巾、梳子、30％乙醇溶液、纸袋(放脱落头发)。

3.操作步骤

(1)铺治疗巾于枕头上,协助患者把头转向一侧。

(2)将头发从中间梳向两边,左手握住一股头发,由发梢逐渐梳到发根。长发或遇有打结时,可将头发绕在示指上慢慢梳理。避免强行梳拉,造成患者疼痛。如头发纠集成团,可用30%乙醇湿润后,再小心梳理,同法梳理另一边。

(3)长发酌情编辫或扎成束,发型尽可能符合患者所好。

(4)将脱落头发置于纸袋中,撤下治疗巾。

(5)整理床单,清理用物。

(二)床上洗发(橡胶马蹄形垫法)

1.目的

同床上梳发、预防头虱及头皮感染。

2.用物准备

治疗车上备一只橡胶马蹄形垫,治疗盘内放小橡胶单,大、中毛巾各一条,眼罩或纱布,别针,棉球两只(以不吸水棉花为宜),纸袋,洗发液或肥皂,梳子,小镜子,护肤霜,水壶内盛 40～45 ℃热水,水桶(接污水)。必要时备电吹风。

3.操作步骤

(1)备齐用物携至床旁,向患者解释,以取得合作,根据季节关窗或开窗,室温以 24 ℃为宜。按需要给予便盆。移开床旁桌椅。

(2)垫小橡胶单及大毛巾于枕上,松开患者衣领向内反折,将中毛巾围于颈部,以别针固定。

(3)协助患者斜角仰卧,移枕于肩下,患者屈膝,可垫膝枕于两膝下,使患者体位安全舒适。

(4)置马蹄形垫垫于患者后颈部,使患者颈部枕于突起处,头在槽中,槽形下部接污水桶。

(5)用棉球塞两耳,用眼罩或纱布遮盖双眼或嘱患者闭上眼。

(6)洗发时先用两手掬少许水于患者头部试温,询问患者感觉,以确定水温是否合适;然后用水壶倒热水充分湿润头发,倒洗发液于手掌上,涂遍头发,用指尖揉搓头皮和头发。用力要适中,揉搓方向由发际向头顶部,使用梳子除去落发,置于纸袋中,用热水冲洗头发,直到冲净为止。观察患者的一般情况,注意保暖,洗发完毕,解下颈部毛巾,包住头发,一手托头,一手撤去橡胶马蹄垫。除去耳内棉球及眼罩,用患者自备的毛巾擦干脸部,酌情使用护肤霜。

(7)帮助患者卧于床正中,将枕、橡胶单、浴巾一起自肩下移至头部,用包头的毛巾揉搓头发,再用大毛巾擦干或电风吹干。梳理成患者习惯的发型,撤去上述用物。

(8)整理床单,清理用物。

4.注意事项

(1)要随时观察患者的病情变化,如脉搏、呼吸、血压有异常时应立即停止操作。

(2)注意室温和水温,及时擦干头发,防止患者受凉。

(3)防止水流入眼及耳内,避免沾湿衣服和床单。

(4)衰弱患者不宜洗发。

三、皮肤清洁与护理

(一)床上擦浴

1.用物准备

治疗车上备:面盆两只、水桶两只(一桶盛热水,水温在 50～52 ℃,并按年龄、季节、习惯,增减水温,另一桶接污水)、治疗盘(内置小毛巾两条、大毛巾、浴皂、梳子、小剪刀、50%乙醇、爽身粉）、清洁衣裤、被服。另备便盆、便盆布和屏风。

2.操作步骤

(1)推治疗车至床边,向患者解释,以取得合作。

(2)将用物放在便于操作处,关好门窗调节室温,用屏风或拉布遮挡患者,按需给予便盆。

(3)将脸盆放于床边桌上,倒入热水 2/3 满,测试水温。根据病情放平床头及床尾支架,松开床尾盖被。

(4)将微湿小毛巾包在右手上,为患者洗脸及颈部,左手扶患者头顶部,先擦眼,然后像写"3"字样,依次擦洗一侧额部、颊部、鼻翼部、人中、耳后下颌,直至颈部。另一侧同法。用较干毛巾依次擦洗一遍,注意擦净耳郭,耳后及颈部皮肤。

(5)为患者脱下衣服,在擦洗部位下面铺上浴巾,按顺序擦洗两上肢、胸腹部。协助患者侧卧,背向护士依次擦洗后颈部、背臀部,为患者换上清洁裤子。擦洗中,根据情况更换热水,注意擦净腋窝及腹股沟等处。

(6)擦洗的方法为先用涂肥皂的小毛巾擦洗,再用湿毛巾擦去皂液,清洗毛巾后再擦洗,最后用浴巾边按摩边擦干。动作要敏捷,为取得按摩效果,可适当用力。

(7)擦洗过程中,如患者出现寒战、面色苍白等病情变化时,应立即停止擦浴,给予适当的处理,同时注意观察皮肤有无异常。擦洗完毕,可在骨突处用 50％乙醇做按摩,扑上爽身粉。

(8)整理床单,必要时梳发、剪指甲及更换床单。

(9)如有特殊情况,需做记录。

3.注意事项

护士操作时,要站在擦浴的一边,擦洗完一边后再转至另一边。站立时两脚要分开,重心应在身体中央或稍低处,拿水盆时,盆要靠近身边,减少体力消耗。操作时要体贴患者,保护患者自尊,动作要敏捷、轻柔,减少翻动和暴露,防止受凉。

(二)压疮的预防及护理

压疮是指机体局部组织由于长期受压,血液循环障碍,造成组织缺氧、缺血、营养不良而致的溃烂和坏死。导致活动受限的因素一般都会增加压疮的发生。常见的因素有压力、剪力、摩擦力、潮湿等。好发部位为枕部、耳郭、肩胛部、肘部、骶尾部、髋部、膝关节内外侧、外踝、足跟。

1.预防措施

预防压疮在于消除其发生的原因。因此,要求做到勤翻身、勤按摩、勤整理、勤更换。交班时要严格细致地交接局部皮肤情况及护理措施。

(1)避免局部长期受压:①鼓励和协助卧床患者经常更换卧位,使骨骼突出部位交替地受压,翻身间隔时间应根据病情及局部受压情况而定。一般 2 小时翻身 1 次,必要时 1 小时翻身 1 次,建立床头翻身记录卡。②保护骨隆突处和支持身体空隙处,将患者体位安置妥当后,可在身体空隙处垫软枕、海绵垫。需要时可垫海绵垫、气垫褥、水褥等,使支持体重的面积宽而均匀,使作用于患者身上的正压及作用力分布在一个较大的面积上,从而降低在隆突部位皮肤上所受的压强。③对使用石膏、夹板、牵引的患者,衬垫应平整、松软适度,尤其要注意骨骼突起部位的衬垫,要仔细观察局部皮肤和肢端皮肤颜色改变的情况,认真听取患者反映,适当给予调节,如发现石膏绷带凹凸不平,应立即报告医师,及时纠正。

(2)避免潮湿、摩擦及排泄物的刺激:①保持皮肤清洁、干燥。大小便失禁、出汗及分泌物多的患者应及时擦干,以保护皮肤免受刺激,床铺要经常保持清洁、干燥、平整无碎屑,被服污染要随时更换。不可让患者直接卧于橡胶单上。小儿要勤换尿布;②不可使用破损的便盆,以防擦伤皮肤。

(3)增进局部血液循环:对易发生压疮的患者,要常检查,用温水擦澡、擦背或用湿毛巾行局部按摩。

手法按摩。①全背按摩:协助患者俯卧或侧卧,露出背部,先以热水进行擦洗,再以两手或一手沾上少许50%乙醇按摩。按摩者斜站在患者右侧,左腿弯曲在前,右腿伸直在后,从患者骶尾部开始,沿脊柱两侧边缘向上按摩(力量要能够刺激肌肉组织)至肩部时用环状动作。按摩后,手再轻轻滑至尾骨处。此时,左腿伸直,右腿弯曲,如此有节奏地按摩数次,再用拇指指腹由骶尾部开始沿脊柱按摩至第7颈椎。②受压处局部按摩:沾少许50%乙醇,以手掌大、小鱼际紧贴皮肤,压力均匀向心方向按摩,由轻至重,由重至轻,每次3~5分钟。

电动按摩器按摩:电动按摩器是依靠电磁作用,引导治疗器头震动,以代替各种手法按摩。操作者持按摩器根据不同部位选择合适的按摩头,紧贴皮肤,进行按摩。

(4)增进营养的摄入:营养不良是导致压疮的内因之一,又可影响压疮的愈合。蛋白质是身体修补组织所必需的物质,维生素也可促进伤口愈合,因此在病情允许时可给予高蛋白、高维生素膳食,以增进机体抵抗力和组织修复能力。此外,适当补充矿物质,可促进慢性溃疡的愈合。

2.压疮的分期及护理

(1)淤血红润期:为压疮初期,局部皮肤受压或受到潮湿刺激后,开始出现红、肿、热、麻木或有触痛。此期要及时除去致病原因,加强预防措施,如增加翻身次数以及防止局部继续受压、受潮。

(2)炎性浸润期:红肿部位如果继续受压,血液循环仍得不到改善,静脉回流受阻,局部静脉淤血,受压表面呈紫红色,皮下产生硬结,表面有水疱形成。对未破小水泡要减少摩擦,防破裂感染,让其自行吸收,大水疱用无菌注射器抽出泡内液体,涂以消毒液,用无菌敷料包扎。

(3)溃疡期:静脉血液回流受到严重障碍,局部淤血致血栓形成,组织缺血缺氧。轻者,浅层组织感染,脓液流出,溃疡形成;重者,坏死组织发黑,脓性分泌物增多,有臭味,感染向周围及深部扩展,可达骨骼,甚至可引起败血症。

四、会阴部清洁卫生的实施

(一)目的
保持清洁,清除异味,预防或减轻感染、增进舒适、促进伤口愈合。

(二)用物准备
便盆、屏风、橡胶单、中单、清洁棉球、大量杯、镊子、浴巾、毛巾、水壶(内盛50~52 ℃的温水)、清洁剂或呋喃西林棉球。

(三)操作方法
1.男患者会阴的护理
(1)携用物至患者床旁,核对后解释。
(2)患者取仰卧位,为遮挡患者可将浴巾折成扇形盖在患者的会阴部及腿部。
(3)带上清洁手套,一手提起阴茎,一手取毛巾或用呋喃西林棉球擦洗阴茎头部、下部和阴囊。擦洗肛门时,患者可取侧卧位,护士一手将臀部分开,一手用浴巾将肛门擦洗干净。
(4)为患者穿好衣裤,根据情况更换衣、裤、床单。整理床单,患者取舒适卧位。

(5)整理用物,清洁整齐,记录。

2.女患者会阴部护理

(1)携用物至患者床旁,核对后解释。

(2)患者取仰卧位,为遮挡患者可将浴巾折成扇形盖在患者的会阴部及腿部。

(3)先将橡胶单及中单置于患者臀下,再置便盆于患者臀下。

(4)护士一手持装有温水的大量杯,一手持夹有棉球的大镊子,边冲水边用棉球擦洗。

(5)冲洗后擦干各部位。撤去便盆及橡胶单和中单。

(6)为患者穿好衣裤,根据情况更换衣、裤、床单。整理床单,患者取舒适卧位。

(7)整理用物,清洁整齐,记录。

(四)注意事项

(1)操作前应向患者说明目的,以取得患者的合作。

(2)在执行操作的原则上,尽可能尊重患者习惯。

(3)注意遮挡患者,保护患者隐私。

(4)冲洗时从上至下。

(5)操作完毕应及时记录所观察到的情况。

（崔晓燕）

第二节　肌内注射

肌内注射法是将一定量药液注入肌肉组织内的方法。自肌内注射的药物可通过毛细血管壁到达血液内,吸收较完全而生效迅速。

一、目的

(1)不宜或不能做静脉注射,要求比皮下注射更迅速发生疗效时采用。

(2)用于注射刺激性较强或药量较大的药物。

二、准备

(一)操作者准备

穿戴整齐,修剪指甲,洗手,戴口罩。

(二)用物准备

皮肤消毒液、无菌棉签、2 mL 或 5 mL 注射器、按医嘱准备的药物、弯盘、医嘱本、手消毒液等。

(三)患者准备

了解注射的目的、方法及注意事项,能主动配合。

(四)环境准备

清洁、安静、光线适宜或有足够的照明。

三、操作程序

(1)查对,并向患者解释操作的目的和过程。

(2)协助患者取合适的体位,确定注射部位。如选用臀大肌内注射射,用"十字法"或"连线法"定位。①"十字法":从臀裂顶点向左或向右划一水平线,再从髂嵴最高点作一垂直线,将一侧臀部分为四个象限,外上象限避开内角为注射部位;②"连线法":髂前上棘与尾骨连线的外上1/3处为注射部位。

(3)取出无菌棉签,蘸取消毒液。

(4)常规分别消毒安瓿和注射部位皮肤。

(5)用无菌纱布包住安瓿的瓶颈及以上部分,折断安瓿。

(6)检查注射器包装,取出注射器,吸取药液,排尽空气,二次查对。

(7)左手的拇指和示指绷紧皮肤,右手持注射器并固定针栓,针头与皮肤垂直,用手臂带动腕部的力量,快速刺入肌肉(切勿将针头全部刺入),左手放松绷紧的皮肤,抽动活塞观察无回血后,固定针栓并缓慢推注药物。

(8)注射完毕,用无菌棉签轻压进针处,快速拔出针头,按压片刻。

(9)再次核对,观察患者有无不良反应。

(10)整理床单位,协助患者躺卧舒适。

(11)清理用物,洗手,记录。

四、注意事项

(1)严格执行查对制度和无菌操作原则。

(2)两种药物同时注射时,应注意配伍禁忌。

(3)对2岁以下婴幼儿不宜选用臀大肌内注射射,因其臀大肌尚未发育好,注射时有损伤坐骨神经的危险,最好选择臀中肌和臀小肌内注射射。

(4)对需长期注射者,应交替更换注射部位,并选用细长针头,以避免或减少硬结的发生。

(5)注意职业防护,用后的针头及时放入锐器盒。

(李玉珑)

第三节 皮 下 注 射

皮下注射法是将少量药液或生物制剂注入皮下组织的方法。常用的部位有上臂三角肌下缘、前臂外侧、腹部、后背和大腿外侧方。

一、目的

(1)注入小剂量药物,用于不宜口服给药而需在一定时间内发生药效时。

(2)局部麻醉用药。

(3)预防接种。

二、准备

(一)操作者准备

穿戴整齐,修剪指甲,洗手,戴口罩。

(二)用物准备

皮肤消毒液、无菌棉签、2 mL 注射器、按医嘱准备药液、医嘱本、弯盘、手消毒液等。

(三)患者准备

了解注射的目的、方法及注意事项,能主动配合。

(四)环境准备

清洁、安静、光线适宜或有足够的照明。

三、操作程序

(1)查对无误后,解释操作的目的和过程,选择注射部位。

(2)将安瓿尖端的药液弹至体部。

(3)按无菌操作法取出棉签,蘸取消毒液,常规消毒安瓿。

(4)常规消毒注射部位皮肤,待干。

(5)用无菌纱布包住安瓿瓶颈及以上部分,折断安瓿。

(6)检查注射器,取出并接好针头。

(7)抽吸药液,排尽空气,二次查对。

(8)左手绷紧注射部位皮肤,右手持注射器,示指固定针栓,使针头与皮肤呈 30°~40°角,迅速将针梗 1/2~2/3 刺入皮下。

(9)固定针栓,左手抽吸活塞,如无回血即可缓慢推药。

(10)注射完毕,用棉签轻压在针刺处,迅速拔针,再次查对。

(11)处理用物,洗手、记录。

四、注意事项

(1)严格执行查对制度和无菌操作原则。

(2)对皮肤有刺激的药物一般不做皮下注射。

(3)对过度消瘦者,可捏起局部组织,适当减少穿刺角度。

(4)进针角度不宜超过 45°,以免刺入肌层。

(5)注意职业防护,用后的针头及时放入锐器盒。

(苏　鸣)

第四节　皮内注射

皮内注射法是将少量药液注入表皮和真皮之间的方法。

一、目的

(1)药物的皮肤敏感试验。

(2)预防接种。

(3)局部麻醉的起始步骤。

二、准备

(一)操作者准备

穿戴整齐,修剪指甲,洗手,戴口罩。

(二)用物准备

消毒溶液、无菌棉签、1 mL 注射器、弯盘、注射用药液(过敏试验时需备急救药物和注射器)、医嘱本等。

(三)患者准备

了解注射的目的、方法及注意事项。

(四)环境准备

清洁、安静、光线适宜或有足够的照明。

三、操作程序

(1)严格执行查对制度和无菌操作原则,按医嘱抽吸药液。

(2)备齐用物,携至患者床旁,仔细查对患者的姓名、床号、药名、浓度、剂量、方法、时间并解释。如做药物过敏试验,应先询问患者有无过敏史。

(3)选择注射部位,药物过敏试验一般为前臂掌侧下段。

(4)用 75%乙醇常规消毒皮肤,待干。

(5)二次查对,排尽注射器内空气。

(6)针尖斜面向上与皮肤呈 5°角刺入皮内,推注药液 0.1 mL,局部隆起呈皮丘,皮丘变白并显露毛孔,随即拔出针头。再次查对。

(7)若为药物过敏试验,应告知患者勿离开病室(或注射室),若有不适应立即告知医师。在 20 分钟后观察试验结果。

(8)帮助患者取舒适体位,清理用物。

(9)洗手,记录。

四、注意事项

(1)严格执行查对制度和无菌操作原则。

(2)药物过敏试验前,应询问患者的用药史、过敏史及家族史,如患者对需要注射的药物有过敏史,应及时与医师联系,更换其他药物。

(3)药物过敏试验消毒皮肤时忌用碘伏,以免影响对局部反应的观察。

(4)在药物过敏试验前,皮试液应现配现用,剂量准确,同时应备好急救药品,以防发生意外。

(5)进针角度为针尖斜面全部进入皮内为宜,进针角度过大易将药液注入皮下,影响结果的观察和判断。

（6）药物过敏试验结果为阳性,应告知医师、患者和家属,并记录在病历上。

（董　倩）

第五节　静 脉 输 液

一、准备

(一)仪表
着装整洁,佩戴胸牌,洗手,戴口罩。

(二)用物
注射盘内放干棉球缸、一次性输液器、网套、止血带、橡皮小枕及一次性垫巾、弯盘、0.75%碘伏、棉签、胶布、启盖器、药液瓶外贴输液标签(上写患者姓名、床号、输液药品、剂量、用法、日期、时间、输液架)。

二、操作步骤

（1）根据医嘱备齐用物,携至床旁查对床号、姓名、剂量、用法、时间、药液瓶和面貌,并摇动药瓶对光检查。

（2）做好解释工作,询问大小便,备胶布。

（3）开启铝盖中心部分(如备物时加完药可省去)套网套,消毒瓶塞中心及瓶颈,挂于输液架上,检查输液器并打开,插入瓶塞至针头根部。

（4）排气,排液 3～5 mL 至弯盘内。

（5）选择血管、置小枕及垫巾,扎止血带、消毒皮肤,待干。

（6）再次查对床号、姓名、剂量、用法、时间、药液瓶。

（7）再次检查空气是否排尽,夹紧,穿刺时左手绷紧皮肤并用拇指固定静脉,见回血,松止血带及螺旋夹。

（8）胶布固定,干棉球遮盖针眼,调节滴速,开始 15 分钟应慢,无异常可调节至正常速度。

（9）交代注意事项,整理床及用物。

（10）爱护体贴患者,协助卧舒适体位。

（11）洗手、消毒用物。

三、临床应用

(一)静脉输液注意事项
（1）严格执行无菌操作和查对制度。

（2）根据病情需要,有计划地安排轮流顺序,如需加入药物,应合理安排,以尽快达到输液目的,注意配伍禁忌。

（3）需长期输液者,要注意保护和合理使用静脉,一般从远端小静脉开始。

(4)输液前应排尽输液管及针头内空气,药液滴尽前要按需及时更换溶液瓶或拔针,严防造成空气栓塞。

(5)输液过程中应加强巡视,耐心听取患者的主诉,严密观察注射部位皮肤有无肿胀,针头有无脱出,阻塞或移位,针头和输液器衔接是否紧密,输液管有无扭曲受压,输液滴速是否适宜及输液瓶内溶液量等,及时记录在输液卡或护理记录单上。

(6)需 24 小时连续输液者,应每天更换输液器。

(7)颈外静脉穿刺置管,如硅胶管内有回血,须及时用稀释肝素溶液冲注,以免硅胶管被血块堵塞;如遇输液不畅,须注意是否存在硅胶管弯曲或滑出血管外等情况。

(二)常见输液反应及防治

1.发热反应

(1)减慢滴注速度或停止输液,及时与医师联系。

(2)对症处理,寒战时适当增加盖被或用热水袋保暖,高热时给予物理降温。

(3)按医嘱给抗过敏药物或激素治疗。

(4)保留余液和输液器,必要时送检验室做细菌培养。

(5)严格检查药液质量、输液用具的包装及灭菌有效期等,防止致热物质进入体内。

2.循环负荷过重(肺水肿)

(1)立即停止输液,及时与医师联系,积极配合抢救,安慰患者,使患者有安全感和信任感。

(2)为患者安置端坐位,使其两腿下垂,以减少静脉回流,减轻心脏负担。

(3)加压给氧,可使肺泡内压力升高,减少肺泡内毛细血管渗出液的产生,同时给予 20%～30%乙醇湿化吸氧。因乙醇能降低肺泡内泡沫的表面张力,使泡沫破裂消散,从而改善肺部气体交换,迅速缓解缺氧症状。

(4)按医嘱给用镇静剂、扩血管药物和强心剂如洋地黄等。

(5)必要时进行四肢轮流结扎,即用止血带或血压计袖带做适当加压,以阻断静脉血流,但动脉血流仍通畅。每隔 5～10 分钟轮流放松一侧肢体的止血带,可有效地减少静脉回心血量,待症状缓解后,逐步解除止血带。

(6)严格控制输液滴速和输液量,对心、肺疾病患者及老年人、儿童尤应慎重。

3.静脉炎

(1)严格执行无菌操作,对血管壁有刺激性的药物应充分稀释后应用,并防止药物溢出血管外。同时,要有计划地更换注射部位,以保护静脉。

(2)患肢抬高并制动,局部用 95%乙醇或 50%硫酸镁行热湿敷。

(3)理疗。

(4)如合并感染,根据医嘱给予抗生素治疗。

4.空气栓塞

(1)立即停止输液,及时通知医师,积极配合抢救,安慰患者,以减轻恐惧感。

(2)立即为患者置左侧卧位(可使肺的位置低于右心室,气泡侧向上漂移到右心室,避开肺动脉口)和头低足高位(在吸气时可增加胸腔内压力,以减少空气进入静脉。由于心脏搏动将空气混成泡沫,分次小量进入肺动脉内)。

(3)氧气吸入。

(4)输液前排尽输液管内空气,输液过程中密切观察,加压输液或输血时应专人守护,以防止空气栓塞发生。

(李宏伟)

第六节 心 电 监 护

心电监护是通过显示屏连续动态观察心电图、血压、血氧饱和度的一种无创监测方法。

一、目的

(1)持续心率、血压、血氧饱和度动态监测,及时发现病情变化,指导临床治疗、护理及抢救工作。

(2)正确及时识别心律失常。

(3)观察心脏起搏器功能。

二、准备

(一)操作者准备

穿戴整齐,洗手。

(二)用物准备

心电监护仪、电极片、75%乙醇、棉签、医嘱本、笔、纸、垃圾桶。

(三)患者准备

采取舒适的体位,皮肤清洁,必要时剃去局部的毛发。

(四)环境准备

清洁、安静、光线适宜。

三、操作程序

(1)备齐用物,携至患者床旁,仔细查对患者的姓名、住院号,解释安置心电监护的目的,消除患者顾虑,取得合作。

(2)协助患者取舒适的体位,以平卧位或半卧位为宜。

(3)将监护仪放置床旁连接电源,打开电源开关检查备用。

(4)暴露患者胸部,正确定位。右上(RA):胸骨右缘锁骨中线第一肋间;左上(LA):胸骨左缘锁骨中线第一肋间;右下(RL):右锁骨中线剑突水平处;左下(LL):左锁骨中线剑突水平处;胸导(V):胸骨左缘第四肋间。放置电极片处皮肤用75%乙醇涂擦,保证电极片与皮肤接触良好。

(5)二次查对,将电极片连接至监护仪导联线上,按照监护仪标识贴于患者胸部正确位置。

(6)正确安置血压袖带。

(7)正确安置血氧饱和度指套(避免与血压袖带同一肢体)。

(8)选择波形显示较清晰的导联,根据患者病情,设定各项参数报警界限,打开报警系统。

(9)帮助患者取舒适体位,整理床单位,冬天注意保暖。

(10)解释注意事项,处理用物。

(11)洗手,再次查对后签字,并记录心电监护的各项数据。

四、注意事项

(1)严格执行查对制度,做好解释工作,消除患者紧张、恐惧的心理。

(2)嘱患者卧床休息,不要下床活动,更换体位时,妥善保护各连接导线。

(3)放置电极片时,应避开伤口、瘢痕、中心静脉导管、起搏器及电除颤时电极板的放置部位。告知患者不能自行移动或取下电极片,若电极片周围皮肤有瘙痒不适,应及时告知护士;注意定期更换电极片的粘贴位置。

(4)密切观察心电图波形,及时处理干扰和电极片脱落;观察心率、心律变化,如需详细了解心电图变化,需做常规导联心电图。

(5)成人、儿童、新生儿的血压袖带是有差异的,应给患者使用尺寸适当的袖带,袖带宽度为成人上臂周长的40%,婴儿的50%;袖带长度要保证充气部分绕肢体50%～80%,一般长度为宽度的2倍。

(6)血压袖带不宜安置在静脉输液或留置导管的肢体。袖带应安置在患者肘关节上1～2 cm处,松紧程度应以能够插入1指为宜,保证记号 Φ 正好位于肱动脉搏动之上;测量肢体的肱动脉应与心脏(右心房)保持水平并外展45°。

(7)血压测量时患者应避免移动,偏瘫患者应选择健侧上臂测量。

(8)注意更换血氧饱和度传感器的位置,以避免皮肤受损或血液循环受影响。休克、体温过低、低血压或使用血管收缩药物、贫血、偏瘫、指甲过长、周围环境光照太强、电磁干扰及涂抹指甲油等对血氧饱和度监测有影响。

(9)停止心电监护时,先关机,断开电源,再撤除导联线及电极片、血压袖带、氧饱和度指套等;观察贴电极片处皮肤有无皮疹、水疱等现象。

(韩正风)

第七节　非同步电除颤

非同步电除颤是利用一定量的电流经胸壁直接通过心脏,使心肌纤维瞬间同时除极,从而消除异位性快速心律失常的方法。

一、目的

使心室颤动(简称室颤)、心室扑动(简称室扑)转为窦性心律。

二、准备

(一)操作者准备

着装整齐。

（二）用物准备

除颤器、医用耦合剂、纱布、弯盘。

（三）患者准备

仰卧于硬板床上，充分暴露前胸。

（四）环境准备

请家属离开，关门。

三、操作程序

（1）准确判断病情。

（2）迅速备齐用物至患者床旁，患者取仰卧位。

（3）开启除颤仪电源开关。

（4）选择非同步模式（开启电源即为非同步模式），调节除颤能量，一般成人单相波除颤用200～360 J，双相波除颤用100～200 J；儿童除颤初始2～3 J/kg，最大不超过5 J/kg。

（5）电极板上均匀涂耦合剂。

（6）正确放置电极板，负极放在右锁骨中线第二肋间，正极放于左腋前线内侧平第五肋间，两电极板贴紧皮肤。

（7）按下充电按钮充电。

（8）再次观察心电示波为室颤、室扑，确认周围人员无直接或间接与患者接触。

（9）双手同时按下放电按钮放电。

（10）观察除颤效果。

（11）移开电极板，检查胸部皮肤情况，清洁皮肤，整理床单位。

（12）整理用物，核查患者姓名、床号。

（13）洗手，记录。

四、注意事项

（1）除颤前移去患者身上的金属物，确定除颤部位无水及导电材料，清洁并擦干皮肤，禁止使用乙醇、含有苯基的酊剂或止汗剂。

（2）电极板放置的位置要准确，与患者皮肤密切接触，耦合剂涂抹要均匀，防止皮肤灼伤。婴幼儿应使用儿童专用电极板。

（3）电极板放置部位应避开瘢痕、伤口处，如患者带有植入性起搏器，电极板距起搏器部位至少10 cm。

（4）除颤前确定周围人员无直接或间接与患者接触，操作者身体不能与患者接触。

（5）除颤放电后电极板应放在患者身上不动，观察除颤效果，如仍为室颤或室扑，可再次除颤；如出现心室停搏，应立即进行胸外心脏按压。对于细颤型室颤患者应先进行心脏按压、氧疗及药物先处理，使之变为粗颤后，再进行电除颤，以提高除颤成功率。

（6）动作迅速、准确。

（7）使用后将电极板充分清洁，及时充电备用。

（倪晓蕾）

第八节 氧 疗 法

一、目的

提高动脉血氧分压和动脉血氧饱和度,增加动脉血氧含量,纠正各种因素导致的缺氧状态,促进组织的新陈代谢,维持机体正常生命活动。

根据呼吸衰竭的类型及缺氧的严重程度,选择给氧方法和吸入氧分数。Ⅰ型呼吸衰竭:PaO_2 在 6.7～8.0 kPa,$PaCO_2 < 6.7$ kPa,应给予中流量(2～4 L/min)吸氧,吸入氧浓度>35%。Ⅱ型呼吸衰竭:PaO_2 在 5.3～6.7 kPa,$PaCO_2$ 正常,间断给予高流量(4～6 L/min)高浓度(>50%),若 $PaO_2 > 9.3$ kPa,应逐渐降低吸氧浓度,防止长期吸入高浓度氧引起中毒。

供氧装置分氧气筒和管道氧气装置两种。

给氧方法分鼻导管给氧、氧气面罩给氧及高压给氧。

氧气面罩给氧适于长期使用氧气,患者严重缺氧、神志不清,病情较重者,氧气面罩吸入氧分数最高可达 90%,但由于气流及无法及时喝水,常会造成口腔干燥、沟通及谈话受限。而鼻导管给氧则没有这些问题。鼻导管给氧方法又分单侧鼻导管给氧法和双侧鼻导管给氧法。

吸氧方式的选择:严重缺氧但无二氧化碳潴留者,宜采用面罩吸氧(吸入氧分数最高可达 90%);缺氧伴有二氧化碳潴留者可用双侧鼻导管吸氧方法。

二、准备

(一)用物准备

1.治疗盘外

氧气装置一套包括氧气筒(管道氧气装置无)、氧气流量表装置、扳手、用氧记录单、笔、安全别针。

2.治疗盘内

橡胶管、湿化瓶、无菌容器内盛一次性双侧鼻导管或一次性吸氧面罩、消毒玻璃接管、无菌持物镊、无菌纱布缸、治疗碗内盛蒸馏水、弯盘、棉签、胶布、松节油。

3.氧气筒

氧气筒顶部有一总开关,控制氧气的进出。氧气筒颈部的侧面,有一气门与氧气表相连,是氧气自氧气瓶中输出的途径。

4.氧气流量表装置

由压力表、减压阀、安全阀、流量表和湿化瓶组成。压力表测量氧气筒内的压力。减压阀是一种自动弹簧装置,将氧气筒流出的氧压力减至 2～3 kg/cm²(0.2～0.3 MPa),使流量平稳安全。当氧流量过大、压力过高时,安全阀内活塞自行上推,过多的氧气由四周小孔流出,确保安全。流量表是测量每分钟氧气的流量,流量表内有浮标上端平面所指的刻度,可知氧气每分钟的流出量。湿化瓶内盛 1/3～1/2 蒸馏水或 20%～30% 乙醇(急性肺水肿患者吸氧时用,可降低肺泡内泡沫的表面张力,使泡沫破裂,扩大气体和肺泡壁接触面积使气体易于弥散,改善气体交换功能),通气管浸入水中,湿化瓶出口与鼻导管或面罩相连,湿化氧气。

5.装表

把氧气放在氧气架上,打开总开关放出少量氧气,快速关上总开关,此为吹尘(为防止氧气瓶上灰尘吹入氧气表内)。然后将氧气表向后稍微倾斜置于气阀上,用手初步旋紧固定然后再用扳手旋紧螺帽,使氧气表立于氧气筒旁,按湿化瓶,打开氧气检查氧气装置是否漏气,氧气输出是否通畅后,关闭流量表开关,推至病床旁备用。

(二)患者、护理人员及环境准备

患者了解吸氧目的、方法、注意事项及配合要点。取舒适体位,调整情绪。护理人员应衣帽整齐,修剪指甲,洗手,戴口罩。环境安静,整洁、光线、温度、湿度适宜,远离火源。

三、操作步骤

(1)携用物至病床旁,再次核对患者。

(2)用湿棉签清洁患者双侧鼻腔,清除鼻腔分泌物。

(3)连接鼻导管及湿化瓶的出口。调节氧流量,轻度缺氧 $1\sim2$ L/min,中度缺氧 $2\sim4$ L/min,重度缺氧 $4\sim6$ L/min,氧气筒内的氧气流量=氧气筒容积(L)×压力表指示的压力(kg/cm)。

(4)鼻导管插入患者双侧鼻腔约 1 cm,鼻导管环绕患者耳部向下放置,动作要轻柔,避免损伤黏膜、根据情况调整长度。

(5)停止用氧时,首先取下鼻导管(避免误操作引起肺组织损伤),安置患者于舒适体位。

(6)关流量表开关,关氧气筒总阀,再开流量表开关,放出余气,再关流量表开关,最后砌表(中心供氧装置,取下鼻导管后,直接关闭流量表开关)。

(7)处理用物,预防交叉感染。

(8)记录停止用氧时间及效果。

四、注意事项

(1)用氧时认真做好四防:防火、防震、防热、防油。

(2)禁用带油的手进行操作,氧气和螺旋口禁止上油。

(3)氧气筒内氧气不能用完,压力表指针应>5 kg/cm^2(0.5 MPa)。

(4)防止灰尘进入氧气瓶,避免充氧时引起爆炸。

(5)长期、高浓度吸氧者观察患者有无胸骨后烧灼感、干咳、恶心、呕吐、烦躁及进行性呼吸困难加重等氧中毒现象。

(6)长期吸氧,吸氧浓度应<40%。氧气浓度与氧流量的关系:吸氧浓度(%)=21+4×氧气流量(L/min)。

(罗德宝)

第九节　雾 化 吸 入

一、操作目的

(1)用于止咳平喘,帮助患者解除支气管痉挛。

(2)改善肺通气功能。

(3)湿化气道。

(4)预防和控制呼吸道感染。

二、操作流程

(一)评估

(1)患者的心理状态,合作程度。

(2)对氧气雾化吸入法的认识。

(3)环境整齐、安静,用氧安全的认识。

(二)准备

(1)按需备齐用物,根据医嘱备药。

(2)环境:四防(火、油、热、震)。

(3)查对、解释。

(三)雾化实施

(1)取坐位、半坐卧位。

(2)将氧气雾化吸入器与氧气连接,调节氧气流量(8～10 L/min),检查出雾情况。

(3)协助患者将喷气管含入口中并嘱其紧闭双唇作深慢呼吸。

(四)处理

(1)吸毕,取下雾化器,关闭氧气开关,擦净面部,询问感觉,采取舒适卧位。

(2)观察记录:雾化吸入的情况。

(3)用物:妥善清理,归原位。

三、操作关键环节提示

(1)每次雾化吸入时间不应超过20分钟,如用液体过多应计入液体总入量内。若盲目用量过大有引起肺水肿或水中毒的可能。

(2)有增加呼吸道阻力的可能。当雾化吸入完几小时后,呼吸困难反而加重,除警惕肺水肿外,还可能是由于气道分泌物液化膨胀阻塞加重的原因。

(3)预防呼吸道再感染。由于雾滴可带细菌入肺泡,故有可能继发革兰阴性杆菌感染,不但要加强口、鼻、咽的卫生护理,还要注意雾化器、室内空气和各种医疗器械的消毒。

(4)长期雾化吸入治疗的患者,所用雾化量必须适中。如果湿化过度,可致痰液增多,对危重患者神志不清或咳嗽反射减弱时,常可因痰不能及时咳出而使病情恶化甚至死亡。如果湿化不够,则很难达到治疗目的。

(5)注意防止药物吸收后引起的不良反应。

(6)过多长期使用生理盐水雾化吸入,会因过多的钠吸收而诱发或加重心力衰竭。

(7)雾化器应垂直拿,用面罩罩住口鼻或用口含嘴,在吸入的同时应作深吸气,使药液充分到达支气管和肺内。

(8)氧流量调至 4~5 L/min,请不要擅自调节氧流量,禁止在有氧环境附近吸烟或燃明火。

(9)雾化前半小时尽量不进食,避免雾化吸入过程中气雾刺激,引起呕吐。

(10)每次雾化完后要及时洗脸或用湿毛巾抹干净口鼻部留下的雾珠,防止残留雾滴刺激口鼻皮肤,以免引起皮肤过敏或受损。

(11)每次雾化完后要协助患者饮水或漱口,防止口腔黏膜二重感染。

(孙淑虹)

第十节　导　尿　术

一、目的

(1)为尿潴留患者解除痛苦;使尿失禁患者保持会阴清洁、干燥。

(2)收集无菌尿标本,做细菌培养。

(3)避免盆腔手术时误伤膀胱,为危重、休克患者正确记录尿量,测尿比重提供依据。

(4)检查膀胱功能,测膀胱容量、压力及残余尿量。

(5)鉴别尿闭和尿潴留,以明确肾功能不全或排尿功能障碍。

(6)诊断及治疗膀胱和尿道的疾病,如进行膀胱造影或对膀胱肿瘤患者进行化学治疗(简称化疗)等。

二、准备

(一)物品准备

治疗盘内:橡皮圈 1 个,别针 1 枚,备皮用物 1 套,一次性无菌导尿包 1 套(治疗碗 2 个、弯盘、双腔气囊导尿管根据年龄选不同型号尿管,弯血管钳 1 把、镊子 1 把、小药杯内置棉球若干个,液状石蜡棉球瓶 1 个,洞巾 1 块),弯盘 1 个,一次性手套 1 双,治疗碗 1 个(内盛棉球若干个),弯血管钳 1 把、镊子 2 把、无菌手套 1 双,常用消毒溶液如 0.1% 苯扎溴铵(新洁尔灭)、0.1% 氯己定等,无菌持物钳及容器 1 套。

治疗盘外:小橡胶单和治疗巾 1 套(或一次性治疗巾),便盆及便盆巾。

(二)患者、护理人员及环境准备

使患者了解导尿的目的、方法、注意事项及配合要点。取仰卧屈膝位,调整情绪,指导或协助患者清洗外阴,备便盆。护理人员应衣帽整齐,修剪指甲,洗手,戴口罩。环境安静、整洁,光线、温度、湿度适宜,关闭门窗,备屏风或隔帘。

三、评估

(1)评估患者病情、治疗情况、意识、心理状态及合作程度。

(2)评估患者排尿功能异常的程度,膀胱充盈度及会阴部皮肤、黏膜的完整性。

(3)向患者解释导尿的目的、方法、注意事项及配合要点。

四、操作步骤

(1)操作者位于患者右侧,帮助患者取仰卧屈膝位,脱去对侧裤腿,盖在近侧腿上,对侧下肢和上身用盖被盖好,两腿略外展,暴露外阴部。

(2)将一次性橡胶单和治疗巾垫于患者臀下,弯盘放于患者臀部,治疗碗内盛棉球若干个。

(3)左手戴手套,右手持血管钳夹取消毒棉球做外阴初步消毒,按由外向内,自上而下,依次消毒阴阜、两侧大阴唇。

(4)左手分开大阴唇,换另一把镊子按顺序消毒大小阴唇之间—小阴唇—尿道口—自尿道口至肛门,减少逆行感染的机会。污棉球置于弯盘内,消毒完毕,脱下手套置于治疗碗内,污物放置治疗车下层。

(5)在患者两腿间打开无菌导尿包,用持物钳夹浸消毒液的棉球于药杯内。

(6)戴无菌手套,铺洞巾,使洞巾与包布内面形成无菌区域。嘱患者勿移动肢体保持体位,以免污染无菌区。

(7)按操作顺序排列好用物,用镊子取液状石蜡棉球,润滑导尿管前端。

(8)左手拇指、示指分开并固定小阴唇,右手持弯持物钳夹取消毒棉球,按由内向外,自上而下顺序消毒尿道口、两侧小阴唇、尿道口,尿道口处要重复消毒一次,污棉球及弯血管钳置于弯盘内,右手将弯盘移至靠近床尾无菌区域边沿,便于操作。

(9)右手将无菌治疗碗移至洞巾旁,嘱患者张口呼吸,用另一只弯血管钳夹持导尿管对准导尿口轻轻插入尿道 4～6 cm,见尿液后再插入 1～2 cm。

(10)左手松开小阴唇,下移固定导尿管,将尿液引入治疗碗。注意询问患者的感觉,观察患者的反应。

(11)导尿毕,夹住导管末端,轻轻拔出导尿管,避免损伤尿道黏膜。撤下洞巾,擦净外阴,脱去手套置弯盘内,撤出臀部一次性橡胶单和治疗巾置治疗车下层。协助患者穿好裤子,整理床单位。

(12)整理用物。

(13)洗手,记录。

五、注意事项

(1)向患者及其家属解释留置导尿管的目的和护理方法,使其认识到预防泌尿道感染的重要性,并主动参与护理。

(2)保持引流通畅,避免导尿管扭曲堵塞,造成引流不畅。

(3)防止泌尿系统逆行感染。

(4)患者每天摄入足够的液体,每天尿量维持在 2 000 mL 以上,达到自然冲洗尿路的目的,以减少尿路感染和结石的发生。

（5）保持尿道口清洁,女患者用消毒棉球擦拭外阴及尿道口,如分泌物过多,可用0.02％高锰酸钾溶液冲洗,再用消毒棉球擦拭外阴及尿道口。

（6）每周定时更换集尿袋1次,定时排空集尿袋,并记录尿量。

（7）每月定时更换导尿管1次。

（8）采用间歇性夹管方式,训练膀胱反射功能。关闭导尿管,每4小时开放1次,使膀胱定时充盈和排空,促进膀胱功能的回复。

（9）离床活动时,应用胶布将导尿管远端固定在大腿上,集尿袋不得超过膀胱高度,防止尿液逆流。

（10）协助患者更换体位,倾听患者主诉,并观察尿液性状、颜色和量,尿常规每周检查一次,若发现尿液浑浊、沉淀、有结晶,应做膀胱冲洗。

（龙　璇）

第十一节　膀胱冲洗术

一、目的

（1）对留置导尿管的患者,保持其尿液引流通畅。

（2）清除膀胱内的血凝块、黏液、细菌等异物,预防感染的发生。

（3）治疗某些膀胱疾病,如膀胱炎、膀胱肿瘤。

二、准备

（一）用物准备

治疗盘(消毒物品)1套、无菌膀胱冲洗装置1套、冲洗液按医嘱备、弯血管钳1把、输液调节器1个,必要时备启瓶器、输液架各1个。

（二）患者、护理人员及环境准备

患者了解膀胱冲洗目的、方法、注意事项及配合要点。护理人员应衣帽整齐,修剪指甲,洗手,戴口罩。环境安静、整洁,光线、温度、湿度适宜,关闭门窗。

三、操作步骤

（1）准备物品和冲洗溶液(生理盐水、0.02％呋喃西林溶液、3％硼酸溶液、0.2％氯己定溶液、0.1％新霉素溶液、0.1％雷夫奴尔溶液、2.5％醋酸等),仔细检查冲洗液有无浑浊、沉淀或絮状物;备齐用物,携至患者床边。

（2）核对患者床号、姓名,向患者解释操作目的和过程。

（3）按医嘱取冲洗液,冬季冲洗液应加温至38～40 ℃,以防低温刺激膀胱,常规消毒瓶塞,打开膀胱冲洗装置,将冲洗导管针头插入瓶塞,严格执行无菌操作技术,将冲洗液瓶倒挂于输液架上,瓶内液面距床面60 cm,以便产生一定的压力使液体能够顺利滴入膀胱,排气后用弯血管钳夹导管。

（4）打开引流管夹子，排空膀胱，降低膀胱内压，便于冲洗液顺利滴入膀胱。

（5）夹毕引流管，开放冲洗管，使溶液滴入膀胱，调节滴速，滴速一般为 60～80 滴/分，以免患者尿意强烈，膀胱收缩，迫使冲洗液从导尿管侧溢出尿道外。

（6）待患者有尿意或滴入溶液 200～300 mL 后，夹毕冲洗管，放开引流管，将冲洗液全部引流出来后，再夹毕引流管。

（7）按需要量，如此反复冲洗，一般每天冲洗 2 次，每次 500～1 000 mL，冲洗过程中，经常询问患者感受，观察患者反应及引流液性状。

（8）冲洗完毕，取下冲洗管，清洁外阴部，固定好导尿管。

（9）协助患者取舒适卧位，整理床单位，清理物品。

（10）洗手记录冲洗液名称、冲洗量、引流量、引流液性质，冲洗过程中患者的反应。

四、注意事项

（1）严格遵医嘱并根据病情准备冲洗液。

（2）根据膀胱冲洗"微温、低压、少量、多次"的原则进行冲洗。

（3）保持冲洗管及引流管的无菌，冲洗过程中注意无菌原则。

（4）冲洗过程若患者出现不适或有出血情况，应立即停止冲洗，并与医师联系。

（5）如滴入治疗用药，须在膀胱内保留 30 分钟后再引流出体外，有利于药液与膀胱内液充分接触，并保持有效浓度。

（6）冲洗时不宜按压膀胱。

（崔晓燕）

第十二节　阴道冲洗和给药

一、目的

清洁阴道、妇科手术和阴道手术术前准备。

二、评估

（一）评估患者

（1）双人核对医嘱。

（2）核对床号、姓名、病历号和腕带（请患者自己说出床号和姓名）。

（3）评估患者是否有同房史。

（4）评估患者病情和年龄、意识状态和合作程度。

（5）告知患者阴道冲洗的目的和方法，取得患者的配合。

（6）评估患者外阴情况，阴道分泌物、性状、气味等。

（二）评估环境

安静整洁，宽敞明亮，关门窗或隔帘遮挡，温度适宜，30 分钟内无打扫。

三、操作前准备

(一)人员准备

仪表整洁,符合要求。洗手,戴口罩。

(二)物品准备

治疗车上层放置窥器 1 个、手套 1 副、检查垫 1 个、无菌冲洗桶(内装 0.5‰碘伏溶液,水温 39～41 ℃)、无菌冲洗盘(内装弯盘 2 个、长镊子 2 把、大纱球 2 个)、甲硝唑 0.2 g、肥皂水、快速手消毒剂。以上物品符合要求,均在有效期内。治疗车下层放置医疗废物桶、生活垃圾桶。

四、操作程序

(1)双人核对药物浓度、剂量和用法。

(2)核对患者床号、姓名、病历号和腕带(请患者自己说出床号和姓名)。

(3)协助患者移至检查室,将检查垫铺于检查床上。

(4)协助患者至检查床上,嘱患者脱去一侧裤腿,取膀胱截石位,嘱患者臀部尽量靠近检查床的外缘,暴露外阴。

(5)将装有 0.5‰碘伏溶液的冲洗桶挂在架子上(高于检查床平面 1 m 以上的距离)。

(6)拉开检查床下的污物桶。

(7)快速手消毒剂消毒双手。

(8)打开无菌冲洗盘,将弯盘打开,1 个弯盘内倒入肥皂水,另一弯盘内放置 2 把长镊子和 2 个大纱球。

(9)戴手套,左手将窥器轻轻放入阴道(嘱患者放松),暴露宫颈,将窥器固定,右手用长镊子夹大纱球蘸肥皂水擦洗阴道壁、宫颈穹隆,边擦洗边转动窥器,确保阴道壁各个方向均擦拭到,直至干净,将纱球弃至医疗废物桶内(视患者情况必要时可更换纱球再次擦洗)。

(10)镊子置于治疗车下层。

(11)右手持冲洗桶下端的冲洗管用 0.5‰碘伏溶液冲洗阴道、阴道壁的各个方向,同时转动窥器,直至冲洗干净。

(12)轻压窥器外端,使阴道积液流出,持第 2 把镊子夹取干纱球擦干阴道积液。

(13)用镊子夹取甲硝唑 0.2 g,放置阴道后穹隆处,松开窥器,将镊子与窥器一同轻轻取出,投入医疗废物桶。

(14)协助患者擦干外阴,穿好衣裤,再次核对。

(15)向患者交代注意事项。

(16)整理用物,洗手,脱口罩。

五、注意事项

(1)充分暴露宫颈,冲洗要彻底。

(2)护患之间进行有效的沟通,可以减轻阴道冲洗给患者带来的心理压力。冲洗过程中应注意观察患者情况,如有问题及时通知医师。

(3)操作时动作轻柔,避免或减轻患者的不适。

(4)注意保暖,为患者做好遮挡,保护隐私。

(5)严格无菌操作。

(6)冲洗时避免浸湿患者的衣服。

(7)月经未净者避免治疗。

（班荣翠）

第十三节 灌 肠 术

一、目的

(1)刺激肠蠕动,软化和清除粪便,排出肠内积气,减轻腹胀。

(2)清洁肠道,为手术、检查和分娩做准备。

(3)稀释和清除肠道内有害物质,减轻中毒。

(4)为高热患者降温。

根据灌肠的目的不同分为保留灌肠和不保留灌肠。不保留灌肠按灌入液体量不同,分大量不保留灌肠和小量不保留灌肠(小量不保留灌肠适用于危重患者、老年体弱、小儿、孕妇等)。

二、准备

(一)物品准备

治疗盘内备通便剂(按医嘱备)、一次性手套 1 双、剪刀(用开塞露时)1 把,弯盘 1 个,卫生纸、纱布 1 块。

治疗盘外备:温开水(用肥皂栓时)适量、屏风、便盆、便盆布 1 个。

(二)患者、护理人员及环境准备

患者了解通便目的、方法、注意事项及配合要点。取侧卧屈膝位,调整情绪,指导或协助患者清洗肛周,备便盆。护理人员应衣帽整齐,修剪指甲,洗手,戴口罩。环境安静、整洁,光线、温度、湿度适宜,关闭门窗,备屏风或隔帘,保护患者隐私,消除紧张、恐惧心理,取得合作。

三、评估

(1)评估患者病情、治疗情况、意识、心理状态及合作度。

(2)评估患者的腹胀情况,肛周皮肤和黏膜的完整性。

四、操作步骤

(1)关闭门窗,用屏风遮挡患者,保护患者隐私。

(2)条件许可患者可帮助其取左侧卧位,双腿屈曲,背向操作者,暴露肛门,便于操作。

(3)患者臀部移至床沿,臀下铺一次性尿垫,保持床单位清洁,便器放置在床旁。

(4)将弯盘置于臀部旁,用血管钳关闭灌肠筒胶管倒灌肠液于筒内,悬挂灌肠筒于输液架上,灌肠筒内液面与肛门距离不超过 30 cm。

(5)将玻璃接头一头连接肛管,另一头连接灌肠筒胶管。

（6）戴一次性手套，一手分开肛门，暴露肛门口，嘱患者张口呼吸，使患者放松便于插管，另一手将肛管轻轻旋转插入肛门，沿着直肠壁进入直肠 7～10 cm。

（7）固定肛管，打开血管钳，缓缓注入灌肠液，速度不可过快过猛，以防刺激肠黏膜，出现排便。

（8）用血管钳关闭灌肠筒胶管，一手持卫生纸紧贴肛周下沿，防止灌肠液流出，另一手将肛管轻轻拔出，置弯盘内。

（9）擦净肛周，协助患者取舒适卧位，灌肠液在体内保留 10～20 分钟后再排便。充分软化粪便，提高灌肠效果。

（10）清理用物。

（11）协助患者排便，整理床单位。洗手、记录。

五、注意事项

（1）灌肠液温度控制在 38 ℃，温度过高损伤肠黏膜，温度过低可引起肠痉挛。

（2）灌肠如遇患者有便意、腹胀时，嘱患者做深呼吸，让灌肠液在体内尽量保留 10～20 分钟后再排便。

（3）消化道出血、急腹症、妊娠、严重心血管疾病患者禁忌灌肠。

六、相关护理方法

(一)人工取便术

（1）条件许可患者可帮助其取左侧卧位，双腿屈曲，背向操作者，暴露肛门，便于操作。

（2）患者臀下铺一次性尿垫保持床单位清洁，便器放置在床旁。

（3）戴一次性手套，在右手示指端倒 1～2 mL 的 2％利多卡因，插入肛门停留 5 分钟，利多卡因对肛管和直肠起麻醉作用，能减少刺激，减轻疼痛。

（4）嘱患者张口呼吸，轻轻旋转插入肛门，沿着直肠壁进入直肠。

（5）手指轻轻摩擦，松弛粪块，取出粪块，放入便器，重复数次，直至取净，动作轻柔，避免损伤肠黏膜或引起肛周水肿。

（6）取便过程中注意观察患者的生命体征和反应，如发现面色苍白、出汗、疲惫等表现，应暂停，休息片刻，若患者心率明显改变，应立即停止操作。

（7）操作结束，清洗肛门和臀部并擦干，病情许可时可行热水坐浴，促进局部血液循环，减轻疼痛防止病原微生物传播。

（8）整理消毒用物，洗手并做记录。

（9）注意事项：有肛门黏膜溃疡、肛裂及肛门剧烈疼痛者禁用此法。

(二)便秘的护理

（1）正确引导，合理安排膳食结构。

（2）协助患者适当增加运动量。

（3）养成良好的排便习惯。

（4）腹部进行环形按摩，通过按摩腹部，刺激肠蠕动，促进排便。方法：用右手或双手叠压稍微按压腹部，自右下腹盲肠部开始，依结肠蠕动方向，经升结肠、横结肠、降结肠、乙状结肠做环形按摩，或在乙状结肠部，由近心端向远心端做环形按摩，每次 5～10 分钟，每天 2 次。可由护士操作或指导患者自己进行。

(5)遵医嘱给予口服缓泻药物,禁忌长期使用,产生依赖性而失去正常的排便功能。

(6)简便通便术包括通便剂通便术和人工取便术。是患者及家属经过护士指导,可自行完成的一种简单易行、经济有效的护理技术。常用剂通便剂有开塞露(由50%的甘油或少量山梨醇制成,装于塑料胶壳内一种溶剂)、甘油栓(由甘油和硬脂酸制成,为无色透明或半透明栓剂,呈圆锥形,密封于塑料袋内一种溶剂,需冷藏储存)、肥皂栓(将普通肥皂削成底部直径1 cm,长3～4 cm圆锥形栓剂)。具有吸收水分、软化粪便、润滑肠壁刺激肠蠕动的作用。人工取便术是用手指插入直肠,破碎并取出嵌顿粪便的方法。常用于粪便嵌塞的患者采用灌肠等通便术无效时,以解除患者痛苦的方法。

(李宏伟)

第三章

胃肠外科护理

第一节　胃十二指肠溃疡

一、胃溃疡和十二指肠溃疡

胃十二指肠溃疡是指发生于胃十二指肠黏膜的局限性圆形或椭圆形的全层黏膜缺损。因溃疡的形成与胃酸、胃蛋白酶的消化作用有关,故又称为消化性溃疡。纤维内镜技术的不断完善、新型制酸剂和抗幽门螺杆菌药物的合理应用使得大部分患者经内科药物治疗可以痊愈,需要外科手术的溃疡患者显著减少。外科治疗主要用于溃疡穿孔、溃疡出血、瘢痕性幽门梗阻、药物治疗无效及恶变的患者。

(一)病因与发病机制

胃十二指肠溃疡病因复杂,是多种因素综合作用的结果。其中最为重要的是幽门螺杆菌感染、胃酸分泌异常和黏膜防御机制的破坏,某些药物以及其他因素也参与胃十二指肠溃疡的发病。

1.幽门螺杆菌(Hp)感染

幽门螺杆菌(Hp)感染与消化性溃疡的发病密切相关。90%以上的十二指肠溃疡患者与近70%的胃溃疡患者检出 Hp 感染,Hp 感染者发展为消化性溃疡的累积危险率为15%～20%。Hp 可分泌多种酶,部分 Hp 还可产生毒素,使细胞发生变性反应,损伤组织细胞。Hp 感染破坏胃黏膜细胞与胃黏膜屏障功能,损害胃酸分泌调节机制,引起胃酸分泌增加,最终导致胃十二指肠溃疡。幽门螺杆菌被清除后,胃十二指肠溃疡易被治愈且复发率低。

2.胃酸分泌过多

溃疡只发生在经常与胃酸相接触的黏膜。胃酸过多的情况下,会激活胃蛋白酶,可使胃、十二指肠黏膜发生自身消化。十二指肠溃疡可能与迷走神经张力及兴奋性过度增高有关,也可能与壁细胞数量的增加以及壁细胞对胃泌素、组胺、迷走神经刺激敏感性的增高有关。

3.黏膜屏障损害

非甾体抗炎药(NSAIDs)、肾上腺皮质激素、胆汁酸盐、乙醇等均可破坏胃黏膜屏障,造成氢离子(H^+)逆流入黏膜上皮细胞,引起胃黏膜水肿、出血、糜烂,甚至溃疡。长期使用 NSAIDs

者,胃溃疡的发生率显著增加。

4.其他因素

其他因素包括遗传、吸烟、心理压力和咖啡因等。遗传因素在十二指肠溃疡的发病中起一定作用。O型血者患十二指肠溃疡的概率显著高于其他血型者。

正常情况下,酸性胃液对胃黏膜的侵蚀作用和胃黏膜的防御机制处于相对平衡状态。如平衡受到破坏,侵害因子的作用增强、胃黏膜屏障等防御因子的作用减弱,胃酸、胃蛋白酶分泌增加,最终导致消化性溃疡。

(二)临床表现

典型消化性溃疡的表现为节律性和周期性发作的腹痛,与进食有关,且病程较慢。

1.症状

(1)十二指肠溃疡:主要表现为上腹部或剑突下的疼痛,有明显的节律性,与进食密切相关,常表现为餐后延迟痛(餐后3~4小时发作),进食后腹痛能暂时缓解,服制酸药物能止痛。饥饿痛和夜间痛是十二指肠溃疡的特征性症状,与胃酸分泌过多有关,疼痛多为烧灼痛或钝痛,程度不一。腹痛具有周期性发作的特点,好发于秋冬季。十二指肠溃疡每次发作时,症状持续数周后缓解,间歇1~2个月再发。若间歇期缩短,发作期延长,腹痛程度加重,则提示溃疡病变加重。

(2)胃溃疡:腹痛是胃溃疡的主要症状,多于餐后0.5~1.0小时开始疼痛,持续1~2小时,进餐后疼痛不能缓解,有时反而加重,服用抗酸药物疗效不明显。疼痛部位在中上腹偏左,但腹痛的节律性不如十二指肠溃疡明显。胃溃疡经抗酸治疗后常容易复发,除易引起大出血、急性穿孔等严重并发症外,约有5%的胃溃疡可发生恶变,其他症状还有反酸、嗳气、恶心、呕吐、食欲缺失,病程迁延可致消瘦、贫血、失眠、心悸及头晕等。

2.体征

溃疡活动期剑突下或偏右部位有一固定的局限性压痛,十二指肠溃疡压痛点在脐部偏右上方,胃溃疡压痛点位于剑突与脐的正中线或略偏左部位。缓解期无明显体征。

(三)实验室及其他检查

1.内镜检查

胃镜检查是诊断胃十二指肠溃疡的首选检查方法,可明确溃疡部位,并可经活检做病理学检查及幽门螺杆菌检测。

2.X线钡餐检查

X线钡餐检查可在胃十二指肠部位显示一周围光滑、整齐的龛影或见十二指肠壶腹部变形。上消化道大出血时不宜行钡餐检查。

(四)治疗要点

无严重并发症的胃十二指肠溃疡一般均采取内科治疗,外科手术治疗主要针对胃十二指肠溃疡的严重并发症。

1.非手术治疗

(1)一般治疗:包括养成生活规律、定时进餐的良好习惯,避免过度劳累及精神紧张等。

(2)药物治疗:包括根除幽门螺杆菌、抑制胃酸分泌和保护胃黏膜的药物。

2.手术治疗

(1)适应证包括以下两种。十二指肠溃疡外科治疗:外科手术治疗的主要适应证包括十二指肠溃疡急性穿孔、内科无法控制的急性大出血、瘢痕性幽门梗阻以及经内科治疗无效的十二指肠溃疡,即顽固性溃疡。胃溃疡的外科治疗:胃溃疡外科手术治疗的适应证包括以下 5 种。①8~12 周抗幽门螺杆菌措施在内的严格内科治疗,溃疡不愈合或短期内复发。②胃溃疡急性大出血、溃疡穿孔及溃疡穿透至胃壁外。③溃疡巨大(直径>2.5 cm)或高位溃疡。④胃十二指肠复合型溃疡。⑤溃疡不能除外恶变或已经恶变。

(2)手术方式包括胃大部切除术和胃迷走神经切断术两种。

1)胃大部切除术。这是治疗胃十二指肠溃疡的首选式式。胃大部切除术治疗溃疡的原理:①切除胃窦部,减少 G 细胞分泌的胃泌素所引起的体液性胃酸分泌。②切除大部分胃体,减少分泌胃酸、胃蛋白酶的壁细胞和主细胞数量。③切除溃疡本身及溃疡的好发部位。胃大部切除的范围是胃远侧2/3~3/4,包括部分胃体、胃窦部、幽门和十二指肠壶腹部的近胃部分。

胃大部切除术后胃肠道重建的基本式式包括胃十二指肠吻合或胃空肠吻合。式式包括以下 3 种。①毕(Billrorh)Ⅰ式胃大部切除术:在胃大部切除后将残胃与十二指肠吻合(图 3-1),多适用于胃溃疡。其优点是重建后的胃肠道接近正常解剖生理状态,胆汁、胰液较少反流入残胃,术后因胃肠功能紊乱而引起的并发症亦较少;缺点是有时为避免残胃与十二指肠吻合口的张力过大致切除胃的范围不够,增加了术后溃疡的复发机会。②毕(Billrorh)Ⅱ式胃大部切除术:切除远端胃后,缝合关闭十二指肠残端,将残胃与空肠行断端侧吻合(图 3-2),适用于各种胃及十二指肠溃疡,特别是十二指肠溃疡。十二指肠溃疡切除困难时,可行溃疡旷置。优点是即使胃切除较多,胃空肠吻合口张力也不致过大,术后溃疡复发率低;缺点是吻合方式改变了正常的解剖生理关系,术后发生胃肠道功能紊乱的可能性较毕Ⅰ式大。③胃大部切除后胃空肠 Roux-en-Y 吻合术:胃大部切除后关闭十二指肠残端,在距十二指肠悬韧带 10~15 cm 处切断空肠,将残胃和远端空肠吻合,据此吻合口以下 45~60 cm 处将空肠与空肠近侧断端吻合。此法临床应用较少,但有防止术后胆汁、胰液进入残胃的优点。

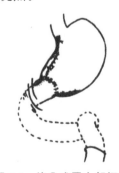

图 3-1　毕Ⅰ式胃大部切除术

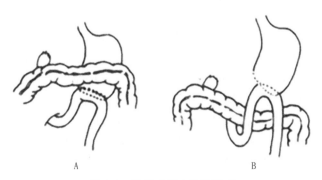

图 3-2　毕Ⅱ式胃大部切除术

2)胃迷走神经切断术。此手术方式临床已较少使用。迷走神经切断术治疗溃疡的原理：①阻断迷走神经对壁细胞的刺激,消除神经性胃酸分泌;②阻断迷走神经引起的促胃泌素的分泌,减少体液性胃酸分泌。可分为3种类型:迷走神经干切断术、选择性迷走神经切断术、高选择性迷走神经切断术。

(五)常见护理诊断/问题

1.焦虑、恐惧

焦虑、恐惧与对疾病缺乏了解,担心治疗效果及预后有关。

2.疼痛

疼痛与胃十二指肠黏膜受侵蚀及手术后创伤有关。

3.潜在并发症

出血、感染、十二指肠残端破裂、吻合口瘘、胃排空障碍、消化道梗阻及倾倒综合征等。

(六)护理措施

1.术前护理

(1)心理护理:关心、了解患者的心理和想法,告知有关疾病治疗和手术的知识、手术前和手术后的配合,耐心解答患者的各种疑问,消除患者的不良心理,使其能积极配合疾病的治疗和护理。

(2)饮食护理:一般择期手术患者饮食宜少食多餐,给予高蛋白、高热量、高维生素等易消化的食物,忌酸辣、生冷、油炸、浓茶、烟酒等刺激性食品。营养状况较差或不能进食者常伴有贫血、低蛋白血症,术前应给予静脉输液,补充足够的热量,必要时补充血浆或全血,以改善患者的营养状况,提高其对手术的耐受力。术前1天进流质饮食,术前12小时禁食、水。

(3)协助患者做好各种检查及手术前常规准备,做好健康教育,如教会患者深呼吸、有效咳嗽、床上翻身及肢体活动方法等。

(4)术日晨留置胃管,必要时遵医嘱留置胃肠营养管,并铺好麻醉床,备好吸氧装置,综合心电监护仪等。

2.术后护理

(1)病情观察。术后严密观察患者生命体征的变化,每30分钟测量1次生命体征,直至血压平稳,如病情较重,仍需每1~2小时测量1次,或根据医嘱给予心电监护。同时观察患者神志、体温、尿量及伤口渗血、渗液情况。并且注意有无内出血、腹膜刺激征及腹腔脓肿等迹象,发现异常及时通知医师给予处理。

(2)体位。患者去枕平卧,头后仰偏向一侧,麻醉清醒、血压平稳后改半卧位,以保持腹部松弛,减少切口缝合处张力,减轻疼痛和不适,以利腹腔引流,也有利于呼吸和循环。

(3)引流管护理。十二指肠溃疡术后,患者常留有胃管、尿管及腹腔引流管等。护理时应注意:①妥善固定各种引流管,防止松动和脱出,并做好标识,一旦脱出后不可自行插回。②保持引流通畅、持续有效,防止引流管受压、扭曲及折叠等,可经常挤捏引流管以防堵塞。如若堵塞,可在医师指导下用生理盐水冲洗引流管。③密切观察并记录引流液的性质、颜色和量,发现异常及时通知医师,协助处理。留置胃管可减轻胃肠道张力,促进吻合口愈合。护理时还应注意:胃大部切除术后24小时内,可由胃管内引流出少量血液或咖啡样液体,若引流液有较多鲜血,应警惕吻合口出血,需及时与医师联系并处理;术后胃肠减压量减少,腹胀减轻或消失,肠蠕动功能恢复,肛门排气后可拔除胃管。

(4)疼痛护理。术后切口疼痛的患者,可遵医嘱给予镇痛药物或应用自控止痛泵,对应用自控止痛泵的患者,应注意预防并处理可能发生的并发症,如尿潴留、恶心及呕吐等。

(5)禁食及静脉补液。禁食期间应静脉补充液体。因胃肠减压期间,引流出大量含有各种电解质的胃肠液,加之患者禁食、水,易造成水、电解质及酸碱失调和营养缺乏。因此,术后需及时补充患者所需的各种营养物质,包括糖、脂肪、氨基酸、维生素及电解质等,必要时输血、血浆或清蛋白,以改善患者的营养状况,促进切口的愈合。同时详细记录24小时液体出入量,为合理补液提供依据。

(6)早期肠内营养支持的护理。术前或术中放置空肠喂养管的患者,术后早期(术后24小时)可经喂养管输注肠内营养制剂,对改善患者的全身营养状况、维持胃肠道屏障结构和功能、促进肠功能恢复等均有益处。护理时应注意:①妥善固定喂养管,避免过度牵拉,防止滑脱、移动、扭曲和受压;保持喂养管的通畅,每次输注前后,每隔4～6小时用温开水或温生理盐水冲洗管道,防止营养液残留堵塞管腔。②肠内营养支持早期,应遵循从少到多、由慢至快和由稀到浓的原则,使肠道能更好地适应。③营养液的温度以37℃左右为宜,温度偏低会刺激肠道引起肠痉挛,导致腹痛、腹泻;温度过高则可灼伤肠道黏膜,甚至可引起溃疡或出血。同时观察患者有无恶心、呕吐、腹痛、腹胀、腹泻和水电解质紊乱等并发症的发生。

(7)饮食护理。功能恢复、肛门排气后可拔除胃管,拔除胃管后,当日可给少量饮水或米汤。如无不适,第2天进半量流食,每次50～80 mL,第3天进全量流食,每次100～150 mL。进食后若无不适,第4天可进半流食,以温、软、易于消化的食物为好,术后第10～14天可进软食,忌生、冷、硬和刺激性食物。要少食多餐,开始时每天5～6餐,以后逐渐减少进餐次数并增加每餐进食量,逐步过渡到正常饮食。术后早期禁食牛奶及甜品,以免引起腹胀及胃酸。

(8)鼓励患者早期活动。围床期间,鼓励并协助患者翻身,病情允许时,鼓励并协助患者早期下床活动。如无禁忌,术日可活动四肢,术后第1天床上翻身或坐起做轻微活动,第2～3天视情况协助患者床边活动,第4天可在室内活动。患者活动量应根据个体差异而定,以不感到劳累为宜。

(9)胃大部切除术后并发症的观察及护理如下。

1)术后出血。包括胃和腹腔内出血。胃大部切除术后24小时内可由胃管内引流出少量血液或咖啡样液体,一般24小时内不超过300 mL,且逐渐减少、颜色逐渐变浅变清,出血自行停止。若术后短期内从胃管不断引流出新鲜血液,24小时后仍未停止,则为术后出血。发生在术后24小时以内的出血,多属术中止血不确切;术后4～6天发生的出血,常为吻合口黏膜坏死脱落所致;术后10～20天发生的出血,与吻合口缝线处感染或黏膜下脓肿腐蚀血管有关。术后要严密观察患者的生命体征变化,包括血压、脉搏、心率、呼吸、神志和体温的变化,加强对胃肠减压及腹腔引流的护理,观察和记录胃液及腹腔引流液的量、颜色和性质,若短期内从胃管引流出大量新鲜血液,持续不止,应警惕有术后胃出血。若术后持续从腹腔引流管引出大量新鲜血性液体,应怀疑腹腔内出血,须立即通知医师协助处理。遵医嘱采用静脉给予止血药物、输血等措施,或用冰生理盐水洗胃,一般可控制。若非手术疗法不能有效止血或出血量大于每小时500 mL,需再次手术止血,应积极完善术前准备,并做好相应的术后护理。

2)十二指肠残端破裂。一般多发生在术后24～48小时,是毕Ⅱ式胃大部切除术后早期的严重并发症,原因与十二指肠残端处理不当及胃空肠吻合口输入襻梗阻引起的十二指肠腔内压力升高有关。临床表现为突发性上腹部剧痛、发热和出现腹膜刺激征以及白细胞计数增加,腹腔穿刺可有胆汁样液体。一旦确诊,应立即进行手术治疗。

3)胃肠吻合口破裂或吻合口瘘。是胃大部切除术后早期并发症,常发生在术后 1 周左右。原因与术中缝合技术不当、吻合口张力过大、组织供血不足有关,表现为高热、脉速等全身中毒症状,有上腹部疼痛及腹膜炎的表现。如发生较晚,多形成局部脓肿或外瘘。临床工作中应注意观察患者生命体征和腹腔引流情况,一般情况下,患者术后体温逐渐趋于正常,腹腔引流液逐日减少和变清。若术后腹腔引流量仍不减、伴有黄绿色胆汁或呈脓性、带臭味,伴腹痛,体温再次升高,应警惕吻合口瘘的可能,须及时通知医师,协助处理。处理包括:①出现吻合口破裂伴有弥漫性腹膜炎的患者须立即手术治疗,做好急症手术准备。②症状较轻无弥漫性腹膜炎的患者,可先行禁食、胃肠减压、充分引流,合理应用抗生素并给予肠外营养支持,纠正水、电解质紊乱和酸碱平衡失调。③保护瘘口周围皮肤,应及时清洁瘘口周围皮肤,并保持皮肤干燥,局部可涂以氧化锌软膏或使用皮肤保护膜加以保护,以免皮肤破溃继发感染。经上述处理后多数患者吻合口瘘可在 4~6 周自愈,若经久不愈,须再次手术。

4)胃排空障碍。也称胃瘫,常发生在术后 4~10 天,发病机制尚不完全明了。临床表现为拔除胃管后,患者出现上腹饱胀、钝痛和呕吐,呕吐物含食物和胆汁,消化道 X 线造影检查可见残胃扩张、无张力、蠕动波少而弱,且内容物通过胃肠吻合口不畅。处理措施:①禁食、胃肠减压,减少胃肠道积气、积液,降低胃肠道张力,使胃肠道得到充分休息,并记录 24 小时出入量。②输液及肠外营养支持,纠正低蛋白血症,维持水、电解质和酸碱平衡。③应用胃动力促进剂如甲氧氯普安、多潘立酮,促进胃肠功能恢复,也可用 3% 温盐水洗胃。一般经上述治疗均可痊愈。

5)输入襻梗阻。可分为急、慢性两类:①急性完全性输入襻梗阻,多发生于毕Ⅱ式结肠前输入段对胃小弯的吻合术式。临床表现为上腹部剧烈疼痛,频繁呕吐,呕吐量少、多不含胆汁,呕吐后症状不缓解,且上腹部有压痛性肿块。是输出襻系膜悬吊过紧压迫输入襻,或是输入襻过长,穿入输出襻与横结肠的间隙孔形成内疝所致,属闭襻性肠梗阻,易发生肠绞窄,应紧急手术治疗。②慢性不完全性输入襻梗阻患者,表现为进食后出现右上腹胀痛或绞痛,呈喷射状呕吐,呕吐物为大量不含食物的胆汁,呕吐后症状缓解。多由输入襻过长扭曲或输入襻过短在吻合口处形成锐角,使输入襻内胆汁、胰液和十二指肠液排空不畅而滞留所致。由于消化液潴留在输入襻内,进食后消化液分泌明显增加,输入襻内压力增高,刺激肠管发生强烈的收缩,引起喷射样呕吐,也称输入襻综合征。

6)输出襻梗阻。多因粘连、大网膜水肿或坏死、炎性肿块压迫所致。临床表现为上腹饱胀、呕吐食物和胆汁。如果非手术治疗无效,应手术解除梗阻。

7)吻合口梗阻。因吻合口过小或吻合时胃肠壁组织内翻过多引起,也可因术后吻合口炎性水肿出现暂时性梗阻。患者表现为进食后出现上腹部饱胀感和溢出性呕吐等,呕吐物含或不含胆汁。应即刻禁食,给予胃肠减压和静脉补液等保守治疗。若保守治疗无效,可行手术解除梗阻。

8)倾倒综合征。由于胃大部切除术后,胃失去幽门窦、幽门括约肌、十二指肠壶腹部等结构对胃排空的控制,导致胃排空过速,产生一系列综合征。可分为早期倾倒综合征和晚期倾倒综合征。①早期倾倒综合征:多发生在进食后半小时内,患者以循环系统症状和胃肠道症状为主要表现。患者可出现心悸、乏力、出汗及面色苍白等一过性血容量不足表现,并有恶心、呕吐、腹部绞痛、腹泻等消化道症状。处理:主要采用饮食调整,嘱患者少食多餐,饭后平卧 20~30 分钟,避免过甜食物、减少液体摄入量并降低食物渗透浓度,多数可在术后半年或一年内逐渐自愈。极少数症状严重而持久的患者需手术治疗。②晚期倾倒综合征:主要因进食后,胃排空过快,高渗性食物迅速进入小肠,使得吸收过快而使血糖急剧升高,刺激胰岛素大量释放,而当血糖下降后,胰岛素并未相应减少,继而发生低血糖,故又称低血糖综合征。表现为餐后2～4小时,患者出现心慌、无力、眩晕、出汗、手颤、嗜睡乃至虚脱。消化道症状不明显,可有饥饿感,出现症状时稍进饮食即可缓解。饮食中需减少糖类含量,增加蛋白质比例,少食多餐。

(七)健康指导

(1)向患者及家属讲解有关胃十二指肠溃疡的知识,使之能更好地配合治疗和护理。

(2)指导患者学会自我情绪调整,保持乐观进取的精神风貌,注意劳逸结合,减少溃疡病的客观因素。

(3)指导患者饮食应定时定量,少食多餐,营养丰富,以后可逐步过渡至正常饮食。少食腌、熏食品,避免进食过冷、过烫、过辣及油煎炸食物,切勿酗酒、吸烟。

(4)告知患者及家属有关手术后期可能出现的并发症的表现和预防措施。

(5)定期随访,如有不适及时就诊。

二、胃十二指肠溃疡急性穿孔

胃十二指肠溃疡急性穿孔是胃十二指肠溃疡的严重并发症,为常见的外科急腹症。起病急、变化快,病情严重,需要紧急处理,若诊治不当可危及生命。其发生率呈逐年上升趋势,发病逐渐趋于老龄化。十二指肠溃疡穿孔男性患者较多,胃溃疡穿孔则多见于老年妇女。

(一)病因及发病机制

溃疡穿孔是活动期胃十二指肠溃疡向深部侵蚀、穿破浆膜的结果。60%的胃溃疡穿孔发生在近幽门的胃小弯,而90%的十二指肠溃疡穿孔发生在壶腹部前壁偏小弯侧。急性穿孔后,具有强烈刺激性的胃酸、胆汁、胰液等消化液和食物进入腹腔,引起化学性腹膜炎和腹腔内大量液体渗出,6～8小时后细菌开始繁殖并逐渐转变为化脓性腹膜炎。病原菌以大肠埃希菌、链球菌多见。因剧烈的腹痛、强烈的化学刺激、细胞外液的丢失及细菌毒素吸收等因素,患者可出现休克。

(二)临床表现

1.症状

穿孔多突然发生于夜间空腹或饱食后,主要表现为突发性上腹部刀割样剧痛,很快波及全腹,但仍以上腹为重。患者疼痛难忍,常伴恶心、呕吐、面色苍白、出冷汗、脉搏细速、血压下降、四肢厥冷等表现。其后由于大量腹腔渗出液的稀释,腹痛略有减轻,继发细菌感染后,腹痛可再次加重。当胃内容物沿右结肠旁沟向下流注时,可出现右下腹痛。溃疡穿孔后病情的严重程度与患者的年龄、全身情况、穿孔部位、穿孔大小和时间以及是否空腹穿孔密切相关。

2.体征

体检时患者呈急性病容,表情痛苦,蜷屈位、不愿移动,腹式呼吸减弱或消失,全腹有明显的压痛、反跳痛,腹肌紧张呈"木板样"强直,以右上腹部最为明显,肝浊音界缩小或消失、可有移动性浊音,肠鸣音减弱或消失。

(三)实验室及其他检查

1.X线检查

大约80%的患者行站立位腹部X线检查时,可见膈下新月形游离气体影。

2.实验室检查

实验室检查提示血白细胞计数及中性粒细胞比例增高。

3.诊断性腹腔穿刺

临床表现不典型的患者可行诊断性腹腔穿刺,穿刺抽出液可含胆汁或食物残渣。

(四)治疗要点

根据病情选用非手术或手术治疗。

1.非手术治疗

(1)适应证:一般情况良好,症状及体征较轻的空腹状态下穿孔;穿孔超过 24 小时,腹膜炎症已局限;胃十二指肠造影证实穿孔已封闭;无出血、幽门梗阻及恶变等并发症。

(2)治疗措施:①禁欲、食,持续胃肠减压,减少胃肠内容物继续外漏,以利于穿孔的闭合和腹膜炎症消退。②输液和营养支持治疗,以维持机体水、电解质平衡及营养需求。③全身应用抗生素,以控制感染。④应用抑酸药物,如给予 H2 受体阻断剂或质子泵拮抗剂等制酸药物。

2.手术治疗

(1)适应证:①上述非手术治疗措施 6~8 小时,症状无减轻,甚至逐渐加重。②饱食后穿孔,顽固性溃疡穿孔和伴有幽门梗阻、大出血及恶变等并发症,应及早进行手术治疗。

(2)手术方式包括以下两种。①单纯缝合修补术:缝合穿孔处并加大网膜覆盖。此方法操作简单,手术时间短,安全性高。适用于穿孔时间超过 8 小时,腹腔内感染及炎症水肿严重者;以往无溃疡病史或有溃疡病史但未经内科正规治疗,无出血、梗阻并发症者;有其他系统器质性疾病,不能耐受急诊彻底性溃疡切除手术者。②彻底的溃疡切除手术(连同溃疡一起切除的胃大部切除术):手术方式包括胃大部切除术,对十二指肠溃疡穿孔行迷走神经切断加胃窦切除术,或缝合穿孔后行迷走神经切断加胃空肠吻合术,或行高选择性迷走神经切断术。

(五)常见护理诊断/问题

1.疼痛

疼痛与胃十二指肠溃疡穿孔后消化液对腹膜的强烈刺激及手术后切口有关。

2.体液不足

体液不足与溃疡穿孔后消化液的大量丢失有关。

(六)护理措施

1.术前护理/非手术治疗的护理

(1)禁食、胃肠减压:溃疡穿孔患者要禁食禁水,有效地胃肠减压,以减少胃肠内容物继续流入腹腔。做好引流期间的护理,保持引流通畅和有效负压,注意观察和记录胃液的颜色、性质和量。

(2)体位:休克者取休克体位(头和躯干抬高 20°~30°,下肢抬高 15°~20°),以增加回心血量;无休克者或休克改善后取半卧位,以利于漏出的消化液积聚于盆腔最低位,便于引流,减少毒素的吸收,同时也可降低腹壁张力和减轻疼痛。

(3)静脉输液,维持体液平衡:①观察和记录 24 小时出入量,为合理补液提供依据。②给予静脉输液,根据出入量和医嘱,合理安排输液的种类和速度,以维持水、电解质及酸碱平衡,同时给予营养支持和相应护理。

(4)预防和控制感染:遵医嘱合理应用抗菌药。

(5)做好病情观察:密切观察患者生命体征、腹痛、腹膜刺激征及肠鸣音变化等。若经非手术治疗6～8小时病情不见好转,症状、体征反而加重,应积极做好急诊手术准备。

2.术后护理

加强术后护理,促进患者早日康复。

三、胃十二指肠溃疡大出血

胃十二指肠溃疡出血是上消化道大出血中最常见的原因,占50%以上。其中5%～10%需要手术治疗。

(一)病因与病理

因溃疡基底的血管壁被侵蚀而导致破裂出血,患者过去多有典型溃疡病史,近期可有服用非甾体抗炎药物、疲劳及饮食不规律等诱因。胃溃疡大出血多发生在胃小弯,出血源自胃左、右动脉及其分支或肝胃韧带内较大的血管。十二指肠溃疡大出血通常位于壶腹部后壁,出血多来自胃十二指肠动脉或胰十二指肠上动脉及其分支,溃疡基底部的血管侧壁破裂出血不易自行停止,可引发致命的动脉性出血。大出血后,因血容量减少、血压下降、血流变慢,可在血管破裂处形成血凝块而暂时止血。由于胃酸和胃十二指肠内容物与溃疡病灶的接触以及胃肠蠕动,部分病例可发生再次出血。

(二)临床表现

1.症状

患者的主要表现是呕血和黑便,多数患者只有黑便而无呕血,迅猛的出血则表现为大量呕血和排紫黑色血便。呕血前患者常有恶心,便血前多突然有便意,呕血或便血前后患者常有心悸、目眩、无力甚至昏厥。如出血速度缓慢则血压、脉搏改变不明显。如果短期内失血量超过400 mL,患者可出现面色苍白、口渴、脉搏快速有力,血压正常或略偏高的循环系统代偿表现;当失血量超过800 mL时,可出现休克症状,患者烦躁不安、出冷汗、脉搏细速、血压下降、呼吸急促、四肢厥冷等。

2.体征

腹稍胀,上腹部可有轻度压痛,肠鸣音亢进。

(三)实验室及其他检查

1.内镜检查

胃十二指肠纤维镜检查可明确出血原因和部位,出血24小时内阳性率可达70%～80%,超过24小时则阳性率下降。

2.血管造影

选择性腹腔动脉或肠系膜上动脉造影可明确病因与出血部位,并可采取栓塞治疗或动脉注射垂体升压素等介入性止血措施。

3.实验室检查

大量出血早期,由于血液浓缩,血常规变化不大,之后红细胞计数、血红蛋白、血细胞比容均呈进行性下降。

(四)治疗要点

胃十二指肠溃疡出血的治疗原则:补充血容量,防止失血性休克,尽快明确出血部位并采取有效止血措施。

1.非手术治疗

(1)补充血容量:迅速建立静脉通路,快速行静脉输液、输血。失血量达全身总血量的20%时,应输注右旋糖酐、羟乙基淀粉或其他血浆代用品,出血量较大时可输注浓缩红细胞,必要时可输全血,保持血细胞比容不低于30%。

(2)禁食、留置胃管:用生理盐水冲洗胃腔,清除血凝块,直至胃液变清。还可经胃管注入200 mL含8 mg去甲肾上腺素的生理盐水溶液,每4～6小时1次。

(3)应用止血、制酸等药物:经静脉或肌内注射巴曲酶等止血药物;静脉给予H_2受体拮抗剂(西咪替丁等)、质子泵抑制剂(奥美拉唑)或生长抑素等。

(4)胃镜下止血:经急诊胃镜检查明确出血部位后,同时实施电凝、激光灼凝、注射或喷洒药物、钛夹夹闭血管等局部止血措施。

2.手术治疗

(1)适应证:①重大出血,短期内出现休克,或短时间内(6～8小时)需输入大量血液(>800 mL)方能维持血压和血细胞比容。②正在进行药物治疗的胃十二指肠溃疡患者发生大出血,说明溃疡侵蚀性大,非手术治疗难以止血,或暂时血止后又复发。③60岁以上伴血管硬化症者自行止血机会较小,应及早手术。④近期发生过类似的大出血或合并溃疡穿孔或幽门梗阻。⑤胃镜检查发现动脉搏动性出血或溃疡底部血管显露,再出血危险性大。

(2)手术方式:①胃大部切除术,适用于大多数溃疡出血的患者。②贯穿缝扎术,在病情危急,不能耐受胃大部切除手术时,可采用单纯贯穿缝扎止血法。③在贯穿缝扎处理溃疡出血后,可行迷走神经干切断加胃窦切除或幽门成形术。

(五)常见护理诊断/问题

1.焦虑、恐惧

焦虑、恐惧与突发胃十二指肠溃疡大出血及担心预后有关。

2.体液不足

体液不足与胃十二指肠溃疡出血致血容量不足有关。

(六)护理措施

1.术前护理/非手术治疗的护理

(1)缓解焦虑和恐惧:关心和安慰患者,给予心理支持,减轻患者的焦虑和恐惧。及时为患者清理呕吐物。情绪紧张者,可遵医嘱适当给予镇静剂。

(2)体位:取平卧位,卧床休息。有呕血者,头偏向一侧。

(3)补充血容量:迅速建立多条畅通的静脉通路,快速输液、输血,必要时可行深静脉穿刺输液。开始输液时速度宜快,待休克纠正后减慢滴速。

(4)采取止血措施:遵医嘱应用止血药物或冰盐水洗胃,以控制出血。

(5)做好病情观察:严密观察患者生命体征的变化,判断、观察和记录呕血、便血情况,观察患者有无口渴、肢端湿冷、尿量减少等循环血量不足的表现。必要时测量中心静脉压并做好记录。观察有无鲜红色血性胃液从胃管流出,以判断有无活动性出血和评估止血效果。若患者出血仍在继续,短时间(6～8小时)内需大量输血(>800 mL)才能维持血压和血细胞比容,或停止输液、输血后,病情又恶化,应及时报告医师,并配合做好急症手术的准备。

(6)饮食:出血时暂禁食,出血停止后,可进流质或无渣半流质饮食。

2.术后护理

加强术后护理,促进患者早日康复。

四、胃十二指肠溃疡瘢痕性幽门梗阻

胃十二指肠溃疡病程中,因幽门管、幽门溃疡或十二指肠壶腹部溃疡反复发作,形成瘢痕狭窄、幽门痉挛水肿而造成幽门梗阻。

(一)病因与病理

瘢痕性幽门梗阻常见于十二指肠壶腹部溃疡和位于幽门的胃溃疡。溃疡引起幽门梗阻的机制有幽门痉挛、炎性水肿和瘢痕三种,前两种情况是暂时的和可逆的,在炎症消退、痉挛缓解后梗阻解除,无需外科手术。而瘢痕性幽门梗阻属于永久性,需要手术方能解除梗阻。梗阻初期,为克服幽门狭窄,胃蠕动增强,胃壁肌肉代偿性增厚。后期,胃代偿功能减退,失去张力,胃高度扩大,蠕动减弱甚至消失。由于胃内容物潴留引起呕吐而致水、电解质的丢失,导致脱水、低钾、低氯性碱中毒。长期慢性不全性幽门梗阻者,由于摄入减少,消化吸收不良,可出现贫血与营养障碍。

(二)临床表现

1.症状

患者表现为进食后上腹饱胀不适并出现阵发性胃痉挛性疼痛,伴恶心、嗳气与呕吐。呕吐多发生在下午或晚间,呕吐量大,一次达 1 000～2 000 mL,呕吐物内含大量宿食,有腐败酸臭味,但不含胆汁。呕吐后自觉胃部舒适,故患者常自行诱发呕吐以缓解症状。常有少尿、便秘及贫血等慢性消耗表现。体检时常可见患者有消瘦、皮肤干燥及皮肤弹性消失等营养不良的表现。

2.体征

上腹部可见胃型和胃蠕动波,用手轻拍上腹部可闻及"振水声"。

(三)实验室及其他检查

1.内镜检查

内镜检查可见胃内有大量潴留的胃液和食物残渣。

2.X 线钡餐检查

X 线钡餐检查可见胃高度扩张,24 小时后仍有钡剂存留(正常 24 小时排空)。已明确幽门梗阻者避免做此检查。

(四)治疗要点

瘢痕性幽门梗阻以手术治疗为主。最常用的术式是胃大部切除术,但年龄较大、身体状况极差或合并其他严重内科疾病者,可行胃空肠吻合加迷走神经切断术。

(五)常见护理诊断/问题

1.体液不足

体液不足与大量呕吐、胃肠减压引起水、电解质的丢失有关。

2.营养失调

营养失调与幽门梗阻致摄入不足、禁食和消耗、丢失体液有关。

(六)护理措施

1.术前护理

(1)静脉输液:根据医嘱和电解质检测结果合理安排输液种类和速度,以纠正脱水及低钾、低氯性碱中毒。密切观察及准确记录 24 小时出入量,为静脉补液提供依据。

(2)饮食与营养支持:非完全梗阻者可给予无渣半流质饮食,完全梗阻者术前应禁食、水,以减少胃内容物潴留。根据医嘱于手术前给予肠外营养,必要时输血或其他血液制品,以纠正营养不良、贫血和低蛋白血症,提高患者对手术的耐受力。

(3)采取有效措施,减轻疼痛,增进舒适。

禁食,胃肠减压:完全幽门梗阻患者,给予禁食,保持有效胃肠减压,减少胃内积气、积液,减轻胃内张力。必要时遵医嘱给予解痉药物,以减轻疼痛,增加患者的舒适度。

体位:取半卧位,卧床休息。呕吐时,头偏向一侧。呕吐后及时为患者清理呕吐物。对情绪紧张者,可遵医嘱给予镇静剂。

(4)洗胃:完全幽门梗阻者,除持续胃肠减压排空胃内潴留物外,须做术前胃的准备,即术前 3 天,每晚用 300～500 mL 温盐水洗胃,以减轻胃黏膜水肿和炎症,有利于术后吻合口愈合。

2.术后护理

加强术后护理,促进患者早日康复。

(王晓燕)

第二节　胃十二指肠损伤

一、概述

由于胃有肋弓保护且活动度较大,柔韧性较好,壁厚,钝挫伤时很少受累,只有胃膨胀时偶有发生胃损伤。上腹或下胸部的穿透伤则常导致胃损伤,多伴有肝、脾、横膈及胰等损伤。胃镜检查及吞入锐利异物或吞入酸、碱等腐蚀性毒物也可引起穿孔,但很少见。十二指肠损伤是由于上、中腹部受到间接暴力或锐器的直接刺伤而引起的,缺乏典型的腹膜炎症状和体征,术前诊断困难,漏诊率高,多伴有腹部脏器合并伤,病死率高,术后并发症多,肠瘘发生率高。

二、护理评估

(一)健康史

详细询问患者、现场目击者或陪同人员,以了解受伤的时间地点、环境,受伤的原因,外力的特点、大小和作用方向;了解受伤前后饮食及排便情况,受伤时的体位,有无防御,伤后意识状态、症状、急救措施、运送方式,既往疾病及手术史。

(二)临床表现

胃损伤若未波及胃壁全层,可无明显症状。若全层破裂,由于胃酸有很强的化学刺激性,可立即出现剧痛及腹膜刺激征。当破裂口接近贲门或食管时,可因空气进入纵隔而呈胸壁下气肿。当发生较大的穿透性胃损伤时,可自腹壁流出食物残渣、胆汁和气体。

十二指肠破裂后,因有胃液、胆汁及胰液进入腹腔,早期即可发生急性弥漫性腹膜炎,有剧烈的刀割样持续性腹痛伴恶心、呕吐,腹部检查可见板状腹、腹膜刺激征症状。

(三)辅助检查

(1)疑有胃损伤者,应置胃管,若自胃内吸出血性液或血性物可确诊。

(2)腹腔穿刺术和腹腔灌洗术。腹腔穿刺抽出不凝血液、胆汁,灌洗吸出 10 mL 以上肉眼可辨的血性液体,即为阳性结果。

(3)X 线检查:腹部 X 线片显示腹膜后组织积气、肾脏轮廓清晰、腰大肌阴影模糊不清等有助于腹膜后十二指肠损伤的诊断。

(4)CT 检查:可显示少量的腹膜后积气和渗至肠外的造影剂。

(四)治疗原则

抗休克和及时、正确的手术处理是治疗的两大关键。

(五)心理-社会因素

胃十二指肠外伤性损伤多数在意外情况下发生,患者出现突发外伤后,易出现紧张、痛苦、悲哀、恐惧等心理,会担心手术能否成功及疾病预后。

三、护理问题

(一)疼痛

疼痛与胃肠破裂、腹腔内积液、腹膜刺激征有关。

(二)组织灌注量不足

这与大量失血、失液,严重创伤,有效循环血量减少有关。

(三)焦虑或恐惧

这种情绪与经历意外及担心预后有关。

(四)潜在并发症

出血、感染、肠瘘及低血容量性休克。

四、护理目标

(1)患者疼痛减轻。

(2)患者血容量得以维持,各器官血供正常、功能完整。

(3)患者的焦虑或恐惧减轻或消失。

(4)护士密切观察病情变化,如发现异常,及时报告医师,并配合处理。

五、护理措施

(一)一般护理

1.预防低血容量性休克

吸氧、保暖、建立静脉通道,遵医嘱输入温热生理盐水或乳酸盐林格液,抽血查全血细胞计数、血型和交叉配血。

2.密切观察病情变化

每 15～30 分钟评估 1 次患者情况。评估内容包括意识状态、生命体征、肠鸣音、尿量、氧饱和度、有无呕吐、肌紧张和反跳痛等。观察胃管内引流物颜色、性质及量,若引流出血性液体,提示有胃、十二指肠破裂的可能。

3.术前准备

胃十二指肠破裂大多需要手术处理,故患者入院后,在抢救休克的同时,应尽快完成术前准备工作,如备皮、备血、插胃管及留置尿管、做好抗生素皮试等,一旦需要,可立即实施手术。

(二)心理护理

评估患者对损伤的情绪反应,鼓励他们说出自己内心的感受,帮助建立积极有效的应对措施。向患者介绍有关病情、损伤程度、手术方式及疾病预后,鼓励患者,告诉患者良好的心态与积极的配合有利于疾病早日康复。

(三)术后护理

1.体位

患者意识清楚、病情平稳,给予半坐卧位,有利于引流及呼吸。

2.禁食、胃肠减压

观察胃管内引流液颜色、性质及量,引流出血性液体,提示有胃、十二指肠再出血的可能。十二指肠创口缝合后,将胃肠减压管置于十二指肠腔内,使胃液、肠液、胰液得到充分引流,一定要妥善固定,避免脱出。一旦脱出,要在医师的指导下重新置管。

3.严密监测生命体征

术后每 15～30 分钟监测 1 次生命体征,直至患者病情平稳。注意肾功能的改变,胃十二指肠损伤后,特别有出血性休克时,肾脏会受到一定的损害,尤其是严重腹部外伤伴有重度休克者,有发生急性肾功能障碍的危险,所以,术后应密切注意尿量,争取保持每小时尿量在50 mL 以上。

4.补液和营养支持

根据医嘱,合理补充水、电解质和维生素,必要时输新鲜血、血浆,维持水、电解质及酸碱平衡。给予肠内、外营养支持,促进合成代谢,提高机体防御能力。继续应用有效抗生素,控制腹腔内感染。

5.术后并发症的观察和护理

(1)出血:如胃管内 24 小时内引流出的新鲜血液大于300 mL,提示吻合口出血,要立即配合医师给予胃管内注入凝血酶粉、冰盐水洗胃等止血措施。

(2)肠瘘:患者术后持续低热或高热不退,腹腔引流管中引流出黄绿色或褐色渣样物,有恶臭或引流出大量气体,提示肠瘘发生,要配合医师进行腹腔双套管冲洗,并做好相应护理。

(四)健康教育

(1)讲解术后饮食注意事项,当患者胃肠功能恢复后,一般 3～5 天后开始恢复饮食,由流质逐步恢复至半流质、普食,进食高蛋白、高能量、易消化饮食,增强抵抗力,促进愈合。

(2)行全胃切除或胃大部分切除术的患者,因胃肠吸收功能下降,要及时补充微量元素和维生素等营养素,预防贫血、腹泻等并发症。

(3)避免工作过于劳累,注意劳逸结合。讲明饮酒、抽烟对胃、十二指肠疾病的危害性。

(4)避免长期大量服用非甾体抗炎药,如布洛芬等,以免引起胃肠道黏膜损伤。

(王晓燕)

第三节 急性阑尾炎

急性阑尾炎是普外科最常见的疾病之一,也是外科急腹症中最常见的疾病之一,其发病率约为1‰。各年龄段人及妊娠期妇女均可发病,但以青年最为多见。阑尾切除术也是外科最常施行的一种手术。急性阑尾炎临床表现变化较多,需要与许多腹腔内、外疾病相区别。早期明确诊断,及时治疗,可使患者在短期内恢复健康。若延误诊治,则可能出现严重后果。因此,对本病的处理须予以重视。

一、病因

阑尾管腔较细且系膜短,常使阑尾扭曲,内容物排出不畅。阑尾管腔内本来就有许多微生物,远侧又是盲端,很容易发生感染。一般认为急性阑尾炎是由下列几种因素综合导致的。

(一)梗阻

梗阻为急性阑尾炎最常见的致病因素,常见的梗阻原因如下:①便石和便块等;②寄生虫,如蛔虫堵塞;③阑尾系膜过短,造成阑尾扭曲,引起部分梗阻;④阑尾壁的改变,以往发生过急性阑尾炎后,肠壁可以纤维化,使阑尾腔变小,亦可减弱阑尾的蠕动功能。

(二)细菌感染

阑尾炎的发生也可能是细菌直接感染的结果。细菌可通过直接侵入、经由血运或邻接感染等方式侵入阑尾壁,从而导致阑尾的感染和炎症。

(三)其他

与急性阑尾炎发病有关的因素还有饮食习惯、遗传因素和胃肠道功能障碍等。阑尾先天性畸形,如阑尾过长、过度扭曲、管腔细小、血供不佳等都是易于发生急性炎症的条件。胃肠道功能障碍(如腹泻、便秘等)引起内脏神经反射,导致阑尾肌肉和血管痉挛,当超过正常强度时,可致阑尾管腔狭窄、血供障碍、黏膜受损,以致细菌入侵而发生急性炎症。

二、病理

根据急性阑尾炎的临床过程和病理解剖学变化,可将其分为四种病理类型,这些不同类型可以是急性阑尾炎在其病变发展过程中不同阶段的表现,也可以是不同的病因和发病原理的直接结果。

(一)急性单纯性阑尾炎

阑尾轻度肿胀,浆膜表面充血。阑尾壁各层组织间均有炎性细胞浸润,以黏膜和黏膜下层最为显著。黏膜上可能形成小的溃疡和出现小的出血点,阑尾腔内可能有少量渗出液,临床症状和全身反应也较轻,如能及时处理,其感染可以消退,炎症完全吸收,阑尾也可以恢复正常。

(二)急性化脓性阑尾炎

阑尾明显肿胀,壁内有大量炎性细胞浸润,可形成大量大小不一的微小脓肿。浆膜高度充血并有较多脓性渗出物,是机体炎症防御、局限化的一种表现。常有大网膜下移、包绕部分或全部阑尾。此类阑尾炎的阑尾已有不同程度的组织破坏,即使经保守治疗恢复,阑尾壁仍可留有瘢痕挛缩,致阑尾腔狭窄,因此日后炎症可反复发作。

(三)坏疽性及穿孔性阑尾炎

坏疽性及穿孔性阑尾炎是一种重型阑尾炎。根据阑尾血运阻断的部位,坏死范围可仅限于阑尾的一部分或累及整个阑尾。阑尾管壁坏死或部分坏死,呈暗紫色或黑色。阑尾腔内积脓,且压力升高,阑尾壁血液循环受阻。穿孔部位多位于阑尾根部和尖端。如穿孔未被包裹,感染继续扩散,则可引起急性弥漫性腹膜炎。

(四)阑尾周围脓肿

急性阑尾炎化脓坏疽或穿孔,如果此过程进展较慢,大网膜可移至右下腹部,将阑尾包裹并形成粘连,形成炎性肿块或阑尾周围脓肿。

阑尾穿孔并发弥漫性腹膜炎最为严重,常见于坏疽穿孔性阑尾炎。婴幼儿大网膜过短、妊娠期的子宫妨碍大网膜下移,故易于在阑尾穿孔后出现弥漫性腹膜炎。由于阑尾炎症严重,进展迅速,局部大网膜或肠襻粘连尚不足以局限之,故一旦穿孔,感染很快蔓及全腹腔。患者有全身性感染、中毒和脱水等现象,有全腹性的腹壁强直和触痛,并有肠麻痹的腹胀、呕吐等症状。如不经适当治疗,病死率很高;即使经过积极治疗后全身性感染获得控制,也常因出现盆腔脓肿、膈下脓肿或多发性腹腔脓肿等并发症而需多次手术引流,甚至遗下腹腔窦道、肠瘘、粘连性肠梗阻等并发症而使病情复杂、病期迁延。

三、临床表现

不论急性阑尾炎病因如何,亦不论其病理变化为单纯性、化脓性或坏疽性,在阑尾未穿孔、坏死或并有局部脓肿以前,临床表现大致相似。多数急性阑尾炎有较典型的症状和体征。

(一)症状

一般表现在三个方面。

1.腹痛不适

腹痛不适是急性阑尾炎最常见的症状,约有98％的急性阑尾炎患者以此为首发症状。典型的急性阑尾炎腹痛开始时多在上腹部或脐周围,有时为阵发性,并常有轻度恶心或呕吐,一般持续6～36小时(通常约12小时)。当阑尾炎症涉及壁腹膜时,腹痛变为持续性并转移至右下腹部,疼痛加剧,不少患者伴有呕吐、发热等全身症状。此种转移性右下腹痛是急性阑尾炎的典型症状,70％以上的患者具有此症状。该症状在临床诊断上有重要意义。但也应该指出:不少患者的腹痛可能开始时即在右下腹,不一定有转移性腹痛,这可能与阑尾炎病理过程不同有关。没有明显管腔梗阻而直接发生的阑尾感染,可能一开始就是右下腹炎症持续性疼痛。在临床上,虽异位阑尾炎同样也可有初期梗阻性、后期炎症性腹痛,但其最后腹痛所在部位因阑尾部位不同而异。

腹痛的轻重程度与阑尾炎的严重性之间并无直接关系。虽然腹痛的突然减轻一般表示阑尾腔的梗阻已解除或炎症在消退,但有时因阑尾腔内压过大或组织缺血坏死,神经末梢失去感受和传导能力,腹痛也可减轻。有时阑尾穿孔以后,由于腔内压随之减低,自觉的腹痛也可突然消失。故腹痛减轻,必须伴有体征消失,方可视为病情好转的证据。

2.胃肠道症状

恶心、呕吐、便秘、腹泻等胃肠道症状是急性阑尾炎患者所常有的。呕吐是急性阑尾炎常见的症状,当阑尾管腔梗阻及炎症程度较重时更为突出。呕吐与发病前有无进食有关。阑尾炎发生于空腹时,往往仅伴有恶心;饱食后发生者多有呕吐;偶然于病程晚期亦见有恶心、呕吐者,则多由腹膜炎所致。食欲缺乏、不思饮食,则更是患者常见的症状。

当阑尾感染扩散至全腹时,恶心、呕吐可加重。其他胃肠道症状,如食欲缺乏、便秘、腹泻等也偶可出现,腹泻多由于阑尾炎症扩散至盆腔内形成脓肿,刺激直肠而引起肠功能亢进。此时患者常有排便不畅、便次增多、里急后重及便中带黏液等症状。

3.全身反应

急性阑尾炎患者的全身症状一般并不显著。当阑尾化脓坏疽并有扩散性腹腔内感染时,会出现明显的全身症状,如寒战、高热、反应迟钝或烦躁不安;当弥漫性腹膜炎严重时,会同时出现血容量不足与脓毒症表现,甚至有心、肺、肝、肾等生命器官功能障碍。

(二)体征

急性阑尾炎的体征在诊断上较自觉症状更具重要性。它的表现取决于阑尾的部位、位置的深浅和炎症的程度,常见的体征有下列几类。

1.患者体位

不少患者来诊时常弯腰行走,且往往以双手按在右下腹部。在床上平卧时,其右髋关节常呈屈曲状。

2.压痛和反跳痛

最主要和典型的症状是右下腹压痛,其存在是诊断阑尾炎的重要依据,典型的压痛较局限,位于麦氏点(阑尾点)或其附近。无并发症的阑尾炎压痛点比较局限,有时可以用一个手指在腹壁找到最明显压痛点。待出现腹膜炎时,压痛范围可变大,甚至全腹压痛,但压痛最剧点仍在阑尾部位。压痛点具有重大诊断价值,即使患者自觉腹痛尚在上腹部或脐周围,体检时往往已能发现在右下腹有明显的压痛点,常可借此获得早期诊断。

年老体弱、反应差的患者有时即使炎症很重,但压痛可能比较轻微,或必须深压才痛。压痛表明阑尾炎症的存在和其所在的部位,较转移性腹痛更具诊断意义。

反跳痛具有重要的诊断意义,体检时将压在局部的手突然松开,患者感到更重于压痛的剧烈疼痛。这是腹膜受到刺激的反应,可以更肯定局部炎症的存在。阑尾部位压痛与反跳痛的同时存在对诊断阑尾炎来说,比单个存在更有价值。

3.右下腹肌紧张和强直

肌紧张是腹壁对炎症刺激的反应性痉挛,强直则是一种不由自主的持续性、保护性的腹肌收缩,都见于阑尾炎症已超出浆膜并侵及周围脏器或组织时。检查腹肌有无紧张和强直,要求动作轻柔,患者情绪平静,以避免引起腹肌过度反应或痉挛,导致得出不正确结论。

4.疼痛试验

有些急性阑尾炎患者以下几种疼痛试验可能呈阳性,其主要原理是处于深部但有炎症的阑尾黏附于腰大肌或闭孔肌,在行以下各种试验时,局部受到明显刺激而出现疼痛。①结肠充气试验(Rovsing 征)。深压患者左下腹部降结肠处,患者感到阑尾部位疼痛。②腰大肌试验。患者左侧卧,右腿伸直并过度后伸时阑尾部位出现疼痛。③闭孔内肌试验。患者屈右髋右膝并内旋时感到阑尾部位疼痛。④直肠内触痛,直肠指检时按压右前壁,患者有疼痛感。

(三)化验

急性阑尾炎患者的血常规、尿常规检查有一定重要性。90%的患者常有白细胞计数增多,是临床诊断的重要依据,一般为$(10\sim15)\times10^9/L$。随着炎症加重,白细胞计数可以增多,甚至可为$20\times10^9/L$以上。但年老体弱或免疫功能受抑制的患者,白细胞计数不一定增多,甚至反而下降。白细胞数增多常伴有核左移。急性阑尾炎患者的尿液检查一般无特殊改变,但对排除类似阑尾炎症状的泌尿系统疾病,如输尿管结石,常规检查尿液仍有必要。

四、诊断

多数急性阑尾炎的诊断以转移性右下腹痛或右下腹痛、阑尾部位压痛和白细胞计数升高三者为决定性依据。典型的急性阑尾炎(约占 80%)均有上述症状及体征,易于据此做出诊断。对于临床表现不典型的患者,尚需考虑借助其他一些诊断手段,以作进一步肯定。

五、鉴别诊断

典型的急性阑尾炎一般诊断并不困难,但在另一部分病例,由于临床表现并不典型,诊断相当困难,有时甚至诊断错误,以致采用错误的治疗方法或延误治疗,产生严重并发症,甚至死亡。需要与急性阑尾炎相鉴别的疾病很多,常见的为以下三类。

(一)内科疾病

临床上,不少内科疾病具有急腹症的临床表现,常被误诊为急性阑尾炎而施行不必要的手术探查,将无病变的阑尾切除,甚至危及患者生命,故诊断时必须慎重。常见的需要与急性阑尾炎鉴别的内科疾病有以下几种。

1.急性胃肠炎

一般急性胃肠炎患者发病前常有饮食不慎或食物不洁史。症状虽亦以腹痛、呕吐、腹泻三者为主,但通常以呕吐或腹泻较为突出,有时在腹痛之前已有吐泻。急性阑尾炎患者即使有吐泻,一般也不严重,且多发生在腹痛以后。

急性胃肠炎的腹痛有时虽很剧烈,但其范围较广,部位较不固定,更无转移至右下腹的特点。

2.急性肠系膜淋巴结炎

本病多见于儿童,往往发生于上呼吸道感染之后。患者大多有相同腹痛史,且常在上呼吸道感染后发作。起病初期于腹痛开始前后往往即有高热,此与一般急性阑尾炎不同,腹痛初起时即位于右下腹,而无急性阑尾炎之典型腹痛转移史。其腹部触痛的范围亦较急性阑尾炎为广,部位亦较阑尾的位置高,并较靠近内侧。腹壁强直不甚明显,反跳痛亦不显著。结肠充气试验(Rovsing 征)和肛门指检都是阴性。

3.Meckel 憩室炎

梅克尔(Meckel)憩室炎往往无转移性腹痛,局部压痛点也在阑尾点之内侧,多见于儿童,由于1/3 Meckel憩室中有胃黏膜存在,患者可有黑便史。Meckel 憩室炎发生穿孔时成为外科疾病。临床上如诊断为急性阑尾炎而手术中发现阑尾正常,应即检查末段回肠至少 100 cm,以视有无 Meckel 憩室炎,免因遗漏而造成严重后果。

4.局限性回肠炎

典型局限性回肠炎不难与急性阑尾炎相区别。但不典型急性发作时,右下腹痛、压痛及白细胞计数升高与急性阑尾炎相似,必须通过细致临床观察,发现局限性回肠炎所致的部分肠梗阻的症状与体征(如阵发绞痛和可触及条状肿胀肠襻),方能鉴别。

5.心胸疾病

如右侧胸膜炎、右下肺炎和心包炎等均可有反射性右侧腹痛,甚至右侧腹肌反射性紧张等,但这些疾病以呼吸、循环系统功能改变为主,一般没有典型急性阑尾炎的转移性右下腹痛和压痛。

6.其他

如过敏性紫癜、铅中毒等,均可有腹痛,但腹软无压痛。详细的病史、体检和辅助检查可予以鉴别。

(二)外科疾病

1.胃、十二指肠溃疡急性穿孔

本病为常见急腹症,发病突然,临床表现可与急性阑尾炎相似。溃疡病穿孔患者多数有慢性溃疡史,穿孔大多发生在溃疡病的急性发作期。溃疡穿孔所引起的腹痛,虽起于上腹部并可累及右下腹,但一般均迅速累及全腹,不像急性阑尾炎有局限于右下腹的趋势。腹痛发作极为突然,程度也颇剧烈,常可引致患者休克。体检时右下腹虽也有明显压痛,但上腹部溃疡穿孔部位一般仍为压痛最显著的地方。腹肌的强直现象也特别显著,常呈"板样"强直。腹内因有游离气体存在,肝浊音界多有缩小或消失现象,X线透视如能确定膈下有积气,将有助于作出诊断。

2.急性胆囊炎

总体上急性胆囊炎的症状与体征均以右上腹为主,常可扪及肿大和有压痛的胆囊,墨菲(Murphy)征阳性,辅以B超不难鉴别。

3.右侧输尿管结石

本病有时与阑尾炎表现相似。但输尿管结石以腰部酸痛或绞痛为主,可有向会阴部放射痛,右肾区叩击痛(+),肉眼或镜检尿液有大量红细胞,辅以 B 超检查和肾、输尿管、膀胱 X 线片(KUB)可确诊。

(三)妇科疾病

1.右侧异位妊娠破裂

这是育龄妇女最易与急性阑尾炎相混淆的疾病,尤其对于未婚怀孕女性,诊断时更要细致。异位妊娠患者常有月经过期或近期不规则史,在腹痛发生以前,可有不规则的阴道出血史。其腹痛之发作极为突然,开始即在下腹部,并常伴有会阴部垂痛感觉。全身无炎症反应,但有不同程度的出血性休克症状。妇科检查常能发现阴道内有血液,子宫颈柔软而有明显触痛,一侧附件有肿大且具压痛。如阴道后穹隆或腹腔穿刺抽出新鲜不凝固血液,同时妊娠试验阳性可以确诊。

2.右侧卵巢囊肿扭转

本病可突然出现右下腹痛,囊肿绞窄坏死可刺激腹膜而致局部压痛,与急性阑尾炎相似。但急性扭转时疼痛剧烈而突然,坏死囊肿引起的局部压痛位置偏低,有时可扪及肿大的囊肿,都与阑尾炎不同,妇科双合诊或B超检查等可明确诊断。

3.其他

如急性盆腔炎、右侧附件炎、右侧卵巢滤泡或黄体破裂等,可通过病史、月经史、妇科检查、B超检查、后穹隆或腹腔穿刺等做出正确诊断。

六、治疗

手术切除是治疗急性阑尾炎的主要方法,但阑尾炎症的病理变化比较复杂,非手术治疗仍有其价值。

(一)非手术治疗

1.适应证

(1)患者情况差或客观条件不允许,如合并严重心、肺功能障碍时,可先行非手术治疗,但应密切观察病情变化。

（2）急性单纯性阑尾炎早期，药物治疗多有效，其炎症可吸收消退，阑尾能恢复正常，也可能不再复发。

（3）当急性阑尾炎已被延误诊断超过48小时，病变局限，已形成炎性肿块，也应采用非手术治疗。待炎症消退，肿块吸收后，再考虑择期切除阑尾。当炎性肿块转成脓肿时，应先行脓肿切开引流，以后再择期进行阑尾切除术。

（4）急性阑尾炎诊断尚未明确，临床观察期间可采用非手术治疗。

2.方法

非手术治疗的方法有卧床、禁食、静脉补充水电解质和热量，同时应用有效抗生素以及对症处理（如镇静、止痛、止吐等）。

（二）手术治疗

绝大多数急性阑尾炎诊断明确后均应采用手术治疗，以去除病灶、促进患者迅速恢复。但是急性阑尾炎的病理变化和患者条件常有不同，因此也要根据具体情况，对不同时期、不同阶段的患者采用不同的手术方式分别处理。

七、急救护理

（一）护理目标

（1）患者焦虑情绪明显好转，配合治疗及护理。

（2）患者主诉疼痛明显缓解或消失。

（3）术后未发生相关并发症或并发症发生后能得到及时治疗与处理。

（二）护理措施

1.非手术治疗

（1）体位：取半卧位休息，以减轻疼痛。

（2）饮食：轻者可进流质，重症患者应禁食以减少肠蠕动，有利于炎症局限。

（3）加强病情观察：定时测量生命体征，密切观察患者的腹部症状和体征，尤其注意腹痛的变化。观察期间禁用镇静止痛剂，如吗啡等，以免掩盖病情。

（4）避免增加肠内压力：禁服泻药及灌肠，以免肠蠕动加快，增高肠内压力，导致阑尾穿孔或炎症扩散。

（5）使用有效的抗生素控制感染。

（6）心理护理：耐心做好患者及家属的解释工作，减轻其焦虑和紧张情绪；向患者和家属介绍疾病相关知识，使之积极配合治疗和护理。

2.术后护理

（1）体位：患者全麻术后清醒或硬膜外麻醉平卧6小时后，血压平稳，采用半卧位，以减少腹壁张力，减轻切口疼痛，有利于呼吸和引流。

（2）饮食护理：患者术后禁食，禁食期间给予静脉补液。待肛门排气，肠蠕动恢复后，进流质饮食，逐渐向半流质和普食过渡。

（3）合理使用抗生素：术后遵医嘱及时正确使用抗生素，控制感染，防止并发症发生。

（4）早期活动：鼓励患者术后在床上活动，待麻醉反应消失后可起床活动，以促进肠蠕动恢复，防止肠粘连，增进血液循环，促进伤口愈合。

(5)切口的护理:①及时更换污染敷料,保持切口清洁、干燥。②密切观察切口愈合情况,及时发现出血及感染征象。

(6)引流管的护理:①妥善固定引流管和引流袋,防止引流管折叠、受压或牵拉而脱出,并减少牵拉引起的疼痛。②保持引流通畅,经常从近端至远端挤压引流管,防止血块或脓液堵塞。如发现引流液突然减少,应检查引流管有无脱落和堵塞。③观察并记录引流液的颜色、性状及量,准确记录 24 小时的引流量。当引流液量逐渐减少、颜色逐渐变淡至浆液性,患者体温及血常规正常时,可考虑拔管。④每周更换引流袋2~3 次。更换引流袋和敷料时,严格执行无菌操作,防止污染和避免引起逆行感染。

(7)术后并发症的观察及护理。①切口感染:是阑尾切除术后最常见的并发症,多见于化脓性或穿孔性阑尾炎。切口感染可通过术中有效保护切口、彻底止血、消灭无效腔等措施得到预防。一般临床表现为术后 2~3 天体温升高,切口处出现红、肿、痛。治疗原则:先试穿刺抽脓液,一经确诊立即充分敞开引流。排出脓液,放置引流,定期换药,短期内可愈合。②粘连性肠梗阻:与局部炎性渗出、手术损伤和术后长期卧床等因素有关。早期手术、术后早期下床活动可以有效预防该并发症,完全性肠梗阻者应手术治疗。③腹腔内出血:常发生在术后 24~48 小时内,多因阑尾系膜结扎线松脱或止血不彻底引起。临床表现为腹痛、腹胀和失血性休克等。一旦发生出血,应立即输血、补液及紧急手术止血。④腹腔感染或脓肿:多发生于化脓性或坏疽性阑尾炎术后,尤其多发于阑尾穿孔伴腹膜炎的患者。患者表现为体温升高、腹痛、腹胀、腹部压痛及全身中毒症状。按腹膜炎治疗和护理原则处理。⑤阑尾残株炎:阑尾残端保留过长超过 1 cm 时,术后残株易复发炎症,仍表现为阑尾炎的症状。X 线钡剂检查可明确诊断。症状较重者,应手术切除阑尾残株。⑥便瘘:很少见。残端结扎线脱落、盲肠原有结核或癌肿等病变、手术时误伤盲肠等因素均是发生便瘘的原因。临床表现类似阑尾周围脓肿,经非手术治疗后,便瘘多可自行闭合。少数需手术治疗。

(三)健康教育

(1)术前向患者解释禁食的目的和意义,指导患者采取正确的卧位。

(2)指导患者术后早期下床活动,促进肠蠕动恢复,避免肠粘连。

(3)术后鼓励患者进食营养丰富的食物,以利于伤口愈合。

(4)出院指导。若出现腹痛、腹胀等症状,应及时就诊。

(王晓燕)

第四节　肠　梗　阻

一、概述

肠梗阻指肠内容物在肠道中通过受阻,为常见急腹症,可由多种因素引起。起病初梗阻肠段先有解剖和功能性改变,进而发生体液和电解质的丢失、肠壁循环障碍坏死和继发感染,最后可致毒血症休克死亡。如能及时诊断、积极治疗大多能逆转病情的发展以至治愈。

二、病因

(一)机械性肠梗阻

1.肠外原因

(1)粘连与粘连带压迫:粘连可引起肠折叠扭转而造成梗阻。先天性粘连带较多见于小儿,腹部手术或腹内炎症产生的粘连是成人肠梗阻最常见的原因,但少数病例无腹部手术及炎症史。

(2)嵌顿性外疝或内疝。

(3)肠扭转常由粘连所致。

(4)肠外肿瘤或腹块压迫。

2.肠管本身的原因

(1)先天性狭窄和闭孔畸形。

(2)炎症肿瘤吻合手术及其他因素所致的狭窄。例如,炎症性肠病、肠结核、放射性损伤、肠肿瘤(尤其是结肠瘤)、肠吻合等。

(3)肠套叠在成人中较少见,多因息肉或其他肠管病变引起。

3.肠腔内原因

成团蛔虫异物或便块等引起的肠梗阻已不常见。巨大胆石通过胆囊或胆总管-十二指肠瘘管进入肠腔,产生胆石性肠梗阻的病例时有报道。

(二)动力性肠梗阻

(1)麻痹性。腹部大手术后腹膜炎、腹部外伤、腹膜后出血、某些药物肺炎、脓胸脓毒血症、低钾血症或其他全身性代谢紊乱均可并发麻痹性肠梗阻。

(2)痉挛性。肠道炎症及神经系统功能紊乱均可引起肠管暂时性痉挛。

(三)血管性肠梗阻

肠系膜动脉栓塞或血栓形成和肠系膜静脉血栓形成为主要病因。各种病因引起肠梗阻的频率随年代地区、民族医疗卫生条件等不同而有所不同。例如,年前嵌顿疝所致的机械性肠梗阻的发生率最高,随着医疗水平的提高、预防性疝修补术得到普及,现已明显减少,而粘连所致的肠梗阻的发生率明显上升。

三、病理改变

单纯性完全机械性肠梗阻发生后,梗阻部位以上的肠腔扩张,肠壁变薄,黏膜易有糜烂和溃疡发生,浆膜可被撕裂,整个肠壁可因血供障碍而坏死穿孔,梗阻以下部分肠管多呈空虚坍陷。

麻痹性肠梗阻时,肠管扩张、肠壁变薄。

在绞窄性肠梗阻的早期,由于静脉回流受阻,小静脉和毛细血管可发生淤血、通透性增加甚至破裂而渗出血浆或血液,此时肠管内因充血和水肿而呈紫色,继而出现动脉血流受阻、血栓形成,肠壁因缺血而坏死,肠内细菌和毒素可通过损伤的肠壁进入腹腔,坏死的肠管呈紫黑色,最后可自行破裂。

四、病理生理

肠梗阻的主要病理生理改变为肠膨胀、体液和电解质的丢失、感染和毒血症。这些改变的严重程度视梗阻部位的高低、梗阻时间的长短以及肠壁有无血液供应障碍而不同。

(一)肠膨胀

机械性肠梗阻时,梗阻以上的肠腔因积液、积气而膨胀,肠段对梗阻的最先反应是增强蠕动,而强烈的蠕动引起肠绞痛。此时食管上端括约肌发生反射性松弛,患者在吸气时不自觉地将大量空气吞入胃肠,因此肠腔积气的70%是咽下的空气,其中大部分是氮气,不易被胃肠吸收,其余30%的积气是肠内酸碱中和与细菌发酵作用产生的,后弥散至肠腔的 CO_2、H_2、CH_4 等气体。正常成人每天消化道分泌的唾液、胃液、胆液、胰液和肠液的总量约 8 L,绝大部分被小肠黏膜吸收,以保持体液平衡。肠梗阻时大量液体和气体聚积在梗阻近端引起肠膨胀,而膨胀能抑制肠壁黏膜吸收水分,以后又刺激其增加分泌,如此肠腔内液体越积越多,使肠膨胀进行性加重。单纯性肠梗阻的肠管内压力一般较低,初始常低于 8 cmH_2O(1 cmH_2O=98 Pa)。

但随着梗阻时间的延长,肠管内压力甚至可达到 18 cmH_2O。结肠梗阻时肠腔内压力多平均在25 cmH_2O。结肠梗阻时肠腔内压力平均多在 25 cmH_2O 以上,甚至有高到 52 cmH_2O。肠管内压力的增高可使肠壁静脉回流障碍,引起肠壁充血水肿,通透性增加。肠管内压力继续增高可使肠壁血流阻断,使单纯性肠梗阻变为绞窄性肠梗阻。严重的肠膨胀甚至可使横膈抬高,影响患者的呼吸和循环功能。

(二)体液和电解质的丢失

肠梗阻时肠膨胀可引起反射性呕吐。高位小肠梗阻时呕吐频繁,大量水分和电解质被排出体外。如梗阻位于幽门或十二指肠上段,呕出过多胃酸,则易产生脱水和低氯低钾性碱中毒。如梗阻位于十二指肠下段或空肠上段,则重碳酸盐的丢失严重。低位肠梗阻,因肠黏膜吸收功能降低而分泌液量增多,梗阻以上肠腔中积留大量液体,有时多达 5～10 L,内含大量碳酸氢钠。这些液体虽未被排出体外,但封闭在肠腔内不能进入血液,等于体液的丢失。此外,过度的肠膨胀影响静脉回流,导致肠壁水肿和血浆外渗,在绞窄性肠梗阻时,血和血浆的丢失尤其严重。因此,患者多发生脱水伴少尿、氮质血症和酸中毒。如持续脱水,血液进一步浓缩,则导致低血压和低血容量休克。失钾和不进饮食所致的血钾过低可引起肠麻痹,进而加重肠梗阻的发展。

(三)感染和毒血症

正常人的肠蠕动使肠内容物经常向前流动和更新,因此小肠内是无菌的,或只有极少数细菌。单纯性机械性小肠梗阻时,肠内纵有细菌和毒素也不能通过正常的肠黏膜屏障,因而危害不大。若梗阻转变为绞窄性,开始时,静脉血流被阻断,受累的肠壁渗出大量血液和血浆,使血容量进一步减少,继而动脉血流被阻断而加速肠壁的缺血性坏死。绞窄段肠腔中的液体含大量细菌(如梭状芽孢杆菌、链球菌、大肠埃希菌等)、血液和坏死组织,细菌的毒素以及血液和坏死组织的分解产物均具有极强的毒性。这种液体通过破损或穿孔的肠壁进入腹腔后,可引起强烈的腹膜刺激和感染,被腹膜吸收后,则引起脓毒血症。严重的腹膜炎和毒血症是导致肠梗阻患者死亡的主要原因。

除上述三项主要的病理生理改变之外,绞窄性肠梗阻往往还伴有肠壁、腹腔和肠腔内的渗血,绞窄的肠襻越长,失血量越大,亦是导致肠梗阻患者死亡的原因之一。

五、临床表现

症状和体征典型的肠梗阻是不难诊断的,但缺乏典型表现者诊断较困难。X线腹部透视或摄片检查对证实临床诊断、确定肠梗阻的部位很有帮助。正常人腹部 X 线平片上只能在胃和结肠内见到少量气体。如小肠内有气体和液平面,表明肠内容物通过障碍,提示肠梗阻的存在。通常要经过6小时,急性小肠梗阻患者的肠内才会积聚足够的液体和气体,形成明显的液平面。经过12小时,肠扩张的程度达到诊断水平。结肠梗阻发展到出现X线征象的时间就更长。充气的小肠特别是空肠可从横绕肠管的环状襞加以辨认,并可与具有结肠袋影的结肠相区别。此外,典型的小肠肠型多在腹中央部分,而结肠影在腹周围或在盆腔。根据患者体力情况可采用立式或卧式,从正位或侧位摄片,必要时进行系列摄片。

肠梗阻的诊断确定后,应进一步鉴别梗阻的类型。不同类型肠梗阻的治疗及预后方面差异很大,如机械性肠梗阻多需手术解除,动力性肠梗阻则可用保守疗法治愈,绞窄性肠梗阻应尽早进行手术,而单纯性机械性肠梗阻可先试行保守治疗。鉴别方法如下。

(一)鉴别机械性肠梗阻和动力性肠梗阻

首先要从病史上分析有无机械梗阻因素。动力性肠梗阻包括常见的麻痹性和少见的痉挛性肠梗阻。机械性肠梗阻的特征是阵发性肠绞痛、肠鸣音亢进和非对称性腹胀;麻痹性肠梗阻的特征为无绞痛、肠鸣音消失和全腹均匀膨胀;痉挛性肠梗阻可有剧烈腹痛突然发作和消失,间歇期不规则,肠鸣音减弱而不消失,但无腹胀。X线腹部平片有助于两者的鉴别:机械性梗阻的肠胀气局限于梗阻部位以上的肠段;麻痹性梗阻时,全部胃、小肠和结肠均有胀气,程度大致相同;痉挛性梗阻时,肠无明显胀气和扩张。每隔5分钟拍摄正、侧位腹部平片以观察小肠有无运动,常可鉴别机械性与麻痹性肠梗阻。

(二)鉴别单纯性肠梗阻和绞窄性肠梗阻

绞窄性肠梗阻可于单纯性机械性肠梗阻的基础上发生,单纯性肠梗阻因治疗不善而转变为绞窄性肠梗阻的占15%~43%,一般认为出现下列征象应疑有绞窄性肠梗阻。

(1)急骤发生的剧烈腹痛持续不减,或由阵发性绞痛转变为持续性腹痛,疼痛的部位较为固定。若腹痛涉及背部,提示肠系膜受到牵拉,更提示为绞窄性肠梗阻。

(2)腹部有压痛、反跳痛和腹肌强直,腹胀与肠鸣音亢进则不明显。

(3)呕吐物、胃肠减压引流物、腹腔穿刺液含血液,亦可有便血。

(4)全身情况急剧恶化,毒血症表现明显,可出现休克。

(5)X线平片检查可见梗阻部位以上肠段扩张并充满液体,状若肿瘤或呈"C"形面,被称为"咖啡豆征",在扩张的肠管间常可见有腹水。

(三)鉴别小肠梗阻和结肠梗阻

高位小肠梗阻呕吐频繁而腹胀较轻,低位小肠梗阻与之相反。结肠梗阻的临床表现与低位小肠梗阻相似,但X线腹部平片检查则可区别。小肠梗阻是充气之肠襻遍及全腹,液平较多,而结肠则不显示。若为结肠梗阻,则在腹部周围可见扩张的结肠和袋形,小肠内积气则不明显。

(四)鉴别完全性肠梗阻和不完全性肠梗阻

完全性肠梗阻多为急性发作而且症状明显,不完全性肠梗阻则多为慢性梗阻,症状不明显,往往为间歇性发作。X线平片检查完全性肠梗阻者肠襻充气扩张明显,不完全性肠梗阻则反之。

(五)肠梗阻病因的鉴别诊断

判断病因可从年龄、病史、体检、X线检查等方面的分析着手。例如,以往有过腹部手术、创伤、感染的病史,应考虑肠粘连或粘连带所致的梗阻。如患者有肺结核,应想到肠结核或腹膜结核引起肠梗阻的可能。遇风湿性心瓣膜病伴心房颤动、动脉粥样硬化或闭塞性动脉内膜炎的患者,应考虑肠系膜动脉栓塞,而门静脉高压和门静脉炎可致门静脉栓塞,这些动静脉血流受阻是血管性肠梗阻的常见原因。在儿童中,蛔虫引起肠堵塞偶可见到;3岁以下婴幼儿中原发性肠套叠多见;青、中年患者的常见病因是肠粘连、嵌顿性外疝和肠扭转;老年人的常见病因是结肠癌、乙状结肠扭转和便块堵塞,而结肠梗阻病例的90%为癌性梗阻。成人中肠套叠少见,多继发于Meckel憩室、肠息肉和肿瘤。在腹部检查时,要特别注意腹部手术切口瘢痕和隐蔽的外疝。

腹痛、呕吐、腹胀、便秘和停止排气是肠梗阻的典型症状,但在各类肠梗阻中轻重并不一致。

1.腹痛

肠梗阻的患者大多有腹痛。在急性完全性机械性小肠梗阻患者中,腹痛表现为阵发性绞痛。腹痛是由梗阻部位以上的肠管强烈蠕动引起,多位于腹中部,常突然发作,逐步加剧至高峰,持续数分钟后缓解。间隙期可以完全无痛,但过段时间后可以再发,绞痛的程度和间隙期的长短则视梗阻部位的高低和病情的缓急而异。一般而言,十二指肠、上段空肠梗阻时,呕吐可起减压作用,患者绞痛较轻。而低位回肠梗阻则可因肠胀气抑制肠蠕动,故绞痛亦轻。唯急性空肠梗阻时绞痛较剧烈,一般每2~5分钟即发作一次。不完全性肠梗阻腹痛较轻,在一阵肠鸣或排气后可见缓解。慢性肠梗阻亦然,且间隙期亦长。急性机械性结肠梗阻时,腹痛多在下腹部,一般较小肠梗阻为轻。结肠梗阻时若回盲瓣功能正常,结肠内容物不能逆流到小肠,肠腔因而逐渐扩大,压力增高,因之,除阵发性绞痛外可有持续性钝痛。若此种情况出现,应注意有闭襻性肠梗阻的可能性。发作间隙期的持续性钝痛亦是绞窄性肠梗阻的早期表现。如若肠壁已发生缺血坏死则呈持续性剧烈腹痛。至于麻痹性肠梗阻,由于肠肌已无蠕动能力,故无肠绞痛发作,可由高度肠管膨胀引起腹部持续性胀痛。

2.呕吐

肠梗阻患者几乎都有呕吐,早期为反射性呕吐,吐出物多为胃内容物。后期则为反流性呕吐,因梗阻部位高低而不同,部位越高,呕吐越频越剧烈。低位小肠梗阻时呕吐较轻亦较疏。结肠梗阻时,由于回盲瓣可以阻止反流,故早期可无呕吐,但后期因肠腔过度充盈而回盲瓣关闭不全时,亦有较剧烈的呕吐,吐出物可含便汁。

3.腹胀

腹胀是较迟出现的症状,其程度与梗阻部位有关。高位小肠梗阻由于频繁呕吐多无明显腹胀;低位小肠梗阻或结肠梗阻的晚期常有显著的全腹膨胀;闭襻性梗阻的肠段膨胀很突出,常呈不对称的局部膨胀;麻痹性肠梗阻时,全部肠管均膨胀扩大,故腹胀显著。

4.便秘和停止排气

完全性肠梗阻时,患者排便和排气现象消失。但在高位小肠梗阻最初的2~3天,如梗阻以下肠腔内积存了粪便和气体,则仍有排便和排气现象,不能因此否定完全性梗阻的存在。同样,绞窄性肠梗阻如肠扭转、肠套叠以及结肠癌所致的肠梗阻等都仍可有血便或脓血便排出。

5.全身症状

单纯性肠梗阻患者一般无明显的全身症状,但呕吐频繁和腹胀严重者必有脱水,血钾过低者有疲软、嗜睡、乏力和心律失常等症状。绞窄性肠梗阻患者的全身症状最显著,早期即有虚脱,很快进入休克状态。伴有腹腔感染者,腹痛持续并扩散至全腹,同时有畏寒、发热、白细胞增多等感染和毒血症表现。

六、治疗措施

肠梗阻的治疗方法取决于梗阻的原因、性质、部位、病情和患者的全身情况。但不论采取何种治疗方法,纠正肠梗阻所引起的水、电解质和酸碱平衡的失调,做胃肠减压以改善梗阻部位以上肠段的血液循环以及控制感染等皆属必要。

(一)纠正脱水、电解质丢失和酸碱平衡失调

脱水与电解质的丢失与病情及病类有关。应根据临床经验与血化验结果予以估计。一般成人症状较轻的约需补液 1 500 mL,有明显呕吐的则需补 3 000 mL,而伴周围循环虚脱和低血压时则需补液 4 000 mL 以上。若病情一时不能缓解,则尚需补给从胃肠减压及尿中排泄的量以及正常的每天需要量。当尿量排泄正常时,尚需补给钾盐。低位肠梗阻患者多因碱性肠液丢失易发酸中毒,而高位肠梗阻患者则因胃液和钾的丢失易发生碱中毒,皆应予相应的纠正。在绞窄性肠梗阻和机械性肠梗阻的晚期,可有血浆和全血的丢失,造成血液浓缩或血容量的不足,故尚应补给全血或血浆、清蛋白等,方能有效地消除循环障碍。

在制订或修改此项计划时,必须根据患者的呕吐情况,脱水体征,每小时尿量和尿比重,血钠离子、钾离子、氯离子、二氧化碳结合力,血肌酐以及血细胞压积、中心静脉压的测定结果加以调整。由于酸中毒、血浓缩,钾离子从细胞内逸出,血钾测定有时不能真实地反映细胞缺钾情况。而应进行心电图检查作为补充。补充体液和电解质、纠正酸碱平衡失调的目的在于维持机体内环境的相对稳定,保持机体的抗病能力,使患者在肠梗阻解除之前渡过难关,能在有利的条件下经受外科手术治疗。

(二)胃肠减压

通过胃肠插管减压可引出吞入的气体和滞留的液体,解除肠膨胀,避免吸入性肺炎,减轻呕吐,改善由于腹胀引起的循环和呼吸窘迫症状,在一定程度上能改善梗阻以上肠管的淤血、水肿和血液循环。少数轻型单纯性肠梗阻经有效的减压后肠腔可恢复通畅,胃肠减压可减少手术操作困难,提高手术的安全性。

减压管有两种:较短的一种是列文氏管(Levin 管),可放置在胃或十二指肠内,操作方便,对高位小肠梗阻减压有效;另一种减压管是米勒雅培管(Miller-Abbott 管),长数米,适用于较低位小肠梗阻和麻痹性肠梗阻的减压,但操作费时,放置时需要 X 线透视以确定管端的位置。结肠梗阻发生肠膨胀时,插管减压无效,常需手术减压。

(三)控制感染和毒血症

肠梗阻时间过长或发生绞窄时,肠壁和腹膜常有多种细菌感染(如大肠埃希菌、梭形芽孢杆菌、链球菌等),积极地采用以抗革兰阴性杆菌为重点的广谱抗生素静脉滴注治疗十分重要,动物实验和临床实践都证实,应用抗生素可以显著降低肠梗阻的病死率。

(四)解除梗阻恢复肠道功能

对单纯性机械性肠梗阻,尤其是早期不完全性肠梗阻,如由蛔虫、便块堵塞或炎症粘连等所致的肠梗阻可行非手术治疗。早期肠套叠、肠扭转引起的肠梗阻亦可在严密的观察下先行非手术治疗。动力性肠梗阻除非伴有外科情况,不需手术治疗。

非手术治疗除前述各项治疗外,尚可加用下列措施。

(1)油类。可用液状石蜡、生豆油或菜油 200～300 mL 分次口服或由胃肠减压管注入。适用于病情较重,体质较弱者。

(2)麻痹性肠梗阻如无外科情况可用新斯的明注射、腹部芒硝热敷等治疗。

(3)针刺足三里、中脘、天枢、内关、合谷、内庭等穴位可作为辅助治疗。

绝大多数机械性肠梗阻需做外科手术治疗,缺血性肠梗阻和绞窄性肠梗阻更宜及时手术处理。

外科手术的主要内容:①松解粘连或嵌顿性疝,整复扭转或套叠的肠管等,以消除梗阻的局部原因。②切除坏死的或有肿瘤的肠段,引流脓肿等,以清除局部病变。③肠造瘘术可解除肠膨胀,便于肠段切除,肠吻合术可绕过病变肠段,恢复肠道的通畅。

七、急救护理

肠梗阻护理要点是矫正因肠梗阻引起的全身性生理紊乱和解除梗阻而采取的相应措施,即胃肠减压,纠正水、电解质紊乱和酸碱失衡,防治感染和中毒。采用非手术疗法过程中,需严密观察病情变化。如病情不见好转或继续恶化,应及时为医师提供信息,修改治疗方案。有适应证者积极完善术前准备,尽早行手术解除梗阻,加强围术期护理。

(一)护理目标

(1)严密观察病情变化,使患者迅速进入诊断、治疗程序。

(2)维持有效的胃肠减压。

(3)减轻症状,如疼痛、腹胀、呼吸困难等。

(4)加强基础护理,增加患者的舒适感。

(5)做好水分、电解质管理。

(6)预防各种并发症,提高救治成功率。

(7)加强心理护理,增强患者战胜疾病的信心。

(8)帮助患者及家属掌握自护知识,为患者回归正常生活做准备。

(二)护理措施

1.密切观察病情变化

(1)意识及表情变化能够反映中枢神经系统血液灌注情况。意识由清醒变模糊或昏迷提示病情加重。

(2)监测患者血压、脉搏、呼吸及体温,每15～30分钟,记录尿量,观察腹痛、腹胀、呕吐、肛门排气排便情况。如果患者有口渴、尿量减少、脉率增快、脉压缩小、烦躁不安、面色苍白等表现,为早期休克征象,应加快输液速度,配合医师进行抢救。早期单纯性肠梗阻患者,全身情况无明显变化,后因呕吐,水、电解质紊乱,可出现脉搏细速、血压下降、面色苍白、眼球凹陷、皮肤弹性减退以及四肢发凉等中毒性休克征象,尤以绞窄性肠梗阻更为严重。

(3)注意有无突发的剧烈腹痛、腹胀明显加重等异常情况。若出现持续剧烈的腹痛,频繁的呕吐,非手术治疗疗效不明显,有明显的腹膜炎表现以及呕血、便血等症状,为绞窄性肠梗阻表现,应尽早配合医师行手术治疗。

(4)密切观察患者术后一般情况,应每30～60分钟测血压、脉搏1次,平稳后可根据医嘱延长测定时间。对重症患者进行心电监护,预防中毒性休克。如发现异常情况要及时通知医师,做好抢救工作。

(5)保持各引流管通畅,妥善固定,防止挤压扭曲,同时密切观察引流液的性状,如量、颜色及气味等。

2.胃肠减压的护理

(1)肠梗阻的急性期须禁食,并保持有效的胃肠减压。可吸出肠道内气体和液体,减轻腹胀,降低肠腔内压力,改善肠壁血液循环,有利于改善局部病变及全身情况。关心安慰患者,讲解胃肠减压的作用及重要性,使患者重视胃肠减压的作用。

(2)妥善固定胃管,每 2 小时抽吸 1 次,避免折曲或脱出,保持引流通畅,若引流不畅时可用等渗盐水冲洗胃管,观察引出物的色、质、量并记录。

(3)避免胃内存留大量的液体和气体,影响药物的保存和吸收。注药操作时,动作要轻柔,避免牵拉胃管引起患者不适,注射完毕,一定要夹紧胃管 2～3 小时,以利于药物吸收及进入肠道。

(4)动态观察胃肠吸出物的颜色及量。若吸出物减少及变清,肠鸣音恢复,表示梗阻正在缓解;若吸出物的量较多,有便臭味或呈血性,表示肠梗阻未解除,促使细菌繁殖或者引起肠管血液循环障碍,应及早通知医师,采取合理手术治疗。

(5)术后更应加强胃肠减压的护理。每天记录胃液量,便于医师参考补液治疗。注意胃液性质,发现有大量血性液体引出时,应及时报告医师处理。

3.体位和活动的护理

(1)非手术患者卧床休息:在血压稳定的情况下,可采取半卧位,以减轻腹痛、腹胀,并有利于呼吸。

(2)术后待生命体征平稳后采用半卧位,以利于腹腔内渗出液流向盆腔而利于吸收(盆腔内腹膜吸收能力较强),使感染局限化,减少膈下感染,减轻腹部张力,减轻切口疼痛,有利于切口愈合。有造瘘口者,应向造瘘口侧卧,以防肠内大便或肠液流出污染腹部切口或从造瘘口基底部刀口流入肠腔而致感染。护理人员应经常协助患者维持好半卧位。

(3)指导和协助患者活动:术后 6 小时血压平稳后,可在床上翻身,动作宜小且轻缓,术后第一天可协助患者坐起并拍背促进排痰。同时鼓励患者早期下床活动,有利于肠蠕动恢复,防止肠粘连,促进生理功能和体力的恢复,防止肺不张。

(4)被动、主动活动双下肢,防止下肢静脉血栓形成。瘦、弱、年老的患者要特别注意骶尾部的皮肤护理,防止因受压过久发生压疮。

4.腹痛的护理

(1)患者主诉疼痛时应立即采取相应的处理措施,如给予其舒适的体位、同情安慰患者、让患者做深呼吸等。但在明确诊断前禁用强镇痛药物。

(2)禁食,保持有效的胃肠减压。

(3)观察腹疼的部位、性质、程度、进展情况。单纯性机械性肠梗阻一般为阵发性剧烈绞痛;绞窄性肠梗阻往往为持续性腹痛伴有阵发性加重,疼痛也较剧烈;麻痹性肠梗阻腹痛往往不明显,阵发性绞痛尤为少见;结肠梗阻一般为胀痛。要观察生命体征变化,判断有无绞窄性肠梗阻及休克的发生,为治疗时机选择提供依据。

5.呕吐的观察及护理

(1)呕吐时,协助患者坐起或使其头侧向一边,及时清理呕吐物,防止窒息和引起吸入性肺炎。

(2)呕吐后用温开水漱口,保持口腔清洁,清洁颜面部,并观察记录呕吐时间、次数、性质、量等。维持口腔清洁卫生,每天口腔护理 2 次,防止口腔感染。

(3)留置胃肠减压后仍出现呕吐者,应考虑是否存在引流不畅,检查胃管是否移位或脱出,管道是否打折、扭曲,管腔是否堵塞,应及时给予相应的处理。

6.腹部体征的观察及护理

(1)评估、记录腹胀的程度,观察病情变化。观察腹部外形,每小时听诊肠鸣音 1 次,若腹胀伴有阵发性腹绞痛,肠鸣音亢进,甚至有气过水声或金属音,应严密观察。麻痹性肠梗阻时全腹膨胀显著,但不伴有肠型;闭襻性肠梗阻可以出现局部膨胀;因回盲瓣关闭,结肠梗阻可以显示腹部高度膨胀,而且往往不对称。

(2)动态观察是否有肛门排气、排便。

(3)减轻腹胀的措施有胃管引流,保持有效负压吸引,热敷或按摩腹部。如无绞窄性肠梗阻,可从胃管注入液状石蜡,每次 20～30 mL,促进排气、排便。

7.加强水、电解质管理

(1)准确记录 24 小时出入量、每小时尿量,作为调整输液量的参考指标。

(2)遵医嘱尽快补充水和电解质。护士应科学、合理地安排补液顺序。危及生命的电解质紊乱,如低钾,要优先补给。

(3)维持有效的静脉通道,必要时建立中心静脉通道。加强局部护理。

8.预防感染的护理

(1)为患者执行各项治疗、操作时严格遵守无菌技术原则。接触患者前后均用流水洗手,防止交叉感染。

(2)有引流管者,应每天更换引流袋,保持引流通畅。

(3)禁食和胃肠减压期间,应用生理盐水或漱口液进行口腔护理,每天 3 次,防止口腔炎的发生。

(4)对留置导尿管者,应用 0.1%苯扎溴铵消毒尿道口或抹洗外阴,每天 3 次。

(5)加强皮肤护理,及时擦干汗液、清理呕吐物及更换衣被。每 2 小时变换体位 1 次,按摩骨突部位,防止压疮的发生。

9.引流管的护理

(1)术后因病情需要放置腹腔引流管时,护士应明确引流管的放置位置及作用,注意引流管是否固定牢固,有无扭曲、阻塞等。

(2)术后每 30 分钟挤压 1 次引流管,保持引流管通畅,避免管腔被血块堵塞。

(3)注意观察引流液的量及性质,及时准确地向医师报告病情。

(4)在操作过程中注意无菌操作,防止逆行感染。

10.饮食护理

待胃肠功能恢复,肛门排气后,给患者少量流质饮食。肠切除者,应在肛门排气后 1～2 天才能开始进食流质饮食。进食后如无不适,逐渐过渡至半流、软质、普通饮食。给予无刺激、易消化、营养丰富及富含纤维素的食物。有造瘘口者应避免进食产气、产酸和刺激性的食物,如蛋、洋葱、芹菜、蒜或含糖高的食物,以免产生臭气。随着病情恢复,造瘘口功能逐渐健全,两周左右可进容易消化的少渣普食及含纤维素高的食物,不但可使粪便成形,便于护理,而且可以起到扩张造瘘口的作用。

11.心理护理

肠梗阻发病急,疼痛剧烈,患者一般有紧张、恐惧、焦虑等不良情绪,入院后急于得到治疗,缓解疼痛。护士应耐心安慰、解释,与家属做好沟通工作,共同鼓励、关心患者。

(1)介绍环境及负责医师、护士,协助患者适应新环境。为患者提供安静、整洁、舒适的环境,避免不良刺激。

(2)治疗操作前简单解释,操作轻柔,尽量减少引起患者恐惧的医源性因素。

(3)用浅显的语言向患者解释疾病的原因、治疗措施及手术需要的配合。

（4）对患者的感受表示理解，耐心倾听，鼓励其说出自己心中的感受，给予帮助。

（5）避免在与医师、家属充分沟通前，直接同患者谈论病情的严重性。

（三）健康教育

（1）养成良好的生活习惯，如生活起居要有规律，每天定时排便，排便时集中精力，即使无便意也要做排便动作，保持大便通畅。

（2）饱餐后不宜剧烈运动和劳动，防止发生肠扭转。

（3）定期复诊。有腹胀、腹痛等不适时，及时到医院检查。及早发现引起肠梗阻的因素，早诊断、早治疗。

（王晓燕）

第五节 小 肠 破 裂

一、概述

小肠是消化管中最长的一段肌性管道，也是消化与吸收营养物质的重要场所。人类小肠全长3～9 m，平均5～7 m，个体差异很大。其分为十二指肠、空肠和回肠三部分，十二指肠属上消化道，空肠及其以下肠段属下消化道。

各种外力的作用所致的小肠穿孔称为小肠破裂。小肠破裂在战时和平时均较常见，多见于交通事故、工矿事故、生活事故如坠落、挤压、刀伤和火器伤。小肠可因穿透性与闭合性损伤造成肠管破裂或肠系膜撕裂。小肠占满整个腹部，又无骨骼保护，因此易于受到损伤。由于小肠壁厚，血运丰富，故无论是穿孔修补或肠段切除吻合术，其成功率均较高，发生肠瘘的机会少。

二、护理评估

（一）健康史

了解患者腹部损伤的时间、地点及致伤源、伤情、就诊前的急救措施、受伤至就诊之间的病情变化，如果患者神志不清，应询问目击人员。

（二）临床表现

小肠破裂后在早期即产生明显的腹膜炎的体征，这是因为肠管破裂肠内容物溢出至腹腔所致。症状以腹痛为主，程度轻重不同，可伴有恶心及呕吐，腹部检查肠鸣音消失，腹膜刺激征明显。

小肠损伤初期一般均有轻重不等的休克症状，休克的深度除与损伤程度有关外，主要取决于内出血的多少，表现为面色苍白、烦躁不安、脉搏细速、血压下降、皮肤发冷等。若为多发性小肠损伤或肠系膜撕裂大出血，可迅速发生休克并进行性恶化。

（三）辅助检查

1.实验室检查

白细胞计数升高说明腹腔炎症；血红蛋白含量取决于内出血的程度，内出血少时变化不大。

2.X 线检查

X 线透视或摄片,检查有无气腹与肠麻痹的征象,因为一般情况下小肠内气体很少,且损伤后伤口很快被封闭,不但膈下游离气体少见,且使一部分患者早期症状隐匿。因此,阳性气腹有诊断价值,但阴性结果也不能排除小肠破裂。

3.腹部 B 超检查

对小肠及肠系膜血肿、腹水均有重要的诊断价值。

4.CT 或磁共振检查

对小肠损伤有一定诊断价值,而且可对其他脏器进行检查,有时可能发现一些未曾预料的损伤,有助于减少漏诊。

5.腹腔穿刺

腹腔穿刺有混浊的液体或胆汁色的液体说明肠破裂,穿刺液中白细胞、淀粉酶含量均升高。

（四）治疗原则

小肠破裂一旦确诊,应立即进行手术治疗。手术方式以简单修补为主。肠管损伤严重时,则应做部分小肠切除吻合术。

（五）心理、社会因素

小肠损伤大多在意外情况下突然发生,加之伤口、出血及内脏脱出的视觉刺激和对预后的担忧,患者多表现为紧张、焦虑、恐惧。应了解其患病后的心理反应,对本病的认知程度和心理承受能力,家属及亲友对其支持情况、经济承受能力等。

三、护理问题

（一）有体液不足的危险

体液不足与创伤致腹腔内出血、体液过量丢失、渗出及呕吐有关。

（二）焦虑、恐惧

焦虑、恐惧与意外创伤的刺激、疼痛、出血、内脏脱出的视觉刺激及担心疾病的预后等有关。

（三）体温过高

体温过高与腹腔内感染毒素吸收和伤口感染等因素有关。

（四）疼痛

疼痛与小肠破裂或手术有关。

（五）潜在并发症

腹腔感染、肠瘘、失血性休克。

（六）营养失调,低于机体需要量

营养失调与消化道的吸收面积减少有关。

四、护理目标

(1)患者体液平衡得到维持,生命体征稳定。

(2)患者情绪稳定,焦虑或恐惧减轻,主动配合医护工作。

(3)患者体温维持正常。

(4)患者主诉疼痛有所缓解。

(5)护士密切观察病情变化,如发现异常,及时报告医师,并配合处理。

(6)患者体重不下降。

五、护理措施

(一)一般护理

1.伤口处理

对开放性腹部损伤者,妥善处理伤口,及时止血和包扎固定。若有肠管脱出,可用消毒或清洁器皿覆盖保护后再包扎,以免肠管受压、缺血而坏死。

2.病情观察

密切观察生命体征的变化,每15分钟测定脉搏、呼吸、血压1次。重视患者的主诉,若主诉心慌、脉快、出冷汗等,及时报告医师。不注射止痛药(诊断明确者除外),以免掩盖伤情。不随意搬动伤者,以免加重病情。

3.腹部检查

每30分钟检查1次腹部体征,注意腹膜刺激征的程度和范围变化。

4.禁食和灌肠

禁食和灌肠可避免肠内容物进一步溢出,造成腹腔感染或加重病情。

5.补充液体和营养

注意纠正水、电解质及酸碱平衡失调,保证输液通畅,对伴有休克或重症腹膜炎的患者可进行中心静脉补液,这不仅可以保证及时大量的液体输入,而且有利于中心静脉压的监测,根据患者具体情况,适量补给全血、血浆或人血清蛋白,尽可能补给足够的热量和蛋白质、氨基酸及维生素等。

(二)心理护理

关心患者,加强交流,讲解相关病情、治疗方式及预后,使患者了解自己的病情,消除患者的焦虑和恐惧,保持良好的心理状态,并与其一起制订合适的应对机制,鼓励患者,增加治疗的信心。

(三)术后护理

1.妥善安置患者

麻醉清醒后取半卧位,有利于腹腔炎症的局限,改善呼吸状态。了解手术的过程,查看手术的部位,对引流管、输液管、胃管及氧气管等进行妥善固定,做好护理记录。

2.监测病情

观察患者血压、脉搏、呼吸、体温的变化。注意腹部体征的变化。适当应用止痛药,减轻患者的不适。若切口疼痛明显,应检查切口,排除感染。

3.引流管的护理

腹腔引流管保持通畅,准确记录引流液的性状及量。腹腔引流液应为少量血性液,若为绿色或褐色渣样物,应警惕腹腔内感染或肠瘘的发生。

4.饮食

继续禁食、胃肠减压,待肠功能逐渐恢复、肛门排气后,方可拔除胃肠减压管。拔除胃管当日可进清流质饮食,第2天进流质饮食,第3天进半流质饮食,逐渐过渡到普食。

5.营养支持

维持水、电解质和酸碱平衡,增加营养。维生素主要是在小肠被吸收,小肠部分切除后,要及时补充维生素 C 维生、维生素 D、维生素 K 和复合维生素 B 等维生素和微量元素钙、镁等,可经静脉、肌内注射或口服进行补充,预防贫血,促进伤口愈合。

(四)健康教育

(1)注意饮食卫生,避免暴饮暴食,进易消化食物,少食刺激性食物,避免腹部受凉和饭后剧烈活动,保持排便通畅。

(2)注意适当休息,加强锻炼,增加营养,特别是回肠切除的患者要长期定时补充维生素 B_{12} 等营养素。

(3)定期门诊随访。若有腹痛、腹胀、停止排便及伤口红、肿、热、痛等不适,应及时就诊。

(4)加强社会宣传,增进劳动保护、安全生产、安全行车、遵守交通规则等知识,避免损伤等意外的发生。

(5)普及各种急救知识,在发生意外损伤时,能进行简单的自救或急救。

(6)无论腹部损伤的轻重,都应经专业医务人员检查,以免贻误诊治。

(王晓燕)

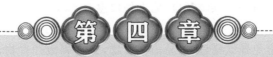

第 四 章

肝胆外科护理

第一节　肝　囊　肿

　　肝囊肿总体可分非寄生虫性和寄生虫性囊肿,非寄生虫性肝囊肿是常见的良性肿瘤,又可分为先天性、创伤性、炎症性和肿瘤性囊肿,临床以潴留性囊肿和先天肿瘤性多囊肝为多见(图4-1)。单发性肝囊肿可发生于任何年龄,女性多见,常位于肝右叶。多发性肝囊肿比单发性多见,可侵犯左、右肝叶。多发性肝囊肿约50％可合并多囊肾。此病一般没有明显的症状,体检时发现。肝囊肿一般是良性单发或多发,与胆管相通或不通。肝实质单发的大囊肿非常少见。大部分囊肿以胆管上皮,有的是实质细胞,或其他细胞内衬。右叶多发,囊肿因基膜的改变,逐步形成憩室,或小上皮细胞代谢失常、脱落、异常增殖,或局部缺血、炎症反应、间质纤维化,最终小管梗阻形成囊肿。

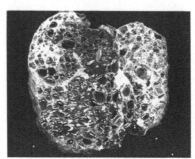

图 4-1　多囊肝

一、病因

　　肝囊肿有遗传性,特别是多囊肝有家族化倾向。肝囊肿是在胚胎时期胆管发育异常造成的。囊肿壁是由胆管上皮伴炎性增生及胆管阻塞致管腔内容滞留而逐渐形成。

　　非寄生虫性肝囊肿是指肝脏局部组织呈囊性肿大而出现肝囊肿,最常见有两种情况。

(一)潴留性肝囊肿

　　潴留性肝囊肿为肝内某个胆小管由于炎症、水肿、瘢痕或结石阻塞引起分泌增多,或胆汁潴留引起,多为单个;也可因肝钝性挫伤致中心破裂而引起。病变囊内充满血液或胆汁,包膜为纤维组织,为单发性假性囊肿。

(二)先天性肝囊肿

由于肝内胆管和淋巴管胚胎时发育障碍,或胎儿期患胆管炎,肝内小胆管闭塞,近端呈囊性扩大及肝内胆管变性,局部增生阻塞而成,多为多发。

二、病理

孤立性肝囊肿发生于右叶较左叶多1倍。囊肿大小不一,小者直径仅数毫米,大者直径达20 cm以上,囊液量由数毫升至数千毫升。囊肿呈圆形或椭圆形,囊壁光滑,多数为单房性,亦可为多房性。囊肿有完整的包膜,表面呈乳白色或灰蓝色,囊壁较薄,厚度为0.5~5.0 mm,较厚的囊壁中有较大的胆管、血管及神经。囊液多数清亮、透明,有时含有胆汁,其比重为1.010~1.022,呈中性或碱性,含有少量胆固醇、胆红素、葡萄糖、酪氨酸、胆汁、酶、清蛋白、IgG和黏蛋白,显示囊壁上皮有分泌蛋白的能力。

多囊肝的囊肿大多散布及全肝,以右叶为多见。肝脏增大变形,表面可见大小不一的灰白色囊肿,小如针尖,大如儿头。肝切面呈蜂窝状。囊壁多菲薄,内层衬以立方上皮或扁平胆管上皮,外层为胶原组织。囊液多数为无色透明或微黄色。囊肿间一般为正常肝组织,晚期可出现纤维化和胆管增生,引起肝功能损害、肝硬化和门静脉高压。

创伤性肝囊肿多发生于肝右叶,囊壁无上皮细胞内衬,系假囊肿。囊内含有血液、胆汁等混合物,合并感染时可形成脓肿。

三、护理评估

(一)临床表现

先天性肝囊肿生长缓慢,小的囊肿可无任何症状,常偶发上腹无痛性肿块、腹围增加,临床上多数是在体检B超发现,当囊肿增大到一定程度时,可因压迫邻近脏器而出现症状。

(1)肝区胀痛伴消化道症状:如食欲缺失、嗳气、恶心、呕吐、消瘦等。

(2)若囊肿增大压迫胆总管,则有黄疸。

(3)囊肿破裂可有囊内出血而出现急腹症。

(4)带蒂囊肿扭转可出现突然右上腹绞痛,肝大但无压痛,约半数患者有肾、脾、卵巢、肺等多囊性病变。

(5)囊内发生感染,则患者往往有畏寒、发热、白细胞计数升高等。

(6)体检时右上腹可触及肿块和肝大,肿块随呼吸上下移动,表面光滑,有囊性感,无明显压痛。

(二)辅助检查

(1)B超检查是首选的检查方法,是诊断肝囊肿经济、可靠而非侵入性的一种简单方法。超声波显示肝大且无回声区,二维超声可直接显示囊肿大小和部位。

(2)CT检查:可发现直径1~2 cm的肝囊肿,可帮助临床医师准确定位病变,尤其是多发性囊肿的分布状态定位,从而有利于治疗。

(3)放射性核素肝扫描:显示肝区占位性病变,边界清楚,对囊肿定位诊断有价值。

(三)治疗原则

非寄生虫性肝囊肿治疗方法包括囊肿穿刺抽液术、囊肿开窗术、囊肿引流术或囊肿切除术等。

四、护理措施

(一)术前护理

(1)术前访视:①根据患者不同情况做心理评估,通过面对面交流,采用图表、健康教育宣传册、同疾病患者现身说法等形式,向患者宣传肝囊肿的相关知识,简要介绍穿刺过程及治疗效果。②术前应详细了解患者病史,准确测量生命体征,并做好记录。③术前完善血常规、凝血功能、肝肾功能和心电图等常规检查。④向患者和家属耐心细致地做好解释工作,介绍术前准备内容、目的及必要性;术中注意事项;手术大概需要的时间;手术体位、部位,消除焦虑紧张的情绪。

(2)呼吸训练:指导患者进行有效的屏气训练,告知屏气是术中顺利进针的关键,尽量保持呼吸幅度不宜过大,以小幅度腹式呼吸为主,尽量减少膈肌的运动幅度,增加穿刺的准确性。

(3)患者术前2小时禁食水,防止术中不适引起呕吐;嘱患者术前排空膀胱。

(4)询问有无过敏史,特别是乙醇过敏史并详细记录。

(二)术中护理

(1)术前准备:术前常规超声检查肝胆脾胰肾、心电图,完善血常规、凝血酶原时间、肝功能等实验室检查;有出血倾向、严重心肝肺肾等脏器功能障碍及对酒精过敏者列为穿刺禁忌患者。患者及家属对手术知情同意并签署手术知情同意书。

(2)穿刺前测量血压,嘱患者双手抱头充分暴露穿刺区域,常规消毒皮肤。治疗前先行超声定位检查,明确囊肿部位、大小、与周围脏器和血管的关系。根据定位情况,患者取仰卧位或左侧卧位,明确皮肤穿刺点、进针角度、路径和深度,注意穿刺针经过部分正常肝组织后,再进入囊肿内部,尽量吸尽囊液,并留样做进一步生化和细胞学检查,常规送脱落细胞检查,以除外癌变。

(3)手术采用局部麻醉,患者意识清醒,护理人员要加强与患者的沟通,分散其注意力,告知如有任何不适要及时告诉医护人员。

(4)超声引导下乙醇硬化治疗肝囊肿的方法分保留法和冲洗法两种。目前,国外多采用保留法。但保留法对较大囊肿效果不佳,其原因是保留乙醇量的限制,无法达到囊壁上皮细胞硬化的乙醇浓度。通过研究发现,乙醇反复冲洗置换囊液法(冲洗法)对10 cm以上的较大肝囊肿仍有较好的疗效,治愈率高达95%,观察3年无复发病例。目前,单纯性囊肿酒精硬化治疗已成为一线治疗方法。

(5)计算并准备好硬化剂:依据囊腔大小注入99.5%乙醇,一般用量20~30 mL,注入速度以0.2~0.6 mL/s为宜,压力不可过大,防止胀痛不适以及由于压力过大导致硬化剂外溢引起肝实质及周围组织坏死、腹膜炎等并发症。操作过程中,密切观察患者生命体征,面色及表情变化,一旦出现剧烈腹痛,应立即停止操作并作相应处理。

(6)术后按压穿刺部位,注意观察患者的呼吸、脉搏、血压以及有无加剧性的疼痛等异常表现,超声观察有无内部出血。消毒穿刺部位皮肤,无菌纱布覆盖,腹带加压包扎,局部沙袋压迫。

(三)术后护理

1.常规护理

(1)回病房后,继续监测患者神志、血压、脉搏、呼吸、面色等情况,每30分钟测量血压、脉搏

1次,连续4次生命体征平稳后停测。若患者出现面色苍白、恶心、四肢湿冷、脉搏细速等出血征兆,应及时通知医师,协助医师行必要的检查和处理,观察患者有无腹痛、恶心、面色潮红、呼吸困难等并发症的发生。

(2)指导患者卧床休息,12小时内避免剧烈活动和增加腹压的动作,可以更换体位(特别提醒患者禁忌自己用力),让硬化剂与囊壁充分接触。告知患者出现轻微上腹痛感,卧床休息30分钟后可自行缓解。

(3)保持穿刺点及敷料周围皮肤清洁干燥,观察穿刺部位有无出血、渗液、红肿及感染,及时更换敷料。

(4)遵医嘱止血,抗感染治疗。

2.并发症的观察与护理

(1)出血:穿刺后肝脏出血是最危险的并发症,一般在术后4～6小时发生,主要表现为出汗、烦躁不安、面色苍白、血压下降、脉搏细速等,应立即通知医师,进行止血、抗休克、输血、输液处理。

(2)腹痛:位于肝包膜附近的囊肿,由于穿刺路径较短,穿刺无法经过脏器实质,注入的硬化剂沿穿刺针道反流及无水乙醇烧灼造成剧烈疼痛。一般疼痛持续3～5天,可自行消退,疼痛多为隐痛,均能耐受,经临床观察后未行特殊处理。告知患者出现轻微上腹痛感,卧床休息30分钟后可自行缓解。如腹痛较明显,复查超声排除出血的情况下,遵医嘱给予止痛药物。

(3)酒精中毒:患者术后如有局部发热感,面部潮红等症状,嘱患者不必紧张,是注入酒精的作用。术前询问有无乙醇过敏史,术后嘱患者多饮水,加速酒精排出,一般无须特殊处理。

五、健康教育

(1)指导患者注意休息,避免劳累,适当进行体能锻炼。

(2)饮食应高热量、高维生素、优质蛋白、低脂、易消化,忌饱餐。

(3)保持引流管处切口敷料干燥、清洁。若突然发生腹痛、高热,应及时与医师联系。

(4)随访及复查:最后一次穿刺术后,1个月及6个月行腹部超声检查。

(李宏伟)

第二节　肝　脓　肿

一、细菌性肝脓肿

当全身性细菌感染,特别是腹腔内感染时,细菌侵入肝脏,如果患者抵抗力弱,可发生细菌性肝脓肿。细菌可以从下列途径进入肝脏。①胆道:细菌沿着胆管上行,是引起细菌性肝脓肿的主要原因。包括胆石、胆囊炎、胆道蛔虫、其他原因所致胆管狭窄与阻塞等。②肝动脉:体内任何部位的化脓性病变,细菌可经肝动脉进入肝脏。如败血症、化脓性骨髓炎、痈、疖等。③门静脉:已较少见,如坏疽性阑尾炎、细菌性痢疾等,细菌可经门静脉入肝。④肝开放性损伤:细菌可直接经伤口进入肝,引起感染而形成脓肿。细菌性肝脓肿的致病菌多为大肠埃希菌、金黄色葡萄球菌、厌氧链球菌等。肝脓肿可以是单个脓肿,也可以是多个小脓肿,数个小脓肿可以融合成为一个大脓肿。

(一)护理评估

1.健康史

注意询问有无胆道感染和胆道疾病、全身其他部位的化脓性感染特别是肠道的化脓性感染、肝脏外伤病史。是否有肝脓肿病史,是否进行过系统治疗。

2.身体状况

通常继发于某种感染性先驱疾病,起病急,主要症状为骤起寒战、高热、肝区疼痛和肝大。体温可高达39℃,多表现为弛张热,伴有大汗、恶心、呕吐、食欲缺乏。肝区疼痛多为持续性钝痛或胀痛,有时可伴有右肩牵涉痛,右下胸及肝区叩击痛,增大的肝有压痛。肝前下缘比较表浅的脓肿,可有右上腹肌紧张和局部明显触痛。巨大的肝脓肿可使右季肋区呈饱满状态,甚至可见局限性隆起,局部皮肤可出现凹陷性水肿。严重时或并发胆道梗阻者,可出现黄疸。

3.心理-社会状况

细菌性肝脓肿起病急剧,症状重,如果治疗不彻底容易反复发作转为慢性,并且细菌性肝脓肿极易引起严重的全身性感染,导致感染性休克,患者产生焦虑。

4.辅助检查

(1)血液检查:化验检查白细胞计数及中性粒细胞增多,有时出现贫血。肝功能检查可出现不同程度的损害和低蛋白血症。

(2)X线胸腹部检查:右叶脓肿可见右膈肌升高,运动受限;肝影增大或局限性隆起;有时伴有反应性胸膜炎或胸腔积液。

(3)B超:在肝内可显示液平段,可明确其部位和大小,阳性诊断率在96%以上,为首选的检查方法。必要时可作CT检查。

(4)诊断性穿刺:抽出脓液即可证实本病。

(5)细菌培养:脓液细菌培养有助于明确致病菌,选择敏感的抗生素,并与阿米巴性肝脓肿相鉴别。

5.治疗要点

(1)全身支持疗法:给予充分营养,纠正水和电解质及酸碱平衡失调,必要时少量多次输血和血浆以纠正低蛋白血症,增强机体抵抗力。

(2)抗生素治疗:应使用大剂量抗生素。由于肝脓肿的致病菌以大肠埃希菌、金黄色葡萄球菌和厌氧性细菌最为常见,在未确定病原菌之前,可首选对此类细菌有效的抗生素,然后根据细菌培养和抗生素敏感试验结果选用有效的抗生素。

(3)经皮肝穿刺脓肿置管引流术:适用于单个较大的脓肿。在B超引导下进行穿刺。

(4)手术治疗:对于较大的单个脓肿,估计有穿破可能,或已经穿破胸腹腔;胆源性肝脓肿;位于肝左外叶脓肿,穿刺易污染腹腔;慢性肝脓肿,应施行经腹切开引流。病程长的慢性局限性厚壁脓肿,也可行肝叶切除或部分肝切除术。多发性小脓肿不宜行手术治疗,但对其中较大的脓肿,也可行切开引流。

(二)护理诊断及合作性问题

1.营养失调

低于机体需要量,与高代谢消耗或慢性消耗病程有关。

2.体温过高

体温过高与感染有关。

3.急性疼痛

急性疼痛与感染及脓肿内压力过高有关。

4.潜在并发症

急性腹膜炎、上消化道出血、感染性休克。

(三)护理目标

患者能维持适当营养,维持体温正常,疼痛减轻;无急性腹膜炎休克等并发症发生。

(四)护理措施

1.术前护理

(1)病情观察,配合抢救中毒性休克。

(2)高热护理:保持病室空气新鲜、通风、温湿度合适,物理降温。衣着适量,及时更换汗湿衣。

(3)维持适当营养:对于非手术治疗和术前的患者,给予高蛋白、高热量饮食,纠正水、电解质平衡失调和低蛋白血症。

(4)遵医嘱正确应用抗生素。

2.术后护理

(1)经皮肝穿刺脓肿置管引流术的术后护理:术前做术区皮肤准备,协助医师进行穿刺部位的准确定位。术后向医师询问术中情况及术后有无特殊观察和护理要求。患者返回病房后,观察引流管固定是否牢固,引流液性状,引流管道是否密闭。术后第二天或数天开始进行脓腔冲洗,冲洗液选用等渗盐水(或遵医嘱加用抗生素)。冲洗时速度缓慢,压力不宜过高,估算注入液与引出液的量。每次冲洗结束后,可遵医嘱向脓腔内注入抗生素。待到引流出或冲洗出的液体变清澈,B超检查脓腔直径小于 2 cm 即可拔管。

(2)切开引流术的术后护理:切开引流术术后护理遵循腹部手术术后护理的一般要求。除此之外,每天用生理盐水冲洗脓腔,记录引流液量,少于 10 mL 或脓腔容积小于 15 mL,即考虑拔除引流管,改凡士林纱布引流,致脓腔闭合。

3.健康指导

为了预防肝脓肿疾病的发生,应教育人们积极预防和治疗胆道疾病,及时处理身体其他部位的化脓性感染。告知患者应用抗生素和放置引流管的目的和注意事项,取得患者的信任和配合。术后患者应加强营养和提高抵抗力,定期复查。

(五)护理评价

患者是否能维持适当营养,体温是否正常;疼痛是否减轻,有无急性腹膜炎、上消化道出血、感染性休克等并发症发生。

二、阿米巴性肝脓肿

阿米巴性肝脓肿是阿米巴肠病的并发症,阿米巴原虫从结肠溃疡处经门静脉血液或淋巴管侵入肝内并发脓肿。常见于肝右叶顶部,多数为单发性。原虫产生溶组织酶,导致肝细胞坏死、液化组织和血液、渗液组成脓肿。

(一)护理评估

1.健康史

注意询问有无阿米巴痢疾病史。

2.身体状况

阿米巴性肝脓肿有着跟细菌性肝脓肿相似的表现,两者的区别详见表 4-1。

表 4-1　细菌性肝脓肿与阿米巴性肝脓肿的鉴别

鉴别要点	细菌性肝脓肿	阿米巴性肝脓肿
病史	继发于胆道感染或其他化脓性疾病	继发于阿米巴痢疾后
症状	病情急骤严重,全身中毒症状明显,有寒战、高热	起病较缓慢,病程较长,可有高热,或不规则发热、盗汗
血液化验	白细胞计数及中性粒细胞可明显增加。血液细菌培养可阳性	白细胞计数可增加,如无继发细菌感染液细菌培养阴性。血清学阿米巴抗体检查阳性
粪便检查	无特殊表现	部分患者可找到阿米巴滋养体或结肠溃面(乙状结肠镜检)黏液或刮取涂片可找阿米巴滋养体或包囊
脓液	多为黄白色脓液,涂片和培养可发现细菌	大多为棕褐色脓液,无臭味,镜检有时可到阿米巴滋养体。若无混合感染,涂片和培养无细菌
诊断性治疗	抗阿米巴药物治疗无效	抗阿米巴药物治疗有好转
脓肿	较小,常为多发性	较大,多为单发,多见于肝右叶

3.心理-社会状况

由于病程长,忍受较重的痛苦,担忧预后或经济拮据等原因,患者常有焦虑、悲伤或恐惧反应。

4.辅助检查

基本同细菌性肝脓肿。

5.治疗要点

阿米巴性肝脓肿以非手术治疗为主。应用抗阿米巴药物,加强支持疗法纠正低蛋白、贫血等,无效者穿刺置管闭式引流或手术切开引流,多可获得良好的疗效。

(二)护理诊断及合作性问题

(1)营养失调:低于机体需要量,与高代谢消耗或慢性消耗病程有关。

(2)急性疼痛:与脓肿内压力过高有关。

(3)潜在并发症:合并细菌感染。

(三)护理措施

1.非手术疗法和术前护理

(1)加强支持疗法:给予高蛋白、高热量和高维生素饮食必要时少量多次输新鲜血、补充丙种球蛋白,增强抵抗力。

(2)正确使用抗阿米巴药物,注意观察药物的不良反应。

2.术后护理

除继续做好非手术疗法护理外,重点做好引流的护理。宜用无菌水封瓶闭式引流,每天更换消毒瓶,接口处保持无菌,防止继发细菌感染。如继发细菌感染需使用抗生素。

(李宏伟)

第三节　胆 囊 结 石

一、概述

　　胆囊结石是指原发于胆囊的结石,是胆石症中最多的一种疾病。近年来随着卫生条件的改善以及饮食结构的变化,胆囊结石的发病率呈升高趋势,已高于胆管结石。胆囊结石以女性多见,男女之比为 1∶3～1∶4;其以胆固醇结石或以胆固醇为主要成分的混合性结石为主。少数结石可经胆囊管排入胆总管,大多数存留于胆囊内,且结石越聚越大,可呈多颗小米粒状,在胆囊内可存在数百粒小结石,也可呈单个巨大结石;有些终身无症状而在尸检中发现(静止性胆囊结石),大多数反复发作腹痛症状,一般小结石容易嵌入胆囊管发生阻塞引起胆绞痛症状,发生急性胆囊炎。

二、诊断

(一)症状

1.胆绞痛

　　胆绞痛是胆囊结石并发急性胆囊炎时的典型表现,多在进油腻食物后胆囊收缩,结合移位并嵌顿于胆囊颈部,胆囊压力升高后强力收缩而发生绞痛。小结石通过胆囊管或胆总管时可发生典型的胆绞痛,疼痛位于右上腹,呈阵发性,可向右肩背部放射,伴恶心、呕吐,呕吐物为胃内容物,吐后症状并不减轻。存留在胆囊内的大结石堵塞胆囊腔时并不引起典型的胆绞痛,故胆绞痛常反映结石在胆管内的移动。急性发作特别是坏疽性胆囊炎时还可出现高热、畏寒等显著的感染症状,严重病例由于炎性渗出或胆囊穿孔可引起局限性腹膜炎,从而出现腹膜刺激症状。胆囊结石一般无黄疸,但 30%的患者因伴有胆管炎或肿大的胆囊压迫胆管,肝细胞损害时也可有一过性黄疸。

2.胃肠道症状

　　大多数慢性胆囊炎患者有不同程度的胃肠道功能紊乱,表现为右上腹隐痛不适、厌油、进食后上腹饱胀感,常被误认为"胃病"。有近半数的患者早期无症状,称为静止性胆囊结石,此类患者在长期随访中仍有部分出现腹痛等症状。

(二)体征

1.一般情况

　　无症状期间患者大多一般情况良好,少数急性胆囊炎患者在发作期可有黄疸,症状重时可有感染中毒症状。

2.腹部情况

　　如无急性发作,患者腹部常无明显异常体征,部分患者右上腹可有深压痛;急性胆囊炎患者可有右上腹饱满、呼吸运动受限、右上腹触痛及肌紧张等局限性腹膜炎体征,Murphy 征阳性。有 1/3～1/2 的急性胆囊炎患者,在右上腹可扪及肿大的胆囊或由胆囊与大网膜粘连形成的炎性肿块。

(三)检查

1.化验检查

胆囊结石合并急性胆囊炎有血液白细胞升高,少数患者谷丙转氨酶也升高。

2.B超检查

B超检查简单易行,价格低廉,且不受胆囊大小、功能、胆管梗阻或结石含钙多少的影响,诊断正确率可达96%以上,是首选的检查手段。典型声像特征是胆囊腔内有强回声光团并伴声影,改变体位时光团可移动。

3.胆囊造影

能显示胆囊的大小及形态并了解胆囊收缩功能,但易受胃肠道功能、肝功能及胆囊管梗阻的影响,应用很少。

4.X线腹部

X线平片对胆囊结石的显示率为10%~15%。

5.十二指肠引流

有无胆汁可确定是否有胆囊管梗阻,胆汁中出现胆固醇结晶提示结石存在,但此项检查目前已很少用。

6.CT、MRI、ERCP、PTC

在B超不能确诊或者怀疑有肝内胆管、肝外胆管结石或胆囊结石术后多年复发又疑有胆管结石者,可酌情选用其中某一项或几项诊断方法。

(四)诊断要点

1.症状

20%~40%的胆囊结石可终生无症状,称"静止性胆囊结石"。有症状的胆囊结石的主要临床表现:进食后,特别是进油腻食物后,出现上腹部或右上腹部隐痛不适、饱胀,伴嗳气、呃逆等。

2.胆绞痛

胆囊结石的典型表现,疼痛位于上腹部或右上腹部,呈阵发性,可向肩胛部和背部放射,多伴恶心、呕吐。

3.Mirizzi综合征

持续嵌顿和压迫胆囊壶腹部和颈部的较大结石,可引起肝总管狭窄或胆囊管瘘,以及反复发作的胆囊炎、胆管炎及梗阻性黄疸,称"Mirizzi综合征"。

4.Murphy征

右上腹部局限性压痛、肌紧张,阳性。

5.B超

胆囊暗区有一个或多个强回声光团,并伴声影。

(五)鉴别诊断

1.肾绞痛

胆绞痛需与肾绞痛相鉴别,后者疼痛部位在腰部,疼痛向外生殖器放射,伴有血尿,可有尿路刺激症状。

2.胆囊非结石性疾病

胆囊良、恶性肿瘤和胆囊息肉样病变等,B超、CT等影像学检查可提供鉴别线索。

3.胆总管结石

胆总管结石可表现为高热、黄疸、腹痛,超声等影像学检查可以鉴别,但有时胆囊结石可与胆总管结石并存。

4.消化性溃疡性穿孔

多有溃疡病史,腹痛发作突然并很快波及全腹,腹壁呈板状强直,腹部 X 线平片可见膈下游离气体。较小的十二指肠穿孔,或穿孔后很快被网膜包裹,形成一个局限性炎性病灶时,易与急性胆囊炎混淆。

5.内科疾病

一些内科疾病如肾盂肾炎、右侧胸膜炎、肺炎等,亦可发生右上腹疼痛症状,若注意分析不难获得正确的诊断。

三、治疗

(一)一般治疗

饮食宜清淡,防止急性发作,对无症状的胆囊结石应定期 B 超随诊;伴急性炎症者宜进食,注意维持水、电解质平衡,并静脉应用抗生素。

(二)药物治疗

溶石疗法服用鹅去氧胆酸或熊去氧胆酸对胆固醇结石有一定溶解效果,主要用于胆固醇结石。但此种药物有肝毒性,服药时间长,反应大,价格贵,停药后结石易复发。适应证:胆囊结石直径在 2 cm 以下;结石为含钙少的 X 线能够透过的结石;胆囊管通畅;患者的肝脏功能正常,无明显的慢性腹泻史。目前多主张采取熊去氧胆酸单用或与鹅去氧胆酸合用,不主张单用鹅去氧胆酸。鹅去氧胆酸总量为 15 mg/(kg·d),分次口服。熊去氧胆酸为 8~10 mg/(kg·d),分餐后或晚餐后 2 次口服。疗程 1~2 年。

(三)手术治疗

对于无症状的静止胆囊结石,一般认为无须施行手术切除胆囊。但有下列情况时,应进行手术治疗:①胆囊造影胆囊不显影;②结石直径超过 2 cm;③并发糖尿病且在糖尿病已控制时;④老年人或有心肺功能障碍者。

腹腔镜胆囊切除术适于无上腹创伤及手术史者,无急性胆管炎、胰腺炎和腹膜炎及腹腔脓肿的患者。对并发胆总管结石的患者应同时行胆总管探查术。

1.术前准备

择期胆囊切除术后引起死亡的最常见原因是心血管疾病。这强调了详细询问病史发现心绞痛和仔细进行心电图检查注意有无心肌缺血或以往心肌梗死证据的重要性。此外还应寻找脑血管疾病特别是一过性缺血发作的症状。若病史阳性或有问题时应做非侵入性颈动脉血流检查。此时对择期胆囊切除术应当延期,按照指征在冠状动脉架桥或颈动脉重新恢复血管流通后施行。除心血管病外,引起择期胆囊切除术后第二位的死亡原因是肝脏疾病,主要是肝硬化。除术中出血外,还可发生肝功能衰竭和败血症。自从在特别挑选的患者中应用预防性措施以来,择期胆囊切除术后感染中毒性并发症的发生率已有显著下降。慢性胆囊炎患者胆汁内的细菌滋生率占10%~15%;而在急性胆囊炎消退期患者中则高达 50%。细菌菌种为肠道菌如大肠埃希菌、产气克雷伯杆菌和粪链球菌,其次也可见到产气荚膜杆菌、类杆菌和变形杆菌等。胆管内细菌的发生率随年龄而增长,故主张年龄在 60 岁以上、曾有过急性胆囊炎发作刚恢复的患者,术前应预防性使用抗生素。

2.手术治疗

对有症状胆石症已成定论的治疗是腹腔镜胆囊切除术。虽然此技术的常规应用时间尚短，但是其结果十分突出，以致仅在不能施行腹腔镜手术或手术不安全时，才选用开腹胆囊切除术，包括无法安全地进入腹腔完成气腹，或者由于腹内粘连，或者解剖异常不能安全地暴露胆囊等。外科医师在遇到胆囊和胆管解剖不清以及遇到止血或胆汁渗漏而不能满意地控制时，应当及时中转开腹。目前，中转开腹率在 5% 以下。

(四)其他治疗

体外震波碎石适用于胆囊内胆固醇结石，直径不超过 3 cm，且胆囊具收缩功能。治疗后部分患者可发生急性胆囊炎或结石碎片进入胆总管而引起胆绞痛和急性胆管炎，此外碎石后仍不能防止结石的复发。因并发症多，疗效差，现已基本不用。

四、护理措施

(一)术前护理

1.饮食

指导患者选用低脂肪、高蛋白质、高糖饮食。因为脂肪饮食可促进胆囊收缩排出胆汁，加剧疼痛。

2.术前用药

严重的胆石症发作性疼痛可使用镇痛剂和解痉剂，但应避免使用吗啡，因吗啡有收缩胆总管的作用，可加重病情。

3.病情观察

应注意观察胆石症急性发作患者的体温、脉搏、呼吸、血压、尿量及腹痛情况，及时发现有无感染性休克征兆。注意患者皮肤有无黄染及粪便颜色变化，以确定有无胆管梗阻。

(二)术后护理

1.症状观察及护理

定时监测患者生命体征的变化，注意有无血压下降、体温升高及尿量减少等全身中毒症状，及时补充液体，保持出入量平衡。

2.T 形管护理

胆总管切开放置 T 形管的目的是为了引流胆汁，使胆管减压：①T 形管应妥善固定，防止扭曲、脱落；②保持 T 形管无菌，每天更换引流袋，下地活动时引流袋应低于胆囊水平，避免胆汁回流；③观察并记录每天胆汁引流量、颜色及性质，防止胆汁淤积引起感染；④拔管：如果 T 形管引流通畅，胆汁色淡黄、清澄、无沉渣且无腹痛无发热等症状，术后 10~14 天可夹闭管道。开始每天夹闭 2~3 小时，无不适可逐渐延长时间，直至全日夹管。在此过程中要观察患者有无体温增高、腹痛、恶心、呕吐及黄疸等。经 T 形管造影显示胆管通畅后，再引流 2~3 天，以及时排出造影剂。经观察无特殊反应，可拔除 T 形管。

(三)健康指导

进少油腻、高维生素、低脂饮食。烹调方式以蒸煮为宜，少吃油炸类的食物。适当体育锻炼，提高机体抵抗力。

(李宏伟)

第四节　胆道感染

胆道感染是指胆囊和/或胆囊壁受到细菌的侵袭而发生炎症反应,胆汁中有细菌生长。胆道感染与胆石症互为因果关系。胆石症可引起胆道梗阻,梗阻可造成胆汁淤滞、细菌繁殖而致胆道感染;胆道反复感染又是胆石形成的致病因素和促发因素。胆道感染为常见疾病,按发病部位可分为胆囊炎和胆管炎。

一、胆囊炎

(一)疾病概述

1.概念

胆囊炎是指发生在胆囊的细菌性和/或化学性炎症。根据发病的缓急和病程的长短分为急性胆囊炎、慢性胆囊炎和慢性胆囊炎急性发作 3 类。约 95％的急性胆囊炎患者合并胆囊结石,称为急性胆石性胆囊炎;未合并胆囊结石者,称为急性非结石性胆囊炎。胆囊炎的发病率很高,仅次于阑尾炎。年龄多见于 35 岁以后,以 40～60 岁为高峰。女性发病率约为男性的 4 倍,肥胖者多于其他体型者。

2.病因

(1)急性胆囊炎:是外科常见急腹症,其发病率居于炎性急腹症的第二位,仅次于急性阑尾炎,女性居多。急性胆囊炎的病因复杂,胆囊结石和细菌感染是引发急性胆囊炎的两大重要因素,主要包括以下几点。①胆道阻塞:由于结石阻塞或嵌顿于胆囊管或胆囊颈,导致胆汁排出受阻,胆汁潴留,其中水分吸收而胆汁浓缩,胆汁中的胆汁酸刺激胆囊黏膜而引起水肿、炎症,甚至坏死。90％～95％的急性胆囊炎与胆石有关,在少数情况下,胰液从胰管和胆总管共同的腔道中反流,也可进入胆囊产生化学性刺激。结石亦可直接损伤受压部位的胆囊黏膜引起炎症。此外,胆囊颈或胆囊管腔的狭窄,或受到管外肿块的压迫也可以导致阻塞。胆管和胆囊颈结石嵌塞是引起急性胆囊炎重要的诱因。②细菌入侵:急性胆囊炎时胆囊胆汁的细菌培养阳性率可高达80％～90％,包括需氧菌与厌氧菌感染,其中大肠埃希菌最为常见。细菌多来源于胃肠道,致病菌通过胆道逆行、直接蔓延或经血液循环和淋巴途径入侵胆囊。结石压迫局部囊壁的静脉,使静脉回流受阻而淤血、出血,以至坏死而引起炎症。③化学性刺激:胆汁酸、逆流的胰液和溶血卵磷脂,对细胞膜有毒性作用和损伤作用。④病毒感染:乙肝病毒可以侵犯许多组织和器官,可以在胆管上皮中复制,对胆道系统有直接的侵害作用。⑤胆囊的血流灌注量不足:如休克和动脉硬化等,可引起胆囊黏膜的局灶性坏死。⑥其他:严重创伤、烧伤后、严重过敏、长期禁食或与胆囊无关的大手术等导致的内脏神经功能紊乱时发生急性胆囊炎。

(2)慢性胆囊炎:大多继发于急性胆囊炎,是急性胆囊炎反复发作的结果。有较多的病例直接由化学刺激引起。胆囊结石或有阻塞常伴有慢性胆囊炎,这些原因不去除,浓缩胆汁长期刺激可造成慢性炎症。结石和慢性胆囊炎的关系尤为密切,约 95％的慢性胆囊炎有胆石存在和反复急性发作的病史。

3.病理生理

(1)急性胆囊炎。①急性结石性胆囊炎:当结石致胆囊管梗阻时,胆汁淤积,胆囊内压力升高,胆囊肿大、黏膜充血、水肿,渗出增多;镜下可见血管扩张和炎性细胞浸润,称为急性单纯性胆囊炎。若梗阻未解除或炎症未控制,病情继续发展,病变可累及胆囊壁的全层,胆囊壁充血、水肿加重,出现瘀斑或脓苔,部分黏膜坏死脱落,甚至浆膜液有纤维素和脓性渗出物;镜下可见组织中有广泛的中性粒细胞浸润,黏膜上皮脱落,即为急性化脓性胆囊炎;还可引起胆囊积脓。若梗阻仍未解除,胆囊内压力继续升高,胆囊壁张力增高,导致血液循环障碍时,胆囊组织除上述炎性改变外,整个胆囊呈片状缺血坏死;镜下见胆囊黏膜结构消失,血管内外充满红细胞,即为急性坏疽性胆囊炎。若胆囊炎症继续加重,积脓增多,胆囊内压力增高,在胆囊壁的缺血、坏死或溃疡处极易造成穿孔,会引起胆汁性腹膜炎,穿孔部位常在颈部和底部,如胆囊坏疽穿孔发生过程较慢,周围粘连包裹,则形成胆囊周围脓肿。②急性非结石性胆囊炎:病理过程与急性结石性胆囊炎基本相同,但急性非结石性胆囊炎更容易发生胆囊坏疽和穿孔,约75%的患者发生胆囊坏疽,15%的患者出现胆囊穿孔。

(2)慢性胆囊炎:是胆囊炎症和结石的反复刺激,胆囊壁炎性细胞浸润和纤维组织增生,胆囊壁增厚,可与周围组织粘连,甚至出现胆囊萎缩,失去收缩和浓缩胆汁的功能。可分为慢性结石性胆囊炎和慢性非结石性胆囊炎两大类,前者占本病的70%~80%,后者占20%~30%。

4.临床表现

(1)急性胆囊炎的临床表现有以下几点。

症状。①腹痛:多数患者有上腹部疼痛史,表现为右上腹阵发性绞痛,常在饱餐、进食油腻食物后或夜间发作,疼痛可放射至右肩及右肩胛下。②消化道症状:患者腹痛发作时常伴恶心、呕吐、厌食等消化道症状。③发热或中毒症状:根据胆囊炎症反应程度的不同,患者可出现不同程度的体温升高和脉搏加速。

体征。①腹部压痛:早期可有右上腹压痛或叩痛。胆囊化脓坏疽时可扪及肿大的胆囊,可有不同程度和不同范围的右上腹压痛,或右季肋部叩痛,墨菲(Murphy)征常为阳性,伴有不同程度的肌紧张,如胆囊张力大时更加明显。腹式呼吸可因疼痛而减弱,常显吸气性抑制。②黄疸:10%~25%的患者可出现轻度黄疸,多见于胆囊炎症反复发作合并 Mirizzi 综合征的患者。

(2)慢性胆囊炎:临床症状常不典型,主要表现为上腹部饱胀不适、厌食油腻和嗳气等消化不良的症状以及右上腹和肩背部隐痛。多数患者曾有典型的胆绞痛病史。体检可发现右上腹胆囊区压痛或不适感,Murphy 征可呈弱阳性,如胆囊肿大,右上腹肋下可及光滑圆性肿块。在并发胆道急性感染时可有寒战、发热等。

5.辅助检查

(1)急性胆囊炎。①实验室检查:血常规检查可见血白细胞计数和中性粒细胞比例升高;部分患者可有血清胆红素、转氨酶、碱性磷酸酶和淀粉酶升高。②影像学检查:B超检查可显示胆囊肿大,胆囊壁增厚,大部分患者可见胆囊内有结石光团。^{99m}Tc-EHIDA 检查,急性胆囊炎时胆囊常不显影,但不作为常规检查。

(2)慢性胆囊炎:B超检查是慢性胆囊炎首选的辅助检查方法,可显示胆囊增大,胆囊壁增厚,胆囊腔缩小或萎缩,排空功能减退或消失,并可探知有无结石。此外,CT、MRI、口服胆囊造影、腹部 X 线平片等也是重要的检查手段。

6.主要处理原则

主要为手术治疗,手术时机和手术方式取决于患者的病情。

(1)非手术治疗,如下所述。

适应证:诊断明确、病情较轻的急性胆囊炎患者;老年人或伴有严重心血管疾病不能耐受手术的患者。在非手术治疗的基础上积极治疗各种并发症,待患者一般情况好转后再考虑择期手术治疗。作为手术前准备的一部分。

常用的非手术治疗措施:主要包括禁饮食或胃肠减压、纠正水、电解质和酸碱平衡紊乱、控制感染、使用消炎利胆及解痉止痛药物、全身支持、对症处理,还可以使用中药、针刺疗法等。在非手术治疗期间,若病情加重或出现胆囊坏疽、穿孔等并发症应及时进行手术治疗。

(2)手术治疗,如下所述。

急诊手术适应证:①发病在48~72小时以内者。②经非手术治疗无效且病情加重者。③合并胆囊穿孔、弥漫性腹膜炎、急性梗阻性化脓性胆管炎、急性坏死性胰腺炎等严重并发症者。④其余患者可根据具体情况择期手术。

手术方式。①胆囊切除术:根据病情选择开腹或腹腔镜行胆囊切除术。手术过程中遇到下列情况应同时做胆总管切开探查+T管引流术。患者有黄疸史;胆总管内扪及结石或术前B超提示肝总管、胆总管结石;胆总管扩张,直径>1 cm者;胆总管内抽出脓性胆汁或有胆色素沉淀者;患者合并有慢性复发性胰腺炎者。②胆囊造口术:目的是减压和引流胆汁。主要用于年老体弱,合并严重心、肺、肾等内脏器官功能障碍不能耐受手术的患者,或局部炎症水肿、粘连严重导致局部解剖不清者。待病情稳定、局部炎症消退后再根据患者情况决定是否行择期手术治疗。

(二)护理评估

1.术前评估

(1)健康史及相关因素。①一般情况:患者的年龄、性别、职业、居住地及饮食习惯等。②发病的病因和诱因:腹痛的病因和诱因,腹痛发生的时间,是否与饱餐、进食油腻食物及夜间睡眠改变体位有关。③腹痛的性质:是否为突发性腹痛,疼痛的性质是绞痛、隐痛、阵发性或持续性疼痛,有无放射至右肩背部或右肩胛下等。④既往史:有无胆石症、胆囊炎、胆道蛔虫病史;有无胆道手术史;有无消化性溃疡及类似疼痛发作史;有无用药史、过敏史及腹部手术史。

(2)身体评估。①全身:患者有无寒战、发热、恶心、呕吐;有无面色苍白等贫血现象;有无黏膜和皮肤黄染等;有无体重减轻;有无意识及神经系统的其他改变等。②局部:腹痛的部位是位于右上腹还是剑突下,有无全腹疼痛;有无压痛、肌紧张及反跳痛;能否触及胆囊及胆囊肿大的程度,Murphy征是否阳性等。③辅助检查:血常规检查中白细胞计数及中性粒细胞比例是否升高;血清胆红素、转氨酶、碱性磷酸酶及淀粉酶有无升高;B超是否观察到胆囊增大或结石影;^{99m}Tc-EHIDA检查胆囊是否显影;心、肺、肾等器官功能有无异常。

(3)心理-社会评估:了解患者及其家属在疾病治疗过程中的心理反应与需求,家庭及社会支持情况,心理承受程度及对治疗的期望等,引导患者正确配合疾病的治疗与护理。

2.术后评估

(1)手术中情况:了解手术的方式和手术范围,如是胆囊切除还是胆囊造口术,是开腹还是腹腔镜;术中有无行胆总管探查,术中出血量及输血、补液情况;有无留置引流管及其位置和目的。

(2)术后病情:术后生命体征及手术切口愈合情况;T管及其他引流管引流情况,包括引流液的量、颜色、性质等;对老年患者尤其要评估其呼吸及循环功能等状况。

(3)心理-社会评估:患者及其家属对术后和术后康复的认知和期望。

(三)主要护理诊断(问题)

(1)疼痛:与胆囊结石突然嵌顿、胆汁排空受阻致胆囊强烈收缩或继发胆囊感染、术后伤口疼痛有关。

(2)有体液不足的危险:与恶心、呕吐、不能进食和手术前后需要禁食有关。

(3)潜在并发症:胆囊穿孔、感染等。

(四)护理措施

1.减轻或控制疼痛

根据疼痛的程度,采取非药物或药物方法止痛。

(1)卧床休息:协助患者采取舒适体位,指导其有节律的深呼吸,达到放松和减轻疼痛的效果。

(2)合理饮食:病情较轻且决定采取非手术治疗的急性胆囊炎患者,指导其清淡饮食,忌食油腻食物;病情严重需急诊手术的患者予以禁食和胃肠减压,以减轻腹胀和腹痛。

(3)药物止痛:对诊断明确的剧烈疼痛者,可遵医嘱通过口服、注射等方式给予消炎利胆、解痉或止痛药,以缓解疼痛。

(4)控制感染:遵医嘱及时合理应用抗生素。通过控制胆囊炎症,减轻胆囊肿胀和胆囊压力达到减轻疼痛的效果。

2.维持体液平衡

对于禁食患者,根据医嘱经静脉补充足够的热量、氨基酸、维生素、水、电解质等,以维持水、电解质及酸碱平衡。对能进食、进食量不足者,指导和鼓励其进食高蛋白、高碳水化合物、高维生素和低脂饮食,以保持良好的营养状态。

3.并发症的预防和护理

(1)加强观察:严密观察患者的生命体征变化,了解腹痛的程度、性质、发作的时间、诱因及缓解的相关因素和腹部体征的变化。若腹痛进行性加重,且范围扩大,出现压痛、反跳痛、肌紧张等,同时伴有寒战、高热的症状,提示胆囊穿孔或病情加重。

(2)减轻胆囊内压力:遵医嘱应用敏感抗菌药,以有效控制感染,减轻炎性渗出,达到减少胆囊内压力、预防胆囊穿孔的目的。

(3)及时处理胆囊穿孔:一旦发生胆囊穿孔,应及时报告医师,并配合做好紧急手术的准备。

(五)护理评价

(1)患者腹痛得到缓解,能叙述自我缓解疼痛的方法。

(2)患者在禁食期间得到相应的体液补充。

(3)患者没有发生胆囊穿孔或能及时发现和处理已发生的胆囊穿孔。

(4)疾病愈合良好,无并发症发生。

(5)患者对疾病的心理压力得到及时的调适与干预。依从性较好,并对疾病的治疗和预防有一定的了解。

二、急性梗阻性化脓性胆管炎

(一)疾病概述

1.概念

急性梗阻性化脓性胆管炎又称急性重症胆管炎,是在胆道梗阻基础上并发的急性化脓性细菌感染,急性胆管炎和急性梗阻性化脓性胆管炎是同一疾病的不同发展阶段。

2.病因

(1)胆道梗阻:最常见的原因为胆道结石性梗阻。此外,胆道蛔虫、胆管狭窄、吻合口狭窄、胆管及壶腹部肿瘤等亦可引起胆道梗阻而导致急性化脓性炎症。胆道发生梗阻时,胆盐不能进入肠道,易造成细菌移位。

(2)细菌感染:胆道内细菌多来源于胃肠道,其感染途径可经十二指肠逆行进入胆道,或小肠炎症时,细菌经门静脉系统入肝到达胆道引起感染。可以是单一菌种感染,也可是两种以上的菌种感染。以大肠埃希菌、变形杆菌、克雷伯杆菌、铜绿假单胞菌等革兰阴性杆菌多见。近年来,厌氧菌及革兰阳性球菌在胆道感染中的比例有增高的趋势。

3.病理生理

急性梗阻性化脓性胆管炎的基本病理改变是胆管梗阻、肝实质及胆道系统胆汁淤滞和胆管内化脓性感染。胆管梗阻及随之而来的胆道感染造成梗阻以上胆管扩张、胆管壁黏膜肿胀,使梗阻进一步加重并趋向完全性;胆管内压力升高,胆管壁充血、水肿、炎性细胞浸润及溃疡形成,管腔内逐渐充满脓性胆汁或脓液,使胆管内压力继续升高,当胆管内压力超过3.92 kPa(40 cmH$_2$O)时,肝细胞停止分泌胆汁,胆管内脓性胆汁及细菌逆流,引起肝内胆管及肝细胞化脓性感染;若感染进一步加重,可使肝细胞发生大片坏死;胆小管破溃后形成胆小管与肝动脉或门静脉瘘,可在肝内形成多发性脓肿及胆道出血;大量细菌和毒素还可经肝静脉进入人体循环引起全身化脓性感染和多器官功能损害,甚至引起全身脓毒血症或感染性休克,严重者可导致多器官功能障碍综合征(multiple organ dysfunction syndrome,MODS)或多器官功能衰竭。

4.临床表现

多数患者有胆道疾病史,部分患者有胆道手术史。本病发病急骤,病情进展迅速,除了具有急性胆管炎的 Charcot 三联症(腹痛、寒战高热、黄疸)外,还有休克及中枢神经系统受抑制的表现,即 Reynolds 五联征。

(1)症状。①腹痛:患者常表现为突发的剑突下或右上腹持续性疼痛,可阵发性加重,并向右肩胛下及腰背部放射。腹痛及其程度可因梗阻的部位不同而有差异。肝内梗阻者疼痛较轻,肝外梗阻时症状明显。②寒战、高热:体温持续升高达 39～40 ℃或更高,呈弛张热热型。③胃肠道症状:多数患者伴恶心、呕吐,黄疸。

(2)体征。①腹部压痛或腹膜刺激征:剑突下或右上腹部可有不同程度和不同范围的压痛或腹膜刺激征,可有肝大及肝区叩痛,可扪及肿大的胆囊。②黄疸:多数患者可出现不同程度的黄疸,若仅为一侧胆管梗阻可不出现黄疸。③神志改变:主要表现为神志淡漠、烦躁、谵妄或嗜睡、神志不清,甚至昏迷,病情严重者可在短期内出现感染性休克表现。④休克表现:呼吸急促、出冷汗、脉搏细速,可达 120 次/分以上,血压在短时间内迅速下降,可出现全身发绀或皮下瘀斑。

5.辅助检查

(1)实验室检查:血常规检查可见白细胞计数升高,可超过 20×10^9/L;中性粒细胞比例明显升高;细胞质内可出现中毒颗粒;凝血酶原时间延长;血生化检查可见肝功能损害、电解质紊乱和尿素氮增高等;血气分析检查可提示血氧分压降低和代谢性酸中毒的表现。尿常规检查可发现蛋白及颗粒管型。寒战时做血培养,多有细菌生长。

(2)影像学检查:B 超是主要的辅助检查方法。B 超检查可显示肝和胆囊肿大,胆囊壁增厚。肝、内外胆管扩张及胆管内结石光团伴声影。必要时可行 CT、ERCP、MRCP、PTC 等检查,以了解梗阻部位、程度、结石大小和数量等。

6.主要处理原则

紧急手术解除胆道梗阻并引流,尽早而有效降低胆管内压力,积极控制感染和抢救患者生命。

(1)非手术治疗:既是治疗手段又是手术前准备。在严密观察下进行,若非手术治疗期间症状不能缓解或病情进一步加重,则应紧急手术治疗。主要措施包括:①禁食、持续胃肠减压及解痉止痛。②抗休克治疗:建立通畅的静脉输液通道,加快补液扩容,恢复有效循环血量;及时应用肾上腺皮质激素,必要时使用血管活性药物,纠正水、电解质酸碱平衡紊乱。③抗感染治疗:联合应用足量、有效、广谱、并对肝、肾毒性小的抗菌药物。④其他:包括吸氧、降温、支持治疗等,以保护重要内脏器官功能。⑤引流:非手术方法进行胆管减压引流,如 PTCD、经内镜鼻胆管引流术(endoscopic nasobiliary drainage,ENAD)等。

(2)手术治疗:主要目的是解除梗阻、胆道减压,挽救患者生命。手术力求简单而有效。多采用胆总管切开减压加 T 管引流术。术中注意肝内胆管是否引流通畅,以防形成多发性肝脓肿。若病情无改善,应及时手术治疗。

(二)护理评估

1.术前评估

(1)健康史及相关因素。①发病情况:是否为突然发病,有无表现为起病急、症状重、进展快的特点。②发病的病因和诱因:此次发病与饮食、活动的关系,有无肝内、外胆管结石或胆囊炎反复发作史,有无类似疼痛史等。③病情及其程度:是否表现为急性病容,有无神经精神症状,是否为短期内即出现感染性休克的表现。④既往史:有无胆道手术史;有无用药史、过敏史及腹部手术史。

(2)身体状况。①全身:生命体征(T、P、R、BP):患者是否在发病初期即出现畏寒发热,体温持续升高至39~40 ℃或更高;有无伴呼吸急促、出冷汗、脉搏细速及血压在短时间内迅速下降等;患者有无巩膜及皮肤黄染及黄染的程度;有无神志改变的表现,如神志淡漠、谵妄或嗜睡、神志不清甚至昏迷等;有无感染、中毒的表现,如全身皮肤湿冷、发绀和皮下瘀斑等。②局部:腹痛的部位、性质、程度及有无放射痛等;肝区有无压痛、叩击痛;腹膜刺激征是否为阳性;腹部有无不对称性肿大等。③辅助检查:血常规检查白细胞计数升高及中性粒细胞比例是否明显升高;细胞质内是否出现中毒颗粒;尿常规检查有无异常;凝血酶原时间有无延长;血生化检查是否提示肝功能损害、电解质紊乱、代谢性酸中毒及尿素氮增高等;血气分析检查是否提示血氧分压降低。B 超及其他影像学检查是否提示肝和胆囊肿大,肝、内外胆管扩张和结石。心、肺、肾等器官功能有无异常。

(3)心理和社会支持状况:了解患者和家属对疾病的认知、家庭经济状况、心理承受程度及对治疗的期望。

2.术后评估

(1)手术中情况:了解术中胆总管探查及解除梗阻、胆道减压、胆汁引流情况;术中患者生命体征是否平稳;肝内、外胆管结石清除及引流情况;有无多发性肝脓肿及处理情况;各种引流管放置位置和目的等。

(2)术后病情:术后生命体征及手术切口愈合情况;T 管及其他引流管引流情况等。

(3)心理-社会评估:患者及其家属对术后康复的认知和期望程度。

(三)主要护理诊断(问题)

(1)疼痛:与胆道梗阻、胆管扩张及手术后伤口疼痛有关。

(2)体液不足:与呕吐、禁食、胃肠减压及感染性休克有关。

(3)体温过高:与胆道梗阻并继发感染有关。

(4)低效性呼吸困难:与感染中毒有关。

(5)潜在并发症:胆道出血、胆瘘、多器官功能障碍或衰竭。

(四)护理措施

1.减轻或控制疼痛

根据疼痛的程度,采取非药物或药物方法止痛。

(1)卧床休息:协助患者采取舒适体位,指导其有节律的深呼吸,达到放松和减轻疼痛的效果。

(2)合理饮食:病情较轻且决定采取非手术治疗的急性胆囊炎患者,指导其清淡饮食,忌食油腻食物;病情严重需急诊手术的患者予以禁食和胃肠减压,以减轻腹胀和腹痛。

(3)解痉镇痛:对诊断明确的剧烈疼痛者,可遵医嘱通过口服、注射等方式给予消炎利胆、解痉或止痛药,以缓解疼痛。

(4)控制感染:遵医嘱及时合理应用抗生素。通过控制胆囊炎症,减轻胆囊肿胀和胆囊压力达到减轻疼痛的效果。

2.维持体液平衡

(1)加强观察:严密观察患者的生命体征和循环功能,如脉搏、血压、CVP和每小时尿量等,及时准确记录出入水量,为补液提供可靠依据。

(2)补液扩容:对于休克患者应迅速建立静脉输液通路,补液扩容,尽快恢复血容量。遵医嘱及时给予肾上腺皮质激素,必要时应用血管活性药物,以改善和保证组织器官的血流灌注及供氧。

(3)纠正水、电解质、酸碱平衡紊乱:根据病情、CVP、胃肠减压及每小时尿量等情况,确定补液的种类和输液量,合理安排输液的顺序和速度,维持水、电解质及酸碱平衡。

3.降低体温

(1)物理降温:温水擦浴、冰敷等物理方法。

(2)药物降温:在物理降温的基础上,根据病情遵医嘱通过口服、注射或其他途径给予药物降温。

(3)控制感染:遵医嘱联合应用足量有效的广谱抗生素,以有效控制感染,使体温恢复正常。

4.维持有效呼吸

(1)加强观察:密切观察患者的呼吸频率、节律和深浅度;动态监测血氧饱和度的变化,定期进行动脉血气分析检查,以了解患者的呼吸功能状况。若患者呼吸急促、血氧饱和度下降、氧分压降低,提示患者呼吸功能受损。

(2)采取合适体位:协助患者卧床休息,减少耗氧量。非休克患者取半卧位,使腹肌放松、膈肌下降,有助于改善呼吸和减轻疼痛。半卧位还可促使腹腔内炎性渗出物局限于盆腔,减轻中毒症状。休克患者应取头低足高位。

(3)禁食和胃肠减压:禁食可减少消化液的分泌,减轻腹部胀痛。通过胃肠减压,可吸出胃内容物,减少胃内积气和积液,从而达到减轻腹胀、避免膈肌抬高和改善呼吸功能的效果。

（4）解痉镇痛：对诊断明确的剧烈疼痛患者，可遵医嘱给予消炎利胆、解痉或止痛药，以缓解疼痛，利于平稳呼吸，尤其是腹式呼吸。

（5）吸入氧气：根据患者呼吸的频率、节律、深浅度及血气分析情况选择给氧的方式和确定氧气流量和浓度，如可通过鼻导管、面罩、呼吸机辅助等方法给氧，以维持患者正常的血氧饱和度及动脉血氧分压，改善缺氧症状，保证组织器官的氧气供给。

5.营养支持

（1）术前：不能进食或禁食及胃肠减压的患者，可从静脉补充能量、氨基酸、维生素、水、电解质等，以维持和改善营养状况。对凝血机制障碍的患者，遵医嘱给予维生素 K_1 肌内注射。

（2）术后：在患者恢复进食前或进食量不足时，仍需从胃肠外途径补充营养素；当患者恢复进食后，应鼓励患者从清流饮食逐步转为进食高蛋白、高碳水化合物、高维生素和低脂饮食。

6.并发症的预防和护理

（1）加强观察：包括神志、生命体征、每小时尿量、腹部体征及引流液的量、颜色、性质，同时注意血常规、电解质、血气分析和心电图等检查结果的变化。若 T 管引流液呈血性，伴腹痛、发热等症状，应考虑胆道出血；若腹腔引流液呈黄绿色胆汁样，应警惕胆瘘的可能；若患者出现神志淡漠、黄疸加深、每小时尿量减少或无尿、肝、肾功能异常、血氧分压降低或代谢性酸中毒以及凝血酶原时间延长等，提示多器官功能障碍或衰竭，应及时报告医师，并协助处理。

（2）加强腹壁切口、引流管和 T 管护理。

（3）加强支持治疗：患者发生胆瘘时，在观察并准确记录引流液的量、颜色的基础上，遵医嘱补充水、电解质及维生素，以维持水、电解质平衡；鼓励患者进食高蛋白、高碳水化合物、高维生素和低脂易消化饮食，防止因胆汁丢失影响消化吸收而造成营养障碍。

（4）维护器官功能：一旦出现多器官功能障碍或衰竭的征象，应立即与医师联系，并配合医师采取相应的急救措施。

（五）护理评价

（1）患者及时得到补液，体液代谢维持平衡。

（2）患者感染得到有效控制，体温恢复正常。

（3）患者能维持有效呼吸，没有发生低氧血症或发生后得到及时发现和纠正。

（4）患者的营养状况得到改善或维持。

（5）患者没有发生胆道出血、胆瘘及多器官功能障碍或衰竭等并发症，或发生后得到及时发现和处理。

（李宏伟）

第五节　原发性肝癌

原发性肝癌是指由肝细胞或肝内胆管上皮细胞发生的恶性肿瘤，是我国常见的恶性肿瘤之一，病死率较高，在恶性肿瘤死亡排位中占第 2 位。近年来发病率有上升趋势，肝癌的 5 年生存率很低，预后凶险。原发性肝癌的发病率有较高的地区分布性，本病多见于中年男性，男女性别之比在肝癌高发区中 3∶1～4∶1，低发区则为 1∶1～2∶1。高发区的发病年龄高峰为

40～49岁。

一、病因及发病机制

病因及发病机制尚不清楚,根据高发区的流行病学调查结果表明,下列因素与肝癌的发病关系密切。

(一)病毒性肝炎

在我国,乙型肝炎是原发性肝癌发生的最重要病因,原发性肝癌患者中1/3曾有慢性肝炎病史。肝癌患者血清中乙型肝炎标志物高达90%以上,近年来丙型肝炎与肝癌关系也逐渐引起关注。

(二)肝硬化

原发性肝癌合并肝硬化者占50%～90%,乙肝病毒持续感染与肝细胞癌有密切关系。其过程可能是乙型肝炎病毒引起肝细胞损害继而发生增生或不典型增生,从而对致癌物质敏感。在多病因参与的发病过程中可能有多种基因发生改变,最后导致癌变。

(三)黄曲霉毒素

在肝癌高发区,尤其南方以玉米为主粮的地方调查提示,肝癌流行可能与黄曲霉毒素对粮食的污染有关,其代谢产物黄曲霉毒素 B_1 有强烈致癌作用。

(四)饮水污染

某些地区的流行病学调查结果发现,饮用池塘水者与饮用井水者的肝癌发病率和病死率有明显差异,可能与池塘水的蓝绿藻产生的微囊藻毒素污染饮用水源有关。

(五)遗传因素

在高发区肝癌有时出现家族聚集现象,尤以共同生活并有血缘关系者的肝癌罹患率高。可能与肝炎病毒垂直传播有关。

(六)其他

饮酒、亚硝胺、农药、某些微量元素含量异常如铜、锌、钼等、肝吸虫等因素也被认为与肝癌有关。吸烟和肝癌的关系还待进一步明确。

二、临床表现

(一)症状

肝癌起病隐匿,早期缺乏典型症状,多在肝病随访中或体检普查中,应用血清甲胎蛋白(AFP)及 B 超检查偶然发现肝癌,此时患者既无症状,体格检查亦缺乏肿瘤本身的体征,此期称之为亚临床肝癌。一旦出现症状而来就诊者其病程大多已进入中晚期。不同阶段的肝癌,其临床表现有明显差异。

1.肝区疼痛

肝区疼痛最常见,半数以上患者呈间歇性或持续性的钝痛或胀痛,是由于肿块生长迅速、使肝包膜绷紧牵拉所致。当肿瘤侵犯膈肌时,疼痛可向右肩或右背部放射。向右后生长的肿瘤可致右腰疼痛。突然出现剧烈腹痛和腹膜刺激征提示癌结节包膜下出血或向腹腔破溃。

2.消化道症状

食欲缺乏、恶心、呕吐、腹泻、消化不良等,缺乏特异性。

3.全身症状

低热,发热与癌肿坏死物质吸收有关。此外,还有乏力、消瘦、贫血、全身衰弱等,少数患者晚期呈恶病质。这是由于癌症所致的能量消耗和代谢障碍所致。

4.转移灶症状

如肺转移可出现咳嗽、咯血;胸膜转移可引起胸痛和血性胸腔积液;癌栓栓塞肺动脉,引起肺梗死,可突然出现严重呼吸困难和胸痛;癌栓栓塞下肢静脉,可出现下肢严重水肿;骨转移和脊柱转移,可引起局部压痛或神经受压症状;颅内转移可出现相应的神经定位症状和体征。

5.伴癌综合征

癌肿本身代谢异常,癌组织对机体发生影响而引起的内分泌或代谢异常的一组综合征称之为伴癌综合征。如自发性低血糖症、红细胞增多症,其他罕见的有高脂血症、高钙血症、类癌综合征等。

(二)体征

1.肝大

进行性肝大是常见的特征性体征之一。肝质地坚硬,表面及边缘不光滑,有大小不等结节,伴不同程度的压痛。如癌肿突出于右肋弓下或剑突下,上腹可出现局部隆起或饱满。

2.脾大

脾大多见于合并肝硬化门静脉高压患者。因门静脉或脾静脉有癌栓或癌肿压迫门静脉引起。

3.腹水

腹水因合并肝硬化门静脉高压、门静脉或肝静脉癌栓所致。当癌肿表面破溃时可引起血性腹水。

4.黄疸

当癌肿浸润、破坏肝细胞时,可引起肝细胞性黄疸;当癌肿侵犯肝内胆管或压迫胆管时,可出现阻塞性黄疸。

5.转移灶相应体征

锁骨上淋巴结肿大、胸腔积液的体征,截瘫、偏瘫等。

(三)并发症

肝性脑病,上消化道出血,肝癌结节破裂出血,血性腹水,继发感染。上述并发症可由肝癌本身或并存的肝硬化引起,常为致死的原因。

三、辅助检查

(一)血清甲胎蛋白(AFP)测定

AFP是目前诊断肝细胞肝癌最特异性的标志物,是体检普查的项目之一。肝癌患者 AFP 阳性率 $70\% \sim 90\%$,诊断标准:①AFP>500 $\mu g/L$ 持续 4 周;②AFP 在 >200 $\mu g/L$ 的中等水平持续8周;③AFP由低浓度升高后不下降。

(二)影像学检查

(1)超声显像是目前肝癌筛查的首选检查之一,有助于了解占位性病变的血供。

(2)CT 在反映肝癌的大小、形态、部位、数目等方面有突出的优点,被认为是补充超声显像检查的非侵入性诊断的首选方法。

（3）肝动脉造影是肝癌诊断的重要补充方法,对直径 2 cm 以下的小肝癌的诊断较有价值。

（4）MRI 优点是除显示如 CT 那样的横截面外,还能显示矢状位、冠状位及任意切面。

(三)肝组织活检或细胞学检查

在超声或 CT 引导下活检或细针穿刺行组织学或细胞学检查,是目前确诊直径 2 cm 以下小肝癌的有效方法。缺点是易引起近边缘的肝癌破裂,有促进转移的危险。在非侵入性操作未能确诊时考虑使用。

四、诊断要点

有慢性肝炎病史,原因不明的肝区不适或疼痛,或原有肝病症状加重伴有全身不适、明显的食欲缺乏和消瘦、乏力、发热;肝进行性肿大、压痛、质地坚硬、表面和边缘不光滑。对高危人群血清 AFP 的检测及影像学检查。对既无症状也无体征的亚临床肝癌的诊断主要靠血清 AFP 的检测联合影像学检查。

五、治疗要点

早期治疗是改善肝癌预后的最主要的手段,而治疗方案的选择取决于肝癌的临床分期及患者的体质。

(一)手术治疗

首选的治疗方法,是影响肝癌预后的最主要因素,是提高生存率的关键。

(二)局部治疗

1.肝动脉化疗栓塞治疗(TACE)

TACE 为原发性肝癌非手术的首选方案,效果较好,应反复多次治疗。机制为先栓塞肿瘤远端血供,再栓塞肿瘤近端肝动脉,使肿瘤难以建立侧支循环,最终引起病灶缺血性坏死,并在动脉内灌注化疗药物。常用栓塞剂有吸收性明胶海绵和碘化油。

2.无水乙醇注射疗法(PEI)

PEI 是肿瘤直径<3 cm,结节数在 3 个以内,伴肝硬化不能手术患者的首选治疗方法。在 B 超引导下经皮肝穿刺入肿瘤内注入无水乙醇,促使肿瘤细胞脱水变性、凝固坏死。

3.物理疗法

局部高温疗法,如微波组织凝固技术、射频消融、高功率聚焦超声治疗、激光等。

(三)其他治疗方法

1.放疗

放疗在肝癌治疗中仍有一定地位。适用于肿瘤较局限,但不能手术者,常与其他治疗方法组成综合治疗。

2.化疗

化疗常用多柔比星及其衍生物、顺铂(CDDP)、氟尿嘧啶、丝裂霉素 C 和甲氨蝶呤(MTX)等。主张联合用药,单一用药疗效较差。

3.生物治疗

生物治疗常用干扰素、白细胞介素、LAK 细胞、TIL 细胞等,作为辅助治疗之一。

4.中医中药治疗

中医中药治疗用于晚期肝癌患者和肝功能严重失代偿无法耐受其他治疗者,可作为辅助治疗之一。

5.综合治疗

根据患者的具体情况,选择一种或多种治疗方法联合使用,为中晚期患者的主要治疗方法。

六、常用护理诊断

(1)疼痛(肝区痛):与肿瘤迅速增大、牵拉肝包膜有关。

(2)预感性悲哀:与获知疾病预后有关。

(3)营养失调(低于机体需要量):与肝功能严重损害、摄入量不足有关。

七、护理措施

(一)一般护理

1.休息与体位

给患者创造安静舒适的休息环境,减少各种不良刺激。协助并指导患者取舒适卧位。为患者创造安静、舒适环境,提高患者对疼痛的耐受性。

2.饮食护理

鼓励进食,给予高蛋白、适量热量、高维生素、易消化的食物,如出现肝性昏迷,禁食蛋白质。伴腹水患者,限制水钠摄入。如出现恶心、呕吐现象,做好口腔护理。在化疗过程中患者往往胃肠道反应明显,可根据其口味适当调整饮食。

3.皮肤护理

晚期肝癌患者极度消瘦,严重营养不良,因为疼痛影响,常拒绝体位变动。因此要加强翻身,皮肤按摩,如出现压疮,做好相应处理。

(二)病情观察

监测生命体征,观察有无肝区疼痛、发热、腹水、黄疸、呕血、便血、24小时尿量等,以及实验室各项血液生化和免疫学指标。观察有无转移征象。

(三)疼痛护理

晚期癌症患者大部分有中度至重度的疼痛,多为顽固性的剧痛,严重影响生存质量。通过询问病史、观察或运用评估工具来判断疼痛的部位、性质、程度。

1.三阶梯疗法

目前临床普遍推行 WTO 推荐的三阶梯疗法,其原则:①按阶梯给药,依药效的强弱顺序递增使用;②无创性给药,可选择口服给药,直肠栓剂或透皮贴剂给药等方式;③按时给药,而不是按需给药;④剂量个体化。按此疗法多数患者能满意止痛。

(1)第一阶梯:轻度癌痛,可用非阿片类镇痛药,如阿司匹林等。

(2)第二阶梯:中度癌痛及第一阶梯治疗效果不理想时,可选用弱阿片类药,如可卡因。

(3)第三阶梯:重度癌痛及第二阶梯治疗效果不理想者,选用强阿片类药,如吗啡。多采用口服缓释或控释剂型。癌痛的治疗中提倡联合用药的方法,加用一些辅助药以协同主药的疗效,减少其用量与不良反应,常用辅助药物:①弱安定药,如地西泮和艾司唑仑等;②强安定药,如氯丙嗪和氟哌利多等;③抗抑郁药,如阿米替林。

向患者说明接受治疗的效果及帮助患者正确用药,对于已掌握的规律性疼痛,在疼痛发生前使用镇痛剂。疼痛减轻或停止时应及时停药。观察止痛疗效及不良反应。

2.其他方法

(1)放松止痛法:通过全身松弛可以阻断或减轻疼痛反应。

(2)心理暗示疗法:可结合各种癌症的治疗方法,暗示患者进行自身调节,告诉患者配合治疗就一定能战胜疾病。

(3)物理止痛法:可通过刺激疼痛周围皮肤或相对应的健侧达到止痛目的。

(4)转移止痛法:让患者取舒适体位,通过回忆、冥想、听音乐、看书报等方法转移注意力,减轻疼痛反应。

(四)肝动脉栓塞化疗护理

肝动脉栓塞化疗护理是肝癌非手术治疗的首选方法,已在临床上广泛应用,是一种创伤性的非手术治疗。

1.术前护理

(1)向患者和家属解释治疗的必要性、方法、效果。

(2)评估患者的身体状况,必要时先给予支持治疗。

(3)做好各种检查,如血常规、出凝血时间、肝功能、肾功能、心电图、影像学检查等;检查股动脉和足背动脉搏动的强度。

(4)做好碘过敏试验和普鲁卡因过敏试验,如碘过敏试验阳性可用非离子型造影剂。

(5)术前 6 小时禁食禁饮。

(6)术前 0.5 小时可给予镇静剂,并测量血压。

2.术中护理

(1)准备好各种抢救用品和药物。

(2)护士应尽量陪伴在患者的身边,安慰及观察患者。

(3)注射造影剂时,应严格控制注射速度,注射完毕后应密切观察患者有无恶心、心悸、胸闷、皮疹等过敏症状,观察血压的变化。

(4)注射化疗药物后应观察患者有无恶心、呕吐,一旦出现应帮助患者头偏向一侧,备污物盘,指导患者做深呼吸,如使用的化疗药物胃肠道反应很明显,可在注入化疗药物前给予止吐药。

(5)观察患者有无腹痛,如出现轻微腹痛,可向患者解释腹痛的原因,安慰患者,转移注意力;如疼痛较剧,患者不能耐受,可给予止痛药。

3.术后护理

(1)预防穿刺部位出血:拔管后应压迫股动脉穿刺点 15 分钟,绷带包扎后,用沙袋(1~2 kg)压迫6~8 小时;保持穿刺侧肢体平伸 24 小时;术后 8 小时内,应每隔 1 小时观察穿刺部位有无出血和渗血,保持敷料的清洁干燥;一旦发现出血,应立即压迫止血,重新包扎,沙袋压迫;如为穿刺点大血肿,可用无菌注射器抽吸,24 小时后可热敷,促进其吸收。

(2)观察有无血栓形成:应检查两侧足背动脉的搏动是否对称,患者有无肢体麻木、胀痛、皮肤温度降低等,出现上述症状与体征,应立即报告医师及时采取溶栓措施。

(3)观察有无栓塞后综合征:发热、恶心、呕吐、腹痛。如体温超过 39 ℃,可物理降温,必要时用退热药。术中或术后用止吐药,可有效地预防和减轻恶心、呕吐的症状,鼓励患者进食,尽可能满足患者对食物的要求。腹痛是因肿瘤组织坏死、局部组织水肿而引起的,可逐渐缓解,如疼痛剧烈,可使用药物止痛。

(4)密切观察化疗后反应,及时检查肝、肾功能和血常规,及时治疗和抢救。补充足够的液体,鼓励患者多饮水、多排尿,必要时应用利尿剂。

(五)心理护理

肝癌患者的5个阶段的心理反应往往比其他癌症患者更为明显。要充分认识患者的心理反应,对部分出现过激行为,如绝望甚至自杀的患者,要给予正确的心理疏导;同时建立良好的护患关系,减轻患者恐惧。对于晚期患者,特别要维护其尊严,并做好临终护理。

(六)健康教育

1.疾病知识指导

原发性肝癌应以预防为主。临床证明,肝炎-肝硬化-肝癌的关系密切。因此,患病毒性肝炎的患者应及时正确治疗,防止转变为肝硬化,非乙型肝炎病毒携带者应注射乙型肝炎疫苗。加强锻炼,增强体质,注意保暖。

2.生活指导

禁食含有黄曲霉素的霉变食物,特别是发霉的花生和玉米,禁饮酒。肝癌伴有肝硬化者,特别是伴食管-胃底静脉曲张的患者,应避免粗糙饮食。

3.用药指导

在化疗过程中,应向患者做好解释工作,消除紧张心理,并介绍药物性质、毒性作用,使患者心中有数。①药物反应较重者,宜安排在睡前或饭后用药,以免影响进食。呕吐严重者应少食多餐,辅以针刺足三里、合谷、曲池等穴,对减轻胃肠道反应有一定作用。②注意防止皮肤破损,观察皮肤有无瘀斑、出血点,有无牙龈出血、鼻出血、血尿及便血等症状。③鼓励患者多饮水或强迫排尿,使尿液稀释。遵医嘱适量地服用碳酸氢钠以碱化尿液。④常选用1∶5 000高锰酸钾溶液坐浴,预防会阴部感染。

4.自我监测指导

出现右上腹不适、疼痛或包块者应尽早到医院检查。肝癌的疗效取决于早发现、早治疗,一旦确诊应尽早治疗,以手术为主的综合治疗可明显延长患者生命。观察肿瘤有无并发症和有无远处转移的表现,应警惕肝癌结节破裂、肝性脑病、消化道出血和感染等。手术后的癌肿患者应观察有无复发,定期复诊。化疗患者应定期检查肝功能、肾功能、心电图、血常规、血浆药物浓度等,及时了解脏器功能和有无药物蓄积。

（李宏伟）

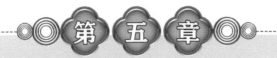

妇科护理

第一节　外阴炎及阴道炎

一、外阴炎

外阴炎是妇科常见病,是外阴部的皮肤与黏膜的炎症,可发生于任何年龄,以生育期及绝经后妇女多见。

(一)护理评估

1.健康史

(1)病因评估:外阴炎主要指外阴部的皮肤与黏膜的炎症,以大、小阴唇为多见。由于外阴与尿道、肛门、阴道邻近且暴露,同时,阴道分泌物、月经血、产后的恶露、尿液、粪便的刺激、糖尿病患者的糖尿的长期浸渍,均可引起外阴不同程度的炎症,此外,穿化纤内裤、紧身内裤、使用卫生巾使局部透气性差等,均可诱发外阴部的炎症。

(2)病史评估:评估有无外阴炎的因素存在,有无糖尿病、阴道炎病史。

2.身心状况

(1)症状:外阴瘙痒、疼痛、红、肿、灼热,性交及排尿时加重。

(2)体征:局部充血、肿胀、糜烂,常有抓痕,严重者形成溃疡或湿疹。慢性炎症者,外阴局部皮肤或黏膜增厚、粗糙、皲裂等。

(3)心理-社会状况:了解病程,了解患者对症状的反应,有无烦躁、不安等心理。

(二)护理诊断及合作性问题

(1)皮肤或黏膜完整性受损:与皮肤黏膜炎症有关。

(2)舒适改变:与外阴瘙痒、疼痛、分泌物增多有关。

(3)焦虑:与性交障碍、行动不便有关。

(三)护理目标

(1)患者皮肤与黏膜完整。

(2)患者病情缓解或好转,舒适感增加。

(3)患者情绪稳定,积极配合治疗与护理。

（四）护理措施

1.一般护理

炎症期间宜进食清淡且富含营养的食物，禁食辛辣、刺激性食物。

2.心理护理

患者常出现烦躁不安、焦虑紧张，应帮助患者树立信心，减轻心理负担，坚持治疗，讲究患者常出现烦躁不安、焦虑紧张，应帮助患者树立信心，减轻心理负担，坚持治疗，讲究卫生。

3.病情监护

积极寻找病因，消除刺激原。

4.治疗护理

（1）治疗原则：去除病因，积极治疗原发病，如阴道炎、尿瘘、粪瘘、糖尿病等。

（2）治疗配合：保持外阴清洁干燥，局部使用约 40 ℃的 1∶5 000 高锰酸钾溶液坐浴，每天 2 次，每次15～30分钟，5～10 次为 1 个疗程。如有破溃，可涂抗生素软膏或紫草油，急性期可用物理治疗。

（五）健康指导

（1）卫生宣教，指导妇女穿棉质内裤，减少分泌物刺激，对公共场所，如游泳池、公共浴室等谨慎出入，注意经期、孕期、产期及流产后的生殖道清洁，防止感染。

（2）定期妇科检查，积极参与普查与普治。

（3）指导用药方法及注意事项。

（4）加强性道德教育，纠正不良性行为。

（六）护理评价

（1）患者诉说外阴瘙痒症状减轻，舒适感增加。

（2）患者焦虑缓解或消失，掌握了卫生保健常识，能养成良好卫生习惯。

二、前庭大腺炎

细菌侵入前庭大腺腺管内致腺管充血、水肿称为前庭大腺炎。

（一）护理评估

1.健康史

（1）病因评估：前庭大腺腺管开口位于小阴唇与处女膜之间，在性交、流产、分娩或其他情况污染外阴部时，病原体易侵入引起炎症，因此，以育龄妇女多见，主要病原体为葡萄球菌、链球菌、大肠埃希菌、淋病奈瑟菌及沙眼衣原体等。急性炎症发作时，细菌先侵犯腺管，腺管口因炎症肿胀阻塞，渗出物不能排出，积存而形成脓肿，称为前庭大腺脓肿（又称巴氏腺脓肿），多发于一侧。如急性炎症消退，腺管口粘连阻塞，分泌物不能外流，脓液转清，则形成前庭大腺囊肿，多为单侧，大小不等，可持续数年不增大。患者往往无自觉症状。

（2）病史评估：了解患者有无反复的外阴感染史及卫生习惯。

2.身心状况

（1）症状：初起时局部肿胀、疼痛、烧灼感，行走不便，可伴有大小便困难等。有时可出现发热等全身症状（表 5-1）。

表 5-1　前庭大腺炎临床类型及身体状况

临床类型	身体状况
急性期	大阴唇下 1/3 处疼痛、肿胀,严重时行走受限。检查局部可见皮肤红、肿、热、压痛
	脓肿形成时,可触及波动感,脓肿直径可达 5～6 cm,可自行破溃。如破口大,引流通畅,脓液流出后炎症消退;如破口小,引流欠佳,炎症持续不退或反复发作
	可出现全身不适、发热等全身症状
慢性期	慢性期囊肿形成,患者感到外阴部有坠胀感或性交不适。检查时局部可触及囊性肿物,大小不一,有时可反复急性发作

(2)体征:外阴部皮肤红肿、压痛明显。当脓肿形成时,疼痛加剧,并可触及波动感,脓肿直径可达 5～6 cm。

(3)心理-社会状况:了解病程,了解患者对症状的反应,有无烦躁、不安等心理,患者常有因害羞或怕痛而未及时诊治的心理障碍。

(二)辅助检查

取前庭大腺开口处分泌物做细菌培养,确定病原体。

(三)护理诊断及合作性问题

(1)皮肤完整性受损:与脓肿自行破溃或手术切开引流有关。

(2)疼痛:与局部炎症刺激有关。

(四)护理目标

(1)患者皮肤保持完整。

(2)疼痛缓解或好转。

(五)护理措施

1.一般护理

急性期患者应卧床休息,饮食易消化、富含营养。

2.心理护理

患者常常烦躁不安、焦虑紧张,应尊重患者,为患者保密,以解除其忧虑,使其积极治疗,帮助其建立治愈疾病的信心和生活的勇气。

3.病情监护

观察患者的生命体征,重点观察体温变化,观察伤口愈合情况。

4.治病护理

(1)治疗原则:急性期局部热敷或坐浴,抗生素消炎治疗;脓肿形成或囊肿较大时,切开引流或行囊肿造口术,保持腺体功能,防止复发。

(2)治疗配合:急性炎症发作时,取前庭大腺开口处分泌物做细菌培养,确定病原体。根据细菌培养结果和药物敏感试验选用抗生素口服或肌内注射。脓肿形成或囊肿较大时,切开引流或行囊肿造口术,并放置引流条。术后保持局部清洁,引流条每天更换一次,外阴用 1∶5 000 氯己定棉球擦拭,每天擦洗外阴 2 次,也可用清热解毒中药热敷或坐浴,每天 2 次。

(六)健康指导

(1)向患者及家属讲解此病的病因及预防措施,指导患者注意外阴清洁卫生。

(2)告知患者及家属月经期、产褥期禁止性交;月经期应使用消毒卫生巾预防感染;术后注意事项及正确用药。告知患者相关卫生保健常识,养成良好卫生习惯。

(七)护理评价

(1)患者诉说外阴不适症状减轻,舒适感增加。

(2)患者接受医护人员指导,焦虑缓解或消失。

阴道炎是阴道黏膜及黏膜下结缔组织的炎症,是妇科常见病。正常健康妇女由于解剖结构、组织特点,阴道对病原体的侵入有自然防御功能。当各种因素导致自然防御功能降低,阴道内生态平衡遭到破坏时,病原体侵入导致阴道炎症。幼女及绝经后妇女由于雌激素缺乏,阴道上皮薄,阴道抵抗力低,比青春期及育龄期妇女更易受感染。

三、滴虫性阴道炎

滴虫性阴道炎是由阴道毛滴虫引起的最常见的阴道炎。阴道毛滴虫主要寄生于女性阴道,也可存在于尿道、尿道旁腺及膀胱。男性可存在于包皮皱襞、尿道及前列腺内。滴虫适宜生长在温度为 25～40 ℃,pH 为 5.2～6.6 的潮湿环境。月经前后,阴道内酸性减弱,接近中性,隐藏在腺体及阴道皱襞中的滴虫常得以繁殖,而发生滴虫性阴道炎。此病的传播途径有经性交的直接传播及经游泳池、浴盆、厕所、衣物、器械等途径的间接传播。

(一)护理评估

1.健康史

(1)病因评估:阴道毛滴虫呈梨形,体积为多核白细胞的 2～3 倍。滴虫顶端有 4 根鞭毛,体部有波动膜,后端尖并有轴柱凸出。活的滴虫透明无色,如水滴,鞭毛随波动膜的波动而活动(图 5-1)。阴道毛滴虫极易传播,pH 在 4.5 以下时便受到抑制甚至致死。pH 上升至 7.5 时,其繁殖可完全被抑制。在妊娠期和月经来潮前后,阴道 pH 升高,可使阴道毛滴虫的感染率和发病率升高。

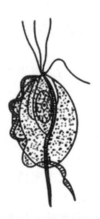

图 5-1 滴虫模式图

(2)病史评估:评估发作与月经周期的关系,既往阴道炎病史,个人卫生情况;分析感染经过;了解治疗经过。

2.身心状况

(1)症状:主要症状为白带呈稀薄泡沫状,量多及伴有外阴、阴道口瘙痒。如有其他细菌混合感染,白带可呈黄绿色、血性、脓性且有臭味。局部可有灼热、疼痛、性交痛。合并尿路感染,可有尿频、尿痛、血尿。阴道毛滴虫能吞噬精子,阻碍乳酸生成,影响精子在阴道内存活,可致不孕。

(2)体征:妇科检查时可见阴道黏膜充血,严重时有散在的出血点。有时可见阴道后穹隆处有液性或脓性泡沫状分泌物。

(3)心理-社会状况:患者常因炎症反复发作而烦恼,出现无助感。

(二)辅助检查

(1)悬滴法:在玻片上加1滴温生理盐水,自阴道后穹隆处取少许分泌物混于生理盐水中,用低倍镜检查,如有滴虫,可见其活动。阳性率可达80%～90%。取分泌物检查前24～48小时,避免性交、阴道灌洗及阴道上药。

(2)培养法:适于症状典型而悬滴法未见滴虫者,可用培养基培养,其准确率可达98%。

(三)护理诊断及合作性问题

(1)知识缺乏:缺乏对疾病传染途径的认识及缺乏阴道炎治疗的知识。

(2)舒适改变:与外阴瘙痒、分泌物增多有关。

(3)组织完整性受损:与分泌物增多、外阴瘙痒、搔抓有关。

(四)护理目标

(1)患者能说出疾病传染的途径、阴道炎的治疗与日常防护知识。

(2)患者分泌物减少.舒适度提高。保持组织完整性,无破损。

(五)护理措施

1.一般护理

注意个人卫生,保持外阴部清洁、干燥,避免搔抓外阴导致皮肤破损。

2.心理护理

解除患者因疾病带来的烦恼,减轻其对确诊后的心理压力,增强治疗疾病的信心。告知患者夫妇滴虫性阴道炎的传播途径、临床表现、治疗方法和注意事项,减轻他们的焦虑心理,同时鼓励他们积极配合治疗。

3.病情观察

观察患者的外阴瘙痒症状、阴道分泌物的量及颜色等。

4.治疗护理

(1)治疗原则:杀灭阴道毛滴虫,保持阴道的自净作用,防止复发,夫妻双方要同时治疗,切断直接传染途径。

(2)治疗配合:①局部治疗:增强阴道酸性环境,用1%乳酸溶液、0.5%醋酸溶液或1∶5 000高锰酸钾溶液冲洗阴道后,每晚睡前用甲硝唑 200 mg,置于阴道后穹隆,每天一次,10天为1个疗程。②全身治疗:甲硝唑(灭滴灵)每次200～400 mg,每天3次,口服,10天为1个疗程。③指导患者正确用药,按疗程坚持用药,注意冲洗液的浓度、温度。④观察用药后反应:甲硝唑口服后偶见胃肠道反应,如食欲缺乏、恶心、呕吐、白细胞减少、皮疹等,一旦发现,应报告医师并停药。妊娠期、哺乳期妇女应慎用,因为药能通过胎盘进入胎儿体内,并可由乳汁排泄。

(六)健康指导

(1)做好卫生宣教,积极开展普查普治,消灭传染源,严格禁止滴虫阴道炎或带虫者进入游泳池。医疗单位做好消毒隔离,防止交叉感染。治疗期间勤换内裤,内裤、坐浴及洗涤用物应煮沸消毒5～10分钟以消灭病原体,禁止性生活,避免交叉或重复感染的机会。哺乳期妇女在用药期间或用药后24小时内不宜哺乳。经期暂停坐浴、阴道冲洗及阴道用药。

(2)夫妻应双双检查,男方若查出毛滴虫,夫妻应同治,有助于提高疗效,治疗期间应禁止性生活。

(3)治愈标准:治疗后应在每次月经干净后复查1次,连续3次均为阴性,方为治愈。

(七)护理评价

(1)患者自诉外阴不适症状减轻,舒适感增加,悬滴法试验连续3个周期复查为阴性。

(2)患者正确复述预防及治疗此疾病的相关知识。

四、外阴阴道假丝酵母菌病

外阴阴道假丝酵母菌病(vulvovaginal candidiasis,VVC)也称外阴阴道念珠菌病,是一种常见的外阴、阴道炎,80%~90%的病原体为白假丝酵母菌,其发病率仅次于滴虫阴道炎。白假丝酵母菌是真菌,不耐热,加热至60 ℃,持续1小时,即可死亡;但对干燥、日光、紫外线及化学制剂的抵抗力较强。

(一)护理评估

1.健康史

(1)病因评估:念珠菌为条件致病菌,可存在口腔、肠道和阴道而不引起症状。当阴道内糖原增多、酸度增加、局部细胞免疫力下降时,念珠菌可繁殖并引起炎症,故外阴阴道假丝酵母菌病多见于孕妇、糖尿病患者及接受大量雌激素治疗者。此外,长期应用抗生素、服用类固醇皮质激素或免疫缺陷综合征等,可以改变阴道内微生物之间的相互制约关系,易发此症;紧身化纤内裤、肥胖可使会阴局部的温度及湿度增加,也易使念珠菌得以繁殖而引起感染。

(2)传播途径评估:①内源性感染为主要感染,假丝酵母菌除寄生阴道外,还可寄生于人的口腔、肠道,这些部位的假丝酵母菌可互相传染。②通过性交直接传染。③通过接触感染的衣物等间接传染。

(3)病史评估:了解有无糖尿病及长期使用抗生素、雌激素、类固醇皮质激素病史,了解个人卫生习惯及有无不洁性生活史。

2.身心状况

(1)症状:外阴、阴道奇痒,坐卧不安,痛苦异常,可伴有尿痛、尿频、性交痛。阴道分泌物为干酪样或豆渣样。

(2)体征:妇科检查见小阴唇内侧、阴道黏膜红肿并附着白色块状薄膜,容易剥离,下面为糜烂及溃疡。

(3)心理-社会状况:患者常因外阴瘙痒痛苦不堪,由于影响休息与睡眠,产生忧虑与烦躁,评估患者心理障碍及影响疾病治疗的原因。

3.辅助检查

(1)悬滴法:在玻片上加1滴温生理盐水,自阴道后穹隆处取少许分泌物混于生理盐水中,用低倍镜检查,若找到白假丝酵母菌的芽孢和假菌丝即可确诊。

(2)培养法:适于症状典型而悬滴法未见白假丝酵母菌者,可用培养基培养。

(二)护理诊断及合作性问题

1.焦虑

焦虑与易复发,影响休息与睡眠有关。

2.组织完整性受损

组织完整性受损与分泌物增多、外阴瘙痒、搔抓有关。

(三)护理目标

(1)患者情绪稳定,积极配合治疗与护理。

(2)患者病情改善,舒适度提高。

(3)保持组织完整性,组织无破损。

(四)护理措施

1.一般护理

注意个人卫生,保持外阴部清洁、干燥,避免搔抓外阴以免皮肤破损。

2.心理护理

向患者讲解外阴阴道假丝酵母菌病的病因、治疗方法和注意事项等,消除患者的顾虑和焦虑心理,使其积极配合治疗。

3.病情观察

观察患者的外阴瘙痒症状、阴道分泌物的量及颜色等。

4.治疗护理

(1)治疗原则:消除诱因,改变阴道酸碱度,根据患者情况选择局部或全身应用抗真菌药杀灭致病菌。

(2)用药护理:①局部治疗,用2%～4%碳酸氢钠溶液冲洗阴道或坐浴,再选用制霉菌素栓剂、克霉唑栓剂、咪康唑栓剂等置于阴道内,一般7～10天为1个疗程。②全身用药,若局部用药效果较差或病情顽固者,可选用伊曲康唑、氟康唑、酮康唑等口服。③用药注意,孕妇要积极治疗,否则阴道分娩时新生儿易感染发生鹅口疮。妊娠期坚持局部治疗,禁用口服唑类药物。勤换内裤,内裤、坐浴及洗涤用物应煮沸消毒5～10分钟以消灭病原体,避免交叉和重复感染的机会。④用药护理,嘱阴道灌洗或坐浴应注意药液浓度和治疗时间,灌洗药物要充分溶化,温度一般为40 ℃,切忌过烫,以免烫伤皮肤。

(五)健康指导

(1)做好卫生宣教,养成良好的卫生习惯,每天洗外阴、换内裤。切忌搔抓。

(2)约15%的男性与女性患者接触后患有龟头炎,对有症状男性也应进行检查与治疗。

(3)鼓励患者坚持用药,不随意中断疗程。

(4)嘱积极治疗糖尿病等疾病,正确使用抗生素、雌激素,以免诱发外阴阴道假丝酵母菌病。

(六)护理评价

(1)患者分泌物减少,性状转为正常,舒适感增加。

(2)患者正确复述预防及治疗此疾病的相关知识,做到积极配合并坚持治疗。

五、萎缩性阴道炎

萎缩性阴道炎属非特异性阴道炎,常见于绝经后及卵巢切除后或盆腔放疗者。绝经后的萎缩性阴道炎又称老年性阴道炎。

(一)护理评估

1.健康史

(1)病因评估:①妇女绝经后;②手术切除卵巢;③产后闭经;④药物假绝经治疗;⑤盆腔放疗

后等。由于雌激素水平降低,阴道上皮萎缩变薄,上皮细胞内糖原减少,阴道内 pH 增高,阴道自净作用减弱,局部抵抗力降低,致病菌入侵后易繁殖引起炎症。

(2)病史评估:了解有无糖尿病及长期使用抗生素、雌激素、类固醇皮质激素病史;了解个人卫生习惯及有无不洁性生活史;了解有无进行盆腔放疗等。

2.身心状况

(1)症状:白带增多,多为黄水状,严重感染时可呈脓性,有臭味。黏膜有浅表溃疡时,分泌物可为血性,有的患者可有点滴出血,可伴有外阴瘙痒、灼热、尿频、尿痛、尿失禁等症状。

(2)体征:妇科检查可见阴道皱襞消失,上皮菲薄,黏膜出血,表面可有小出血点或片状出血点;严重时可形成浅表溃疡,阴道弹性消失、狭窄,慢性炎症、溃疡还可引起阴道粘连,导致阴道闭锁。

(3)心理-社会状况:老年人常因思想比较保守,不愿就医而出现无助感。其他患者常因知识缺乏而病急乱投医,因此,应注意评估影响患者不愿就医的因素及家庭支持系统。

3.辅助检查

取分泌物检查,悬滴法排除滴虫性阴道炎和外阴阴道假丝酵母菌病;有血性分泌物时,常需做宫颈刮片或分段诊刮排除宫颈癌和子宫内膜癌。

(二)护理诊断及合作性问题

(1)舒适改变:与外阴瘙痒、疼痛、分泌物增多有关。

(2)知识缺乏:与缺乏绝经后妇女预防保健知识有关。

(3)有感染的危险:与局部分泌物增多、破溃有关。

(三)护理目标

(1)患者分泌物减少,性状转为正常,舒适感增加。

(2)患者正确复述预防及治疗此疾病的相关知识,做到积极配合并坚持治疗。

(3)患者无感染发生或感染被及时发现和控制,体温、血常规正常。

(四)护理措施

1.一般护理

嘱患者保持外阴清洁,勤换内裤。穿棉织内裤,减少刺激等。

2.心理护理

使患者了解老年性阴道炎的病因和治疗方法,减轻其焦虑;对卵巢切除、放疗者给予心理安慰与相关医学知识解释,增强其治疗疾病的信心;解释雌激素替代疗法可缓解症状,帮助其建立治愈疾病的信心。

3.病情观察

观察白带性状、量、气味,有无外阴瘙痒、灼热及膀胱刺激症状等。

4.治疗护理

(1)治疗原则:增强阴道黏膜的抵抗力,抑制细菌生长繁殖。

(2)治疗配合:①增加阴道酸度,用 0.5% 醋酸或 1% 乳酸溶液冲洗阴道,每天 1 次。阴道冲洗后,将甲硝唑 200 mg 或氧氟沙星 200 mg,放入阴道深部,每天 1 次,7～10 天为 1 个疗程。②增加阴道抵抗力,针对病因给予雌激素制剂,可局部用药,也可全身用药。将己烯雌酚 0.125～0.250 mg,每晚放入阴道深部,4 天为 1 个疗程。③全身用药,可口服尼尔雌醇,首次 4 mg,以后每 2～4 周 1 次,每晚 2 mg,维持 2～3 个月。

（五）健康指导

（1）对围绝经期、老年妇女进行健康教育，使其掌握预防老年性阴道炎的措施及技巧。

（2）指导患者及其家属阴道灌洗、上药的方法和注意事项。用药前洗净双手及会阴，减少感染的机会。自己用药有困难者，指导其家属协助用药或由医务人员帮助使用。

（3）告知使用雌激素治疗可出现的症状，嘱乳癌或子宫内膜癌患者慎用雌激素制剂。

（六）护理评价

（1）患者分泌物减少，性状转为正常，舒适感增加。

（2）患者正确复述预防及治疗此疾病的相关知识，做到积极配合并坚持治疗。

（崔晓燕）

第二节　子宫颈炎

子宫颈炎是指子宫颈发生的急性/慢性炎症。子宫颈炎是妇科常见疾病之一，包括宫颈阴道部炎症及宫颈管黏膜炎症。临床上分为急性子宫颈炎和慢性子宫颈炎。临床多见的子宫颈炎是急性子宫颈管黏膜炎，若急性子宫颈炎未经及时诊治或病原体持续存在，可导致慢性子宫颈炎症。

由于宫颈管黏膜上皮为单层柱状上皮，抗感染能力较差，当遇到多种病原体侵袭、物理化学因素刺激、机械性子宫颈损伤、子宫颈异物等，引起子宫颈局部充血、水肿，上皮变性、坏死，黏膜、黏膜下组织、腺体周围大量中性粒细胞浸润，或子宫颈间质内有大量淋巴细胞、浆细胞等慢性炎细胞浸润，可伴有子宫颈腺上皮及间质增生和鳞状上皮化生。因子宫颈阴道部鳞状上皮与阴道鳞状上皮相延续，亦可由阴道炎症引起宫颈阴道部炎症。

病原体种类：①性传播疾病的病原体主要是淋病奈瑟菌及沙眼衣原体。②内源性病原体，与细菌性阴道病病原体、生殖道支原体感染有关。

一、护理评估

（一）健康史

1.一般资料

年龄、月经史、婚育史，是否处在妊娠期。

2.既往疾病史

详细了解有无阴道炎、性传播疾病及子宫颈炎症的病史，包括发病时间、病程经过、治疗方法及效果。

3.既往手术史

详细询问分娩手术史，了解阴道分娩时有无宫颈裂伤；是否做过妇科阴道手术操作及有无宫颈损伤、感染史。

4.个人生活史

了解个人卫生习惯，分析可能的感染途径。

（二）生理状况

1.症状

（1）急性子宫颈炎：阴道分泌物增多，呈黏液脓性，阴道分泌物的刺激可引起外阴瘙痒及灼热感；可出现月经间期出血、性交后出血等症状；常伴有尿道症状，如尿急、尿频、尿痛。

（2）慢性子宫颈炎：患者多无症状，少数患者可有阴道分泌物增多，呈淡黄色或脓性，偶有接触性出血、月经间期出血，偶有分泌物刺激引起外阴瘙痒或不适。

2.体征

（1）急性子宫颈炎：检查见脓性或黏液性分泌物从子宫颈管流出；用棉拭子擦拭子宫颈管时，容易诱发子宫颈管内出血。

（2）慢性子宫颈炎：检查可见宫颈呈糜烂样改变，或有黄色分泌物覆盖子宫颈口或从宫颈管流出，也可见子宫颈息肉或子宫颈肥大。

3.辅助检查

（1）实验室检查：分泌物涂片做革兰染色，中性粒细胞＞30/高倍视野；阴道分泌物湿片检查白细胞＞10/高倍视野；做淋菌奈瑟菌及沙眼衣原体检测，以明确病原体。

（2）宫腔镜检查：镜下可见血管充血，宫颈黏膜及黏膜下组织、腺体周围大量中性粒细胞浸润，腺腔内可见脓性分泌物。

（3）宫颈细胞学检查：宫颈刮片、宫颈管吸片，与宫颈上皮瘤样病变或早期宫颈癌相鉴别。

（4）阴道镜及活组织检查：必要时进行，以明确诊断。

（三）高危因素

（1）性传播疾病，年龄＜25岁，多位性伴侣或新性伴侣且为无保护性交。

（2）细菌性阴道病。

（3）分娩、流产或手术致子宫颈损伤。

（4）卫生不良或雌激素缺乏，局部抗感染能力差。

（四）心理-社会因素

1.对健康问题的感受

是否存在因无明显症状，而不重视或延误治疗。

2.对疾病的反应

是否因病变在宫颈，又涉及生殖器官与性，而不愿及时就诊；或因阴道分泌物增多引起不适；或治疗效果不明显而烦躁不安；或遇有白带带血或接触性出血时，担心疾病的严重程度，疑有癌变而恐惧、焦虑。

3.家庭、社会及经济状况

家人对患者是否关心；家庭经济状况及是否有医疗保险。

二、护理诊断

（一）皮肤完整性受损

皮肤完整性受损与宫颈上皮糜烂及炎性刺激有关。

（二）舒适的改变

舒适的改变与白带增多有关。

(三)焦虑

焦虑与害怕宫颈癌有关。

三、护理措施

(一)症状护理

1.阴道分泌物增多

观察阴道分泌物颜色、性状、气味及量,选择合适的药液进行阴道冲洗。在不清楚种类时,不可滥用冲洗液,指导患者勤换会阴垫及内裤,保持外阴清洁干燥。

2.外阴瘙痒与灼痛

嘱患者尽量避免搔抓,防止外阴部皮肤破损,减少活动,避免摩擦外阴。

(二)用药护理

药物治疗主要用于急性子宫颈炎。

1.遵医嘱用药

(1)经验性抗生素治疗:在未获得病原体检测结果前,采用针对衣原体的经验性抗生素治疗,阿奇霉素 1 g,单次顿服,或多西环素 100 mg,每天 2 次,连服 7 天。

(2)针对病原体的抗生素治疗:临床上除选用抗淋病奈瑟菌的药物外,同时应用抗衣原体感染的药物。对于单纯急性淋病奈瑟菌性子宫颈炎,常用药物有头孢菌素,如头孢曲松钠 250 mg,单次肌内注射,或头孢克肟 400 mg,单次口服等;对沙眼衣原体所致子宫颈炎,治疗药物有四环素类,如多西环素 100 mg,每天 2 次,连服 7 天。

2.用药观察

注意观察药物的不良反应,若出现不良反应,立即停药并通知医师。

3.用药注意事项

注意药物的半衰期及有效作用时间;注意药物的配伍禁忌;抗生素应现配现用。

4.用药指导

若病原体为沙眼衣原体及淋病奈瑟菌,应对性伴侣进行相应的检查和治疗。

(三)物理治疗及手术治疗的护理

1.宫颈糜烂样改变

若为无症状的生理性柱状上皮异位,无须处理;对伴有分泌物增多、乳头状增生或接触性出血,可给予局部物理治疗,包括激光、冷冻、微波等,也可以给予中药作为物理治疗前后的辅助治疗。

2.慢性子宫颈黏膜炎

针对病因给予治疗,若病原体不清可试用物理治疗,方法同上。

3.子宫颈息肉

配合医师行息肉摘除术。

4.子宫颈肥大

一般无须治疗。

(四)心理护理

(1)加强疾病知识宣传,引导患者正确认识疾病,以及时就诊,接受规范治疗。

(2)向患者解释疾病与健康的问题,鼓励患者表达自己的想法。对病程长、迁延不愈的患者,给予关心和耐心解说,告知疾病的过程及防治措施;对病理检查发现宫颈上皮有异常增生的病例,告知通过密切监测,坚持治疗,可阻断癌变途径,以缓解焦虑心理,增加治疗的信心。

(3)与家属沟通,让其多关心患者,支持患者,坚持治疗,促进康复。

四、健康指导

(一)讲解疾病知识

向患者讲解子宫颈炎的疾病知识,告知及时就诊和规范治疗的重要性。

(二)个人卫生指导

嘱患者保持外阴清洁,每天清洗外阴 2 次,养成良好的卫生习惯,尤其是经期、孕产期及产褥期卫生,避免感染发生。

(三)随访指导

告知患者,物理治疗后有分泌物增多,甚至有多量水样排液,在术后 1～2 周脱痂时可有少量出血,是创面愈合的过程,不必应诊;如出血量多于月经量则需到医院就诊处理;在物理治疗后 2 个月内禁止性生活、盆浴和阴道冲洗;治疗后经过 2 个月经周期,于月经干净后 3～7 天来院复查,评价治疗效果,效果欠佳者可进行第二次治疗。

(四)体检指导

坚持每 1～2 年做 1 次体检,以及早发现异常,以及早治疗。

五、注意事项

(1)治疗前,应常规做宫颈刮片行细胞学检查。

(2)在急性生殖器炎症期不做物理治疗。

(3)治疗时间应选在月经干净后 3～7 天内进行。

(4)物理治疗后可出现阴道分泌物增多,甚至有大量水样排液,在术后 1～2 周脱痂时可有少许出血。

(5)应告知患者,创面完全愈合时间为 4～8 周,期间禁盆浴、性交和阴道冲洗。

(6)物理治疗有引起术后出血、宫颈管狭窄、感染的可能,应定期复查,观察创面愈合情况直到痊愈,同时检查有无宫颈管狭窄。

(崔晓燕)

第三节 盆腔炎性疾病

盆腔炎性疾病(PID)是指女性上生殖道的一组炎性疾病,主要包括子宫内膜炎、输卵管炎、输卵管卵巢脓肿、盆腔腹膜炎。最常见的是输卵管炎及输卵管卵巢脓肿。

女性生殖系统具有比较完善的自然防御功能,当自然防御功能遭到破坏,或机体免疫力降低、内分泌发生变化或外源性病原体入侵而导致子宫内膜、输卵管、卵巢、盆腔腹膜、盆腔结缔组织发生炎症。感染严重时,可累及周围器官和组织,当病原体毒性强、数量多、患者抵抗力低时,常发生败血症及脓毒血症,若未得到及时治疗可能发生盆腔炎性疾病后遗症。

一、护理评估

(一)健康史

(1)了解既往疾病史、用药史、月经史及药物过敏史。

(2)了解流产、分娩的时间、经过及处理。

(3)了解本次患病的起病时间、症状、疼痛性质、部位、有无全身症状。

(二)生理状况

1.症状

(1)轻者无症状或症状轻微不易被发现,常表现为持续性下腹痛,活动或性交后加重;发热、阴道分泌物增多等。

(2)重者可表现为寒战、高热、头痛、食欲减退;月经期发病者可表现为经量增多、经期延长;腹膜炎者出现消化道症状,如恶心、呕吐、腹胀等;若脓肿形成,可有下腹包块及局部刺激症状。

2.体征

(1)急性面容、体温升高、心率加快。

(2)下腹部压痛、反跳痛及肌紧张。

(3)检查见阴道充血;大量脓性臭味分泌物从宫颈口外流;穹隆有明显触痛;宫颈充血、水肿、举痛明显;子宫体增大有压痛且活动受限;一侧或双侧附件增厚,有包块,压痛。

3.辅助检查

(1)实验室检查:宫颈黏液脓性分泌物,或阴道分泌物0.9％氯化钠溶液湿片中见到大量白细胞;红细胞沉降率升高;血C反应蛋白升高;宫颈分泌物培养或革兰染色涂片淋病奈瑟菌阳性或沙眼衣原体阳性。

(2)阴道超声检查:显示输卵管增粗,输卵管积液,伴或不伴有盆腔积液、输卵管卵巢肿块。

(3)腹腔镜检查:输卵管表面明显充血;输卵管壁水肿;输卵管伞端或浆膜面有脓性渗透物。

(4)子宫内膜活组织检查证实子宫内膜炎。

(三)高危因素

1.年龄

盆腔炎性疾病高发年龄为15～25岁。

2.性活动及性卫生

初次性交年龄小、有多个性伴侣、性交过频及性伴侣有性传播疾病;有使用不洁的月经垫、经期性交等。

3.下生殖道感染

性传播疾病,如淋病奈瑟菌性宫颈炎、衣原体性宫颈炎及细菌性阴道病。

4.子宫腔内手术操作后感染

刮宫术、输卵管通液术、子宫输卵管造影术、宫腔镜检查、人工流产、放置宫内节育器等手术时,消毒不严格或术前适应证选择不当,导致感染。

5.邻近器官炎症直接蔓延

如阑尾炎、腹膜炎等蔓延至盆腔。

6.复发

盆腔炎性疾病再次发作。

(四)心理-社会因素

1.对健康问题的感受

是否存在因无明显症状或症状轻,而不重视致延误治疗。

2.对疾病的反应

是否由于慢性疾病过程长,患者思想压力大而产生焦虑、烦躁情绪;若病情严重,则担心预后,患者往往有恐惧、无助感。

3.家庭、社会及经济状况

是否存在因炎症反复发作,严重影响妇女生殖健康甚至导致不孕,且增加家庭与社会经济负担。

二、护理诊断

(一)疼痛

疼痛与感染症状有关。

(二)体温过高

体温过高与盆腔急性炎症有关。

(三)睡眠形态紊乱

睡眠形态紊乱与疼痛或心理障碍有关。

(四)焦虑

焦虑与病程长治疗效果不明显或不孕有关。

(五)知识缺乏

缺乏经期卫生知识。

三、护理措施

(一)症状护理

1.密切观察

分泌物增多,观察阴道分泌物颜色、性状、气味及量,选择合适的药液进行阴道冲洗。在不清楚阴道炎的种类时,不可滥用冲洗液,指导患者勤换会阴垫及内裤,保持外阴清洁干燥。

2.支持疗法

卧床休息,取半卧位,有利于脓液积聚于直肠子宫陷凹,使炎症局限;给高热量、高蛋白、高维生素饮食或半流质饮食,以及时补充丢失的液体;对出现高热的患者,采取物理降温,出汗时及时更衣,保持身体清洁舒服;若患者腹胀严重,应行胃肠减压。

3.症状观察

密切监测生命体征,测体温、脉搏、呼吸、血压,每 4 小时 1 次;物理降温后 30 分钟测体温,以观察降温效果。若患者突然出现腹痛加剧,寒战、高热、恶心、呕吐、腹胀,应立即报告医师,同时做好剖腹探查的准备。

(二)用药护理

1.门诊治疗

指导患者遵医嘱用药,了解用药方案并告知注意事项。常用方案:头孢西丁钠 2 g,单次肌内注射,同时口服丙磺舒 1 g,然后改为多西环素 100 mg,每天 2 次,连服 14 天,可同时加服甲硝唑

400 mg,每天 2~3 次,连服 14 天;或选用其他第三代头孢菌素与多西环素、甲硝唑合用。

2.住院治疗

严格遵医嘱用药,了解用药方案并密切观察用药反应。

(1)头孢霉素类或头孢菌素类药物:头孢西丁钠 2 g,静脉滴注,每 6 小时 1 次。头孢替坦二钠 2 g,静脉滴注,每 12 小时 1 次。加多西环素 100 mg,每 12 小时 1 次,静脉输注或口服。对不能耐受多西环素者,可用阿奇霉素替代,每次 500 mg,每天 1 次,连用 3 天。对输卵管卵巢脓肿患者,可加用克林霉素或甲硝唑。

(2)克林霉素与氨基糖苷类药物联合方案:克林霉素 900 mg,每 8 小时 1 次,静脉滴注;庆大霉素先给予负荷量(2 mg/kg),然后予维持量(1.5 mg/kg),每 8 小时 1 次,静脉滴注;临床症状、体征改善后继续静脉应用 24~48 小时,克林霉素改口服,每次 450 mg,1 天 4 次,连用 14 天;或多西环素 100 mg,每 12 小时 1 次,连续用药 14 天。

3.观察药物疗效

若用药后 48~72 小时,体温持续不降,患者症状加重,应及时报告医师处理。

4.中药治疗

主要为活血化瘀、清热解毒药物。可遵医嘱指导服中药或用中药外敷腹部,若需进行中药保留灌肠,按保留灌肠操作规程完成。

(三)手术护理

1.药物治疗无效

经药物治疗 48~72 小时,体温持续不降,患者中毒症状加重或包块增大者。

2.脓肿持续存在

经药物治疗病情好转,继续控制炎症数天(2~3 周),包块仍未消失但已局限化。

3.脓肿破裂

突然腹痛加剧,寒战、高热、恶心、呕吐、腹胀,检查腹部拒按或有中毒性休克表现。

(四)心理护理

(1)关心患者,倾听患者诉说,鼓励患者表达内心感受,通过与患者进行交流,建立良好的护患关系,尽可能满足患者的合理需求。

(2)加强疾病知识宣传,解除患者思想顾虑,增加其对治疗的信心。

(3)与家属沟通,指导家属关心患者,与患者及家属共同探讨适合个人的治疗方案,取得家人的理解和帮助,减轻患者心理压力。

四、健康指导

(一)讲解疾病知识

向患者讲解盆腔炎性疾病的疾病知识,告知及时就诊和规范治疗的重要性。

(二)个人卫生指导

保持会阴清洁做好经期、孕期及产褥期的卫生宣传。

(三)性生活指导及性伴侣治疗

注意性生活卫生,月经期禁止性交。

(四)饮食生活指导

给予高热量、高蛋白、高维生素饮食,增加营养,积极锻炼身体,注意劳逸结合,不断提高机体

抵抗力

(五)随访指导

对于抗生素治疗的患者,应在 72 小时内随诊,明确有无体温下降、反跳痛减轻等临床症状改善。若无改善,需做进一步检查。对沙眼衣原体及淋病奈瑟菌感染者,可在治疗后 4～6 周复查病原体。

五、注意事项

(一)倾听患者主诉

应仔细倾听患者主诉,全面了解患者疾病史,认真阅读治疗方案,制订相应的护理计划,配合完成相应治疗和处理。

(二)预防宣传

(1)注意性生活卫生,减少性传播疾病。

(2)及时治疗下生殖道感染。

(3)进行公共卫生教育,提高公民对生殖道感染的认识,明白预防感染的重要性。

(4)严格掌握妇科手术指征,做好术前准备,严格无菌操作,预防感染。

(5)及时治疗盆腔炎性疾病,防止后遗症发生。

(崔晓燕)

第四节 痛 经

痛经是指在行经前、后或月经期出现下腹疼痛、坠胀伴腰酸及其他不适,严重影响生活和工作质量者。痛经分为原发性痛经与继发性痛经两类。前者指生殖器官无器质性病变的痛经,称功能性痛经;后者指盆腔器质性病变引起的痛经,如子宫内膜异位症等。本节仅叙述原发性痛经。

一、护理评估

(一)健康史

原发性痛经常见于青少年,多发生在有排卵的月经周期,精神紧张、恐惧、寒冷刺激及经期剧烈运动可加重疼痛。评估时需了解患者的年龄和月经史、疼痛特点及与月经的关系、伴随症状和缓解疼痛的方法等。

(二)身体状况

1.痛经

痛经是主要症状,多自月经来潮后开始,最早出现在月经来潮前 12 小时,月经第 1 天疼痛最剧烈,持续 2～3 天后逐渐缓解。疼痛呈痉挛性,多位于下腹正中,常放射至腰骶部、外阴与肛门,少数人的疼痛可放射至大脚内侧。可伴面色苍白、出冷汗、恶心、呕吐、腹泻、头晕、乏力等。痛经多于月经初潮后 1～2 年发病。

2.妇科检查

生殖器官无器质性病变。

(三)心理-社会状况

患者缺乏痛经的相关知识,担心痛经可能影响健康及婚后的生育能力,表现为情绪低落、烦躁、焦虑;伴随着月经的疼痛,常常使患者抱怨自己是女性。

(四)辅助检查

B超检查生殖器官有无器质性病变。

(五)处理要点

以解痉、镇痛等对症治疗为主,并注意对患者的心理治疗。

二、护理问题

(一)急性疼痛

急性疼痛与经期宫缩有关

(二)焦虑

焦虑与反复疼痛及缺乏相关知识有关。

三、护理措施

(一)一般护理

(1)下腹部局部可用热水袋热敷。

(2)鼓励患者多饮热茶、热汤。

(3)注意休息,避免紧张。

(二)病情观察

(1)观察疼痛的发生时间、性质、程度。

(2)观察疼痛时的伴随症状,如恶心、呕吐、腹泻。

(3)了解引起疼痛的精神因素。

(三)用药护理

遵医嘱给予解痉、镇痛药,常用药物有前列腺素合成酶抑制剂(如吲哚美辛、布洛芬等),亦可选用避孕药或中药治疗。

(四)心理护理

讲解有关痛经的知识及缓解疼痛的方法,使患者了解经期下腹坠胀、腰酸、头痛等轻度不适是生理反应。原发性痛经不影响生育,生育后痛经可缓解或消失,从而消除患者紧张、焦虑的情绪。

(五)健康指导

进行经期保健的教育,包括注意经期清洁卫生,保持精神愉快,加强经期保护,避免剧烈运动及过度劳累,防寒保暖等。疼痛难忍时一般选择非麻醉性镇痛药治疗。

(崔晓燕)

第五节　功能失调性子宫出血

功能失调性子宫出血(dysfunctional uterine bleeding,DUB)简称功血,为妇科常见病。它是由于调节生殖系统的神经内分泌机制失常引起的异常子宫出血,而全身及内、外生殖器官无器质性病变存在。常表现为月经周期长短不一、经期延长、经量过多或不规则阴道出血。功血可分为排卵性功血和无排卵性功血两类,约85％病例属无排卵性功血。功血可发生于月经初潮至绝经期间的任何年龄,约50％患者发生于绝经前期,育龄期约占30％,青春期约占20％。

一、护理评估

(一)健康史

1.无排卵性功血

(1)青春期:与下丘脑-垂体-卵巢轴调节功能未健全有关,过度劳累、精神紧张、恐惧、忧伤、环境及气候改变等应激刺激,及肥胖、营养不良等因素易导致下丘脑-垂体-卵巢轴调节功能紊乱,卵巢不能排卵。

(2)绝经过渡期:因卵巢功能衰退,卵巢对促性腺激素敏感性降低,卵泡在发育过程中因退行性变而不能排卵。

(3)生育期:可因内、外环境改变,如劳累、应激、流产、手术或疾病等引起短暂无排卵。亦可因肥胖、多囊卵巢综合征、高催乳素血症等因素长期存在,引起持续无排卵。

2.排卵性功血

黄体功能不足原因在于神经内分泌调节功能紊乱,导致卵泡期促卵泡生成素(FSH)缺乏,卵泡发育缓慢,雌激素分泌减少,正反馈作用不足,黄体生成素(LH)峰值不高,使黄体发育不全、功能不足。子宫内膜不规则脱落者,由于下丘脑-垂体-卵巢轴调节功能紊乱或黄体机制异常引起萎缩过程延长。

评估时注意了解患者的发病年龄、月经史、婚育史及发病诱因,有无性激素治疗不当及全身性出血性疾病史。

(二)身体状况

1.月经紊乱

(1)无排卵性功血:最常见的症状是子宫不规则性出血,特点是月经周期紊乱,经期长短不一,经量多少不定。可先有数周或数月停经,然后阴道流血,量较多,持续2～3周或更长时间,不易自止,无腹痛或其他不适。

(2)排卵性功血:黄体功能不足者月经周期缩短,月经频发(月经周期短于21天),不易受孕或怀孕早期易流产;子宫内膜不规则脱落者月经周期正常,但经期延长,长达9～10天,多发生于产后或流产后。

2.贫血

因出血多或时间长,患者出现头晕、乏力、面色苍白等贫血征象。

3.体格检查

体格检查包括全身检查和妇科检查,排除全身性疾病及生殖器官器质性病变。

(三)心理-社会状况

青春期患者常因害羞而影响及时诊治,生育期患者担心影响生育而焦虑,围绝经期患者因治疗效果不佳或怀疑为恶性肿瘤而焦虑、紧张、恐惧。

(四)辅助检查

1.诊断性刮宫

诊断性刮宫可了解子宫内膜反应、子宫内膜病变,达到止血的目的。不规则流血者可随时刮宫,用以止血。确定有无排卵或黄体功能,于月经前一天或者月经来潮 6 小时内做诊断性刮宫,无排卵性功血的子宫内膜呈增生期改变,黄体功能不足显示子宫内膜分泌不良。子宫内膜不规则脱落,于月经周期第 5~6 天进行诊断性刮宫,增生期与分泌期子宫内膜共存。

2.B 超检查

了解子宫内膜厚度及生殖器官有无器质性改变。

3.血常规及凝血功能检查

了解有无贫血、感染及凝血功能障碍。

4.宫腔镜检查

直接观察子宫内膜,选择病变区进行活组织检查。

5.卵巢功能检查

判断卵巢有无排卵或黄体功能。

(五)处理要点

1.无排卵性功血

青春期和生育期患者以止血、调整周期、促排卵为原则。围绝经期患者以止血、防止子宫内膜癌变为原则。

2.排卵性功血

黄体功能不足的治疗原则是促进卵泡发育,刺激黄体功能及黄体功能替代,分别应用氯米芬、人绒毛膜促性腺激素(HCG)和黄体酮;子宫内膜不规则脱落的治疗原则是促使黄体及时萎缩,子宫内膜及时完整脱落,常用药物有孕激素和 HCG。

二、护理问题

(一)潜在并发症

贫血。

(二)知识缺乏

缺乏性激素治疗的知识。

(三)有感染的危险

感染与经期延长、机体抵抗力下降有关。

(四)焦虑

焦虑与性激素使用及药物不良反应有关。

三、护理措施

(一)一般护理

患者体质往往较差,应加强营养,改善全身情况,可补充铁剂、维生素 C 和蛋白质。成人体内大约每 100 mL 血中含 50 mg 铁,行经期妇女,每天从食物中吸收铁 0.7～2.0 mg,经量多者应额外补充铁。向患者推荐含铁较多的食物如猪肝、胡萝卜、葡萄干等。按照患者的饮食习惯,为患者制订适合于个人的饮食计划,保证患者获得足够的营养。

(二)病情观察

观察并记录患者的生命体征、出量及入量,嘱患者保留出血期间使用的会阴垫及内裤,以便更准确地估计出血量,出血较名者,督促其卧床休息,避免过度疲劳和剧烈活动,贫血严重者,遵医嘱做好配血、输血、止血措施,执行治疗方案,维持患者正常血容量。

(三)对症护理

1.无排卵性功血

(1)止血:对大量出血患者,要求在性激素治疗 8 小时内见效,24～48 小时内出血基本停止,若 96 小时以上仍不止血者,应考虑有器质性病变存在。

性激素止血。①雌激素:应用大剂量雌激素可迅速提高血内雌激素浓度,促使子宫内膜生长,短期内修复创面而止血,主要用于青春期功血。目前多选用妊马雌酮 2.5 mg 或已烯雌酚1～2 mg。②孕激素:适用于体内已有一定水平雌激素的患者。常用药物如甲羟黄体酮或炔诺酮,用药原则同雌激素。③雄激素:拮抗雌激素、增加子宫平滑肌及子宫血管张力而减少出血,主要用于围绝经期功血患者的辅助治疗,可随时停用。④联合用药:止血效果优于单一药物,可用三合激素或口服短效避孕药,血止后逐渐减量。

刮宫术:止血及排除子宫内膜癌变,适用于年龄大于 35 岁、药物治疗无效或存在子宫内膜癌高危因素的患者。

其他止血药:卡巴克洛和酚磺乙胺可减少微血管的通透性,氨基己酸、氨甲苯酸、氨甲环酸等可抑制纤维蛋白溶酶,有减少出血量的辅助作用,但不能赖以止血。

(2)调整月经周期:一般连续用药 3 个周期。在此过程中务必积极纠正贫血,加强营养,以改善体质。

雌、孕激素序贯疗法:人工周期,通过模拟自然月经周期中卵巢的内分泌变化,将雌、孕激素序贯应用,使子宫内膜发生相应变化,引起周期性脱落。适用于青春期功血或生育期功血者,可诱发卵巢自然排卵。雌激素自月经来潮第 5 天开始用药,妊马雌酮 1.25 mg 或已烯雌酚 1 mg,每晚 1 次,连服 20 天,于服雌激素最后 10 天加用甲羟黄体酮每天 10 mg,两药同时用完,停药后3～7 天出血。于出血第 5 天重复用药,一般连续使用 3 个周期。用药 2～3 个周期后,患者常能自发排卵。

雌、孕激素联合疗法:可周期性口服短效避孕药,适用于生育期功血、内源性雌激素水平较高者或绝经过渡期功血者。

后半周期疗法:于月经周期的后半周期开始(撤药性出血的第 16 天)服用甲羟黄体酮,每天 10 mg,连服 10 天为 1 个周期,共 3 个周期为 1 个疗程。适用于青春期或绝经过渡期功血者。

(3)促排卵:适用于育龄期功血者。常用药物如氯米芬、人绒毛膜促性腺激素(HCG)等。于月经第5 天开始每天口服氯米芬 50 mg,连续 5 天,以促进卵泡发育。B超监测卵泡发育接近成熟时,可大剂量肌内注射 HCG 5 000 U 以诱发排卵。青春期不提倡使用。

(4)手术治疗:以刮宫术最常用,既能明确诊断,又能迅速止血。绝经过渡期出血患者激素治疗前宜常规刮宫,最好在子宫镜下行分段诊断性刮宫,以排除子宫内细微器质性病变。对青春期功血刮宫应持慎重态度。必要时行子宫次全切除或子宫切除术。

2.排卵性功血

(1)黄体功能不足:药物治疗如下。①黄体功能替代疗法:自排卵后开始每天肌内注射黄体酮 10 mg,共 10～14 天,用以补充黄体分泌黄体酮的不足。②黄体功能刺激疗法:通常应用 HCG 以促进及支持黄体功能。于基础体温上升后开始,隔天肌内注射 HCG 1 000～2 000 U,共 5 次,可使血浆黄体酮明显上升,随之正常月经周期恢复。③促进卵泡发育:于月经第 5 天开始,每晚口服氯米芬 50 mg,共 5 天。

(2)子宫内膜不规则脱落:药物治疗如下。①孕激素:自排卵后第 1～2 天或下次月经前 10～14 天开始,每天口服甲羟黄体酮 10 mg,连续 10 天,有生育要求可肌内注射黄体酮。②HCG:用法同黄体功能不足。

3.性激素治疗的注意事项

(1)严格遵医嘱正确用药,不得随意停服或漏服,以免使用不当引起子宫出血。

(2)药物减量必须按规定在血止后开始,每 3 天减量 1 次,每次减量不超过原剂量的 1/3,直至维持量,持续用至血止后 20 天停药。

(3)雌激素口服可能引起恶心、呕吐等胃肠道反应,可饭后或睡前服用;对存在血液高凝倾向或血栓性疾病史者禁忌使用。

(4)雄激素用量过大可能出现男性化不良反应。

(四)预防感染

(1)测体温、脉搏。

(2)指导患者保持会阴部清洁,出血期间禁止盆浴及性生活。

(3)注意有无腹痛等生殖器官感染征象。

(4)按医嘱使用抗生素。

(五)心理护理

注意情绪调节,避免过度紧张与精神刺激。特别是青春期少女,父母们不仅要关注女孩的学习状况与膳食状况,还要重视女孩的情绪变化,与其多沟通,了解其内心世界的变化,帮助其释放不良情绪,以使其保持相对稳定的精神-心理状态,避免情绪上的大起大落。

(六)健康指导

(1)宜清淡饮食,多食富含维生素 C 的新鲜瓜果、蔬菜。注意休息,保持心情舒畅。

(2)强调严格掌握雌激素的适应证,并合理使用,对更年期及绝经后妇女更应慎用,应用时间不宜过长,量不宜大,并应严密观察反应。

(3)月经期避免剧烈运动,禁止盆浴及性生活,保持会阴部清洁。

（崔晓燕）

第六节　外阴、阴道创伤

外阴、阴道部位置虽较隐蔽,但损伤并不少见。此处组织薄弱、神经敏感、血管丰富,受伤后损害重,较疼痛。解剖上前为尿道口,后为肛门,易继发感染,使病情复杂化。

一、护理评估

(一)病因评估

(1)分娩:分娩是导致外阴、阴道创伤的主要原因。

(2)外伤:如骑跨在自行车架上或自高处跌落骑跨于硬物上,外阴骤然触于锐器上,创伤有时可伤及阴道,甚至穿过阴道损伤尿道、膀胱或直肠。

(3)幼女受到强暴所致软组织受损。

(4)初次性交可使处女膜破裂:绝大多数可自行愈合,偶可见裂口延至小阴唇、阴道或伤及穹隆,引起大量阴道流血。

(二)身心状况

(1)症状:疼痛为主要症状,程度可轻可重,患者常坐卧不安,行走困难,随着局部肿块的逐渐增大,疼痛也越来越严重,甚至出现疼痛性休克;水肿或血肿导致局部肿胀,也是常见症状;少量或大量血液自阴道或外阴创伤处流出。

(2)体征:患者出血多,可出现脉搏快、血压低等出血性休克或贫血的体征。妇科检查外阴肿胀出血,形成外阴血肿时,可见外阴部有紫蓝色肿块突起,有明显压痛。

(三)心理-社会状况

由于是意外事件,且创伤又涉及女性最隐蔽部位,患者及家属常表现出明显的忧虑和担心。

二、辅助检查

出血多者红细胞计数及血红蛋白值下降,合并感染者,可见白细胞增高。

三、护理诊断及合作性问题

(一)疼痛

疼痛与外阴、阴道的创伤有关。

(二)恐惧

恐惧与突发创伤事件,担心预后对自身的影响有关。

(三)感染

感染与伤口受到污染,未得到及时治疗有关。

四、护理目标

(1)患者疼痛缓解,舒适感增加。

(2)患者无感染发生或感染被及时发现和控制,体温、血常规正常。

五、护理措施

(一)一般护理

患者平卧、给氧。做好血常规检查,建立静脉通道,配血,必要时输血。

(二)心理护理

对患者及家属表示理解,护士应使用亲切温和的语言给予安慰,鼓励他们面对现实,积极配合治疗。

(三)病情监测

密切观察患者生命体征及尿量变化,并准确记录;严密观察患者血肿的大小及其变化,有无活动性出血;术后观察患者阴道及外阴伤口有无出血,有无进行性疼痛加剧或阴道、肛门坠胀等再次血肿的症状。

(四)治疗护理

1.治疗原则

根据不同情况,给予相应处理,原则是止痛、止血、抗休克和抗感染。

2.治疗配合

(1)预防和纠正休克:立即建立静脉通道,做好输血、输液准备,遵医嘱及时给予患者止血药、镇静药、镇痛药;做好手术准备。

(2)配合护理:对损伤程度轻,血肿<5 cm 的患者,采取正确的体位,避免血肿受压;及时给予患者止血、止痛药;24 小时内可冷敷,降低局部神经敏感性和血流速度,有利于减轻患者的疼痛和不适;还可以用丁字带、棉垫加压包扎,预防血肿扩散。24 小时后热敷或外阴部烤灯,促进血肿或水肿的吸收。保持外阴清洁,每天外阴冲洗 3 次,大小便后立即擦洗。血肿较大者,需手术切开血肿行血管结扎术后抗感染治疗。

(3)术前准备:需要急诊手术的应进行皮肤、肠道的准备。

(4)术后护理:术后常需外阴加压包扎或阴道填塞纱条,患者疼痛较重,应积极止痛。外阴包扎松解或阴道纱条取出后,注意观察患者阴道及外阴伤口有无再次血肿的症状。保持外阴清洁,遵医嘱给予抗生素预防感染。

(五)健康指导

减少会阴部剧烈活动,避免疼痛;合理膳食;保持心情平静。保持局部清洁、干燥;遵医嘱用药;发现异常,及时就诊。

(六)护理评价

评价护理目标是否达到,护理措施的实施情况,健康指导是否落实到位,有无新的护理问题出现。

(崔晓燕)

第七节　尿　　瘘

尿瘘是指人体泌尿系统与其他系统之间形成的异常通道。其表现为患者无法自主排尿,尿液不断外流。根据尿瘘的发生部位,它可分为膀胱阴道瘘、尿道阴道瘘、膀胱宫颈瘘、膀胱尿道阴道瘘、膀胱宫颈阴道瘘及输尿管阴道瘘等。临床上以膀胱阴道瘘最多见,有时可同时并存两种以上的尿瘘。

一、护理评估

(一)健康史

1.病因评估

导致尿瘘的原因很多,以产伤和妇科手术损伤为多见。

(1)产伤:难产是造成尿瘘的主要原因,在我国约占 90%。根据损伤过程,尿瘘分为坏死型和创伤型两类。坏死型尿瘘是由于产程过长,软产道组织被压迫过久以致局部组织缺血坏死形成;创伤型尿瘘是由于剖宫产手术或产科助产手术操作不当直接损伤所致。

(2)妇科手术创伤:经阴道或经腹的手术时,盆腔粘连操作不细致而误伤膀胱、尿道或输尿管所致。

(3)其他:药物侵蚀、生殖系统肿瘤、放疗、结核浸润膀胱、尿道,长期放置子宫托等导致。

2.病史评估

询问患者分娩史,了解有无难产、盆腔手术史;有无外伤及阴道用药;极少数有生殖器、膀胱肿瘤、结核、放疗等病病史。评估患者目前存在的问题。

(二)身心状况

1.症状

(1)漏尿:漏尿为主要的临床表现,尿液不断由阴道排出,无自主排尿。漏尿出现时间的早晚与尿瘘形成的原因有关,手术直接损伤者术后立即出现,坏死型尿瘘多在产后或手术后 3～7 天出现。

(2)外阴皮炎:外阴皮肤由于尿液长期刺激,导致外阴、臀部,甚至大腿内侧常出现湿疹或皮炎,继发感染后,患者感外阴灼痛、行动不便等。

(3)尿路感染:多伴尿路感染可出现尿频、尿急、尿痛症状。

2.体征

妇科检查可发现尿液从阴道流出的部位,可见外阴、臀部和大腿内侧皮肤炎症部位出现湿疹,甚至浅表溃疡,还能明确漏孔的位置、大小等。

3.心理-社会状况

生殖器官瘘管是一种极为痛苦的损伤性疾病,由于排尿不能自行控制,使外阴部长期浸泡在尿液中,生活不便,身体发出异常的气味,不仅给患者带来了肉体上的痛苦,而且患者因害怕与人群接近,精神上负担也很大,表现为自卑、无助。

二、辅助检查

(一)亚甲蓝试验

目的是鉴别患者漏孔类型。将 200 mL 稀释好的亚甲蓝经尿道注入膀胱,膀胱宫颈瘘可自宫颈外口流出,膀胱阴道瘘者可见蓝色液体从阴道壁小孔溢出,阴道内流出清凉液体,说明流出的尿液来自肾脏,是输尿管阴道瘘。

(二)靛胭脂试验

将靛胭脂 5 mL，静脉推注，10 分钟内看见蓝色液体流入阴道，可确诊者输尿管阴道瘘。适用于亚甲蓝实验阴道流出清亮尿液的患者。

(三)其他

膀胱镜检查可了解膀胱内瘘孔位置和数目；亦可做肾盂输尿管造影，以了解输尿管的情况。

三、护理诊断及合作性问题

(一)皮肤完整性受损

皮肤完整性受损与尿液长期刺激外阴皮肤有关。

(二)社交孤立

社交孤立与长期漏尿，身体有异味，不愿与人交往有关。

(三)有感染危险

感染与留置导尿管时间长，机体抵抗力低有关。

四、护理目标

(1)患者皮肤完整性无受损，舒适感增加。

(2)患者恢复信心，情绪稳定，积极配合治疗与护理。

(3)患者无感染发生或感染被及时发现和控制，体温、血常规正常。

五、护理措施

(一)一般护理

指导患者保持外阴部清洁、干燥，鼓励患者多饮水。由于尿漏，很多患者为了减少排尿，往往自己限制饮水量，造成对皮肤刺激更大的酸性尿液，而多饮水可达到稀释尿液，减少对皮肤的刺激作用，还能起到自身冲洗膀胱的目的。护理人员应向患者解释限制饮水的危害，指导患者每天饮水不少于 3 000 mL。

(二)心理护理

关心体贴患者，理解患者因疾病所导致的不良心理反应和痛苦，耐心讲解尿瘘相关知识，回答患者所提出的各种问题，消除其思想顾虑。

(三)病情监测

观察患者尿液流出位置，漏尿时的伴随症状，对已手术的患者，注意观察术后的愈合情况。

(四)治疗护理

1.治疗要点

手术为首选治疗。对分娩或妇科手术后 7 天内发生的漏尿，可先长时间留置导尿管和/或放置输尿管导管，并变换体位，部分患者可自愈。根据瘘孔部位及类型选择经腹、经阴道或经阴道腹部联合手术的方式。

2.护理配合

(1)术前护理：除按外阴、阴道手术术前常规准备外，有外阴湿疹、溃疡者，需治疗待痊愈后再行手术。老年妇女或闭经者，术前 1 周给予雌激素口服，促使阴道上皮增生，有利于术后伤口的愈合。有尿路感染者应先遵医嘱控制感染后，再行手术。

(2)术后护理:术后护理是手术能否成功的关键,除按外阴、阴道手术术后常规护理外,还应注意。①术后体位,应根据患者瘘孔位置决定,原则上是使瘘孔处于高位,减少尿液浸渍感染。瘘孔在侧面者可采取健侧卧位;膀胱阴道瘘若瘘孔在后底部,应采取俯卧位;由于患者手术后俯卧位会压迫伤口,而又难以保持一种姿势时,多采用侧卧位与平卧位交替进行。②尿管护理,术后保留尿管或耻骨上膀胱造瘘10～14 cm,注意固定尿管,保持引流通畅,发现阻塞及时处理。尿管拔除后协助患者每1～2小时排尿一次,以后逐步延长排尿时间。③术后遵医嘱给予抗生素,每天补液2 500～3 000 mL,鼓励患者多饮水,稀释尿液,防止发生血尿或尿液浓缩沉积过多形成结石。④术后加强盆底肌锻炼,预防咳嗽和便秘等使腹压增加的因素。

六、健康指导

3个月内避免性生活,鼓励患者适当活动,避免重体力劳动;尿瘘修补术手术成功者妊娠后应加强孕期保健,并提前住院行剖宫产;如手术失败,指导患者保护会阴,尽量避免外阴皮肤的刺激,同时告之下次手术时间,增强患者再次手术的信心。

七、护理评价

评价护理目标是否达到,护理措施的实施情况,健康指导是否落实到位,有无新的护理问题出现。

(崔晓燕)

第八节　子宫脱垂

子宫脱垂是指子宫从正常位置沿阴道下降,子宫颈外口达到坐骨棘水平以下,甚至子宫部分或全部脱出阴道口外,常伴有阴道前后壁膨出。

一、护理评估

(一)健康史
1.病因与发病机制
(1)分娩损伤:分娩损伤是最主要的原因。在分娩过程中,产妇过早屏气,第二产程延长或经阴道手术助产,盆底肌肉、筋膜以及子宫韧带过度伸展,甚至撕裂,分娩后未及时修补或修补不佳。产褥期产妇过早体力劳动,过高的腹压会压迫子宫向下移位发生脱垂。
(2)长期腹压增加:如长期慢性咳嗽、习惯性便秘、久站、久蹲等使腹内压增高,迫使子宫向下移位,导致脱出,产褥期腹压增加更容易导致子宫脱垂。
(3)盆底组织发育不良或退行性变:子宫脱垂偶见于未产妇女,主要为先天性盆底组织发育不良所致。老年妇女盆底组织萎缩退化或支持组织削弱,也可发生子宫脱垂。
2.病史评估
了解患者分娩史,评估其有无第二产程延长、阴道助产等难产史,产后恢复情况;了解患者有无慢性病病史,如长期慢性咳嗽等;是否存在先天性盆底组织发育不良。

(二)身心状况

1.症状

子宫脱垂轻度时(Ⅰ度)可无自觉症状,加重后(Ⅱ度、Ⅲ度)出现以下症状。

(1)下坠感及腰背酸痛:常在久站、走路与重体力劳动时加重,卧床休息后症状减轻。

(2)肿物自阴道脱出:走路、蹲或排便等腹压增加时,阴道口有一肿物脱出。轻者平卧休息后可自行恢复,重者不能自行恢复,需用手还纳,甚至用手也难以还纳,行走不便。

(3)阴道分泌物增多:脱出的子宫及阴道壁由于反复摩擦而发生感染,有脓血性分泌物渗出。

(4)大小便异常:由于膀胱、尿道膨出,患者常伴有尿频、尿急甚至尿潴留或压力性尿失禁。直肠膨出的患者可伴有便秘和排便困难等。

2.体征

患者取膀胱截石位,根据患者向下用力屏气时子宫下降的程度,将子宫脱垂分为三度。

Ⅰ度:轻型为子宫颈外口距处女膜处小于4 cm,但未达处女膜缘;重型为宫颈外口已达处女膜缘,检查时在阴道口可见子宫颈。

Ⅱ度:轻型为宫颈已脱出阴道口,但宫体仍在阴道内;重型为宫颈或部分宫体脱出阴道口外。

Ⅲ度:子宫颈及宫体全部脱出至阴道口外。脱出的子宫及阴道壁由于长期暴露摩擦,导致宫颈及阴道壁可见溃疡,有少量阴道出血或脓性分泌物。

3.心理-社会状况

由于长期的子宫脱垂使患者行动不便,不能从事体力劳动,使工作和生活受到影响,患者感到烦恼、痛苦;严重会影响性生活,患者常出现烦躁、焦虑、情绪低落等。

二、辅助检查

注意检查血常规,注意张力性尿失禁及妇科检查情况。

三、护理诊断及合作性问题

(1)焦虑:与长期的子宫脱出影响日常生活和工作有关。

(2)舒适的改变:与子宫脱出影响行动有关。

(3)组织完整性受损:与外露子宫、阴道前后壁长期摩擦有关。

四、护理目标

(1)患者情绪稳定,能配合治疗、护理活动。

(2)患者病情缓解,舒适感增加。

(3)患者组织完整,无受损。

五、护理措施

(一)一般护理

(1)指导患者保持外阴干燥、清洁,每天用流水冲洗外阴,禁止使用刺激性强的药液。有溃疡者每天用0.02%高锰酸钾液坐浴1~2次,每次20~30分钟,勤换内衣裤。

(2)有肿块脱出者及早就医,及时回纳脱出物并教会患者正确的回纳手法,病情重不能回纳者,应卧床休息,减少下地活动次数和时间。

（3）教给患者做盆底肌肉锻炼，如做提肛运动；指导患者避免增加腹压的因素，如咳嗽、久站及久蹲等；保持大便通畅，每天进食蔬菜应保持 500 g。

（4）每天为患者提供酸性果汁，可保持尿液呈酸性，不利于细菌生长；指导患者练习卧床排尿；若有肿块脱出影响排尿，指导患者排尿前先将脱出物还纳；尿潴留留置尿管者，应间歇放尿以训练膀胱功能。排尿功能恢复正常后，鼓励患者每天饮水 2 000 mL 以上。

（5）嘱患者加强营养，进食高蛋白、高维生素食物，增强体质。

（二）心理护理

帮助患者树立战胜疾病的信心，耐心讲解子宫脱垂的知识和预后，鼓励病友间交流沟通，促进积极因素。

（三）病情监护

观察患者有无外阴异物感，子宫脱垂的程度；注意阴道分泌物的颜色、气味、性状。

（四）治疗护理

1.治疗原则

治疗以安全、简单、有效为原则。

（1）非手术治疗：用于Ⅰ度轻型子宫脱垂，年老不能耐受手术或需要生育者。①支持疗法：注意休息，增加营养，保持大便通畅，避免重体力劳动，治疗增加腹压的疾病，加强盆底肌的锻炼。②子宫托：子宫托是一种支持子宫和阴道壁使其维持在阴道内不脱出的工具，适用于各度子宫脱垂及阴道前后壁膨出的患者。重度子宫脱垂伴盆底肌明显萎缩以及宫颈或阴道壁有炎症或有溃疡者均不宜使用，经期和妊娠期停用。

（2）手术治疗：适用于非手术治疗无效或Ⅱ度、Ⅲ度子宫脱垂者。手术方式主要包括：阴道前后壁修补术；阴道前后壁修补加主韧带缩短及宫颈部分切除术，也叫曼彻斯特手术；经阴道子宫全切除及阴道前后壁修补术；阴道纵隔成形术等。

2.治疗配合及特殊专科护理

（1）支持治疗的护理：教会患者做盆底肌肉锻炼增强盆底肌肉张力。做缩肛运动，用力收缩3～10秒，放松5～10秒，每次连续5～10分钟，每天3～4次，持续3个月。

（2）教会患者使用子宫托（图5-2）。①放托：患者排空直肠、膀胱，洗净双手，取半卧位或蹲位，双腿分开，一手持子宫托盘呈倾斜位进入阴道内，将托柄向内、向上旋转，直至托盘达子宫颈，向下屏气，使托盘吸附于宫颈，托柄弯曲度朝前，对正耻骨弓后面。②取托：手指捏住托柄轻轻摇晃，待负压消失后向后外方牵拉取出。③注意事项：放置子宫托之前阴道应有一定水平的雌激素作用，绝经后的妇女可用阴道雌激素霜剂，4～6周后再使用子宫托；经期和妊娠期停用；选择大小合适的子宫托，以放置后不脱出又无不适为宜；每晚取出洗净，次晨放入，切忌久置不取，以免过久压迫导致生殖道糜烂、溃疡甚至瘘；放托后，分别于第1、3、6个月时到医院检查1次，以后每3～6个月到医院复查。

（3）做好术前、术后护理。术前护理同外阴、阴道手术护理。术后除按外阴、阴道手术患者的护理外，应卧床休息7～10天，留尿管10～14天。避免增加腹压，坚持肛提肌锻炼。

六、健康指导

休息3个月，3个月内禁止性生活、盆浴，半年内避免重体力劳动；术后2个月、3个月分别门诊复查；宣传产后护理保健知识，进行产后体操锻炼和盆底肌锻炼，增强体质；积极治疗便秘、慢性咳嗽等长期性疾病;实行计划生育。

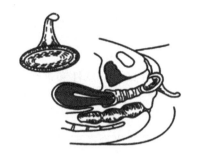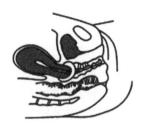

图 5-2　喇叭形子宫托及放置

七、护理评价

评价护理目标是否达到,护理措施的实施情况,健康指导是否落实到位,有无新的护理问题出现。

（崔晓燕）

第九节　子宫内膜异位症

子宫内膜异位症是指具有生长功能的子宫内膜生长在子宫腔内壁以外引起的症状和体征。异位的子宫内膜绝大多数局限在盆腔内的生殖器官和邻近器官的腹膜面,故临床上称为盆腔子宫内膜异位症。当子宫内膜生长在子宫肌层内称子宫腺肌病,部分患者两者可合并存在。

子宫内膜异位症的发病率近年来明显增高,是目前常见的妇科病之一。多见于 30～40 岁的妇女。本病为良性病变,但有远距离转移和种植能力。初潮前无发病者,绝经后异位的子宫内膜组织可逐渐萎缩吸收,妊娠或使用性激素抑制卵巢功能可暂时阻止本病的发展,因此,子宫内膜的发病与卵巢的周期性变化有关。也发生周期性出血,引起周围组织纤维化、粘连,病变局部形成紫蓝色硬结或包块。卵巢的子宫内膜异位症最为常见,卵巢内的异位内膜因反复出血而形成多个囊肿,但以单个多见,故又称为卵巢子宫内膜异位囊肿。囊肿内含暗褐色黏稠的陈旧血,状似巧克力液体,故又称为卵巢巧克力囊肿。

一、护理评估

（一）病史

1.月经史

初潮年龄,月经周期、经期、经量是否正常,有无痛经或其他伴随症状。痛经的性质,是否为进行性加重。

2.婚育史

结婚年龄,婚次,夫妻性生活情况,有无经期性交,生育情况,足月产、早产、流产次数,现有子女数等。

3.既往病史

有无先天性生殖道畸形、子宫手术或经期盆腔检查等情况。

(二)身心状态

1.身体状态

(1)痛经:痛经是子宫内膜异位症的典型症状,其特点为继发性和进行性加重。疼痛多位于下腹部和腰骶部,可放射至阴道、会阴、肛门或大腿,常于月经来潮前1~2天开始,经期第一天最为剧烈,以后逐渐减轻,至月经干净时消失。

(2)月经失调:部分患者有经量增多和经期延长,少数出现经前期点滴出血。月经失调可能与卵巢无排卵、黄体功能不足等有关。

(3)性交痛:由于异位的内膜出现在子宫直肠陷凹或病变导致子宫后倾固定,性交时子宫颈受到碰撞及子宫收缩和向上提升,可引起疼痛。

(4)不孕:占40%左右,其不孕的原因可能与盆腔内器官和组织广泛粘连和输卵管的蠕动减弱,影响卵子的排出、摄取和受精卵的运行有关。

2.心理状态

由于疼痛、不孕造成患者顾虑重重,心理压力大,需要手术的患者会有紧张、恐惧等心理问题。

(三)诊断性检查

1.妇科检查

典型者子宫后倾固定,盆腔检查可扪及盆腔内有触痛性结节或子宫旁有不活动的囊性包块。

2.辅助检查

(1)B超检查:可确定卵巢子宫内膜异位囊肿的位置、大小和形状。

(2)腹腔镜检查:可发现盆腔内器官或子宫直肠陷凹、子宫骶骨韧带等处有紫蓝色结节。

二、护理诊断

(一)焦虑

焦虑与不孕和需要手术有关。

(二)知识缺乏

缺乏自我照顾及与手术相关的知识。

(三)舒适改变

舒适改变与痛经及手术后伤口有关。

三、护理目标

(1)患者能正确认识疾病的性质及发生原因,解除紧张、恐惧的心理,坚定治疗信心。

(2)患者自觉疼痛症状缓解。

四、护理措施

(1)心理护理:许多年轻患者因顽固的痛经、不孕等情况而焦虑。护理人员应多关心和理解患者,说明该病只要坚持用药或采取必要的手术便可改善症状,鼓励患者树立信心,积极配合治疗,对尚未生育的患者应给予指导和帮助,促使其尽早受孕。

（2）做好卫生宣传教育工作,防止经血逆流,如有先天性生殖道畸形或后天性炎性阴道狭窄、宫颈粘连等应及时手术。凡进入宫腔内的经腹手术,应保护腹壁切口和子宫切口,防止子宫内膜种植到腹壁切口或子宫切口。经期应避免盆腔检查和性交。

（3）使用激素治疗患者,应介绍服药的注意事项及用后可能出现的反应（恶心、食欲缺乏、闭经、乏力或体重增加等）,使其解除思想顾虑,提高治疗效果。

（4）用药期间注意有无卵巢子宫内膜异位囊肿破裂的征象,如出现急性腹痛应及时通知医师,并做好剖腹探查的各项准备。

（5）对需要手术者应按腹部手术做好术前准备和术后护理。

（6）出院健康教育,加强患者对病程及治疗的认识,指导伤口处理和康复教育,术后6周避免盆浴和性生活,6周后来院复查。

五、评价

（1）患者无焦虑的表现并对治疗充满信心。

（2）患者能按时服药并了解药物的反应。

（3）自觉症状缓解和消失。

（崔晓燕）

第十节　子宫腺肌病

子宫腺肌病是指当子宫内膜腺体和间质侵入子宫肌层时,形成弥漫或局限性的病变,是妇科常见病。多发生于30～50岁经产妇;约15%的患者同时合并子宫内膜异位症;约50%的患者合并子宫肌瘤;临床病理切片检查,发现10%～47%子宫肌层中有子宫内膜组织,但35%无临床症状。

多次妊娠及分娩、人工流产、慢性子宫内膜炎等造成子宫内膜基底层损伤,子宫内膜自基底层侵入子宫肌层内生长,可能是主要原因。此外,由于内膜基底层缺乏黏膜下层的保护,在解剖机构上子宫内膜易于侵入肌层。腺肌病常合并子宫肌瘤和子宫内膜增生,提示高水平雌孕激素刺激,也可能是促进内膜向肌层生长的原因之一。

应视患者症状、年龄、生育要求而定。药物治疗,适用于症状较轻,有生育要求和接近绝经期的患者;年轻或希望生育的子宫腺肌瘤患者,可试行病灶挖除术;症状严重、无生育要求或药物治疗无效者,应行全子宫切除术。

一、护理评估

(一)健康史

了解患者年龄、婚姻、月经史、婚育史、生育史、出现典型症状的情况以及对患者身心的影响,了解患者既往患病史。子宫腺肌病多发生于生育年龄的经产妇,常合并内异症和子宫肌瘤,有多次妊娠及分娩或过度刮宫史。生殖道阻塞,如单角子宫、宫颈阴道不通畅患者等常同时合并腺肌病。

(二)生理状况

1.症状

询问患者是否有经量过多、经期延长和逐渐加重的进行性痛经。

2.体征

妇科检查时子宫均匀性增大或局限性隆起、质硬且有压痛。

3.辅助检查

阴道B超提示子宫增大,肌层中不规则回声增强;盆腔MRI可协助诊断;宫腔镜下取子宫肌肉活检,可确诊。

(三)高危因素

1.年龄

40岁以上的经产妇。

2.子宫损伤

多次妊娠、人工流产、慢性子宫内膜炎等造成子宫内膜基底层损伤。

3.先天不足

生殖道阻塞,如单角子宫、宫颈阴道不通、有子宫无阴道的先天畸形等。

4.卵巢功能失调

高水平雌孕激素刺激者,如子宫肌瘤、子宫内膜增生患者。

(四)心理-社会因素

了解患者对疾病的认知,是否存在焦虑、恐惧等表现;了解患者家庭关系,是否因不孕或继发不孕影响夫妻、家庭关系;了解患者的经济水平等。

二、护理诊断

(一)焦虑

焦虑与月经改变和痛经有关。

(二)知识缺乏

缺乏自我照顾及与手术相关的知识。

(三)舒适改变

舒适改变与痛经有关。

三、护理目标

(1)患者能正确认识疾病的性质及发生原因,解除紧张、恐惧的心理,坚定治疗信心。

(2)患者自觉疼痛症状缓解。

四、护理措施

(一)症状护理

1.月经改变

经量增多者,指导患者使用透气棉质卫生巾,保留卫生巾称重,以评估月经量;经期延长者,早晚用温开水清洗外阴各1次,以防逆行感染。若合并贫血,需指导患者遵医嘱服用药物,观察贫血的改善情况。

2.痛经

询问患者疼痛部位、性质、疼痛开始时间及持续时间。疼痛轻者,指导患者腹部热敷、卧床休息;疼痛重者,遵医嘱给予前列腺素合成酶抑制剂。

(二)用药护理

1.口服避孕药

其适用于轻度内异症患者,常用低剂量高效孕激素和炔雌醇复合制剂,用法为每天 1 片,连续用 6～9 个月,护士需观察药物疗效,观察有无恶心、呕吐等不良反应。

2.促性腺激素释放激素激动剂

常用药物:亮丙瑞林 3.75 mg,月经第 1 天皮下注射后,每隔28 天注射 1 次,共 3～6 次。需观察有无潮热、阴道干燥、性欲减退和骨质丢失等不良反应,停药后可消失。连续用药 3 个月以上者,需添加小剂量雌激素和孕激素,以防止骨质丢失。

3.左炔诺黄体酮宫内节育器(LNG-ZUS)

治疗初期部分患者会出现淋漓出血、下移甚至脱落等,需加强随访。

(三)手术护理

1.保守手术

如小病灶挖除术或子宫肌壁楔形切除术,可明显减轻症状并增加妊娠概率。指导其术后 6 个月受孕。

2.子宫切除术

年轻或未绝经的患者可保留卵巢;绝经后或合并严重子宫内膜异位症者,可行双卵巢切除术。

(四)心理护理

(1)痛经、月经改变以及贫血者影响生活质量,患者焦虑烦躁,向患者说明月经时轻度疼痛不适是生理反应,给予舒缓的音乐、舒适的环境,保证足够的休息和睡眠,患者及家属、护士共同制订规律而适度的锻炼计划,家属督促患者适度锻炼,可缓解患者的心理压力。

(2)手术患者担心预后和性生活,说明子宫切除术后症状可基本消失,生活质量会得到改善。此外,子宫是月经来潮和孕育胎儿的器官,切除子宫不会男性化,增加对治疗的信心。

(五)健康指导

(1)指导患者随访:手术患者出院后 3 个月到门诊复查,了解术后康复情况。

(2)保守手术和子宫切除患者,术后休息 1～3 个月,3 个月之内避免性生活及阴道冲洗,避免提举重物,防止正在愈合的腹部肌肉用力,并应逐渐加强腹部肌肉的力量。未经医护人员许可避免从事可增加盆腔充血的活动,如跳舞、久站等。

(3)有生殖道阻塞疾病时,嘱患者积极治疗,实施整形手术。

(4)对实施保守手术治疗的患者,指导其术后 6 个月受孕。

(5)注意高危因素与妇科疾病的相关性,定期做好妇科病普查。

五、评估

(1)医务人员避免过度刮宫,减少内膜碎片进入肌层的机会。

(2)药物治疗过程中如出现严重的绝经期症状,可酌情反向添加治疗提高雌激素水平,降低相关血管症状和骨质疏松的发生,也可提高患者的顺应性。

(崔晓燕)

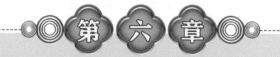

产科护理

第一节 妊娠剧吐

妊娠剧吐是指妊娠期恶心,频繁呕吐,不能进食,导致脱水,酸、碱平衡失调以及水、电解质紊乱,甚至肝、肾功能损害,严重可危及孕妇生命。其发生率0.3%～1.0%。

一、病因

尚未明确,可能与下列因素有关。

(一)绒毛膜促性腺激素(HCG)水平增高

因早孕反应的出现和消失的时间与孕妇血清HCG值上升、下降的时间一致;另外多胎妊娠、葡萄胎患者HCG值,显著增高,发生妊娠剧吐的比率也增高;而终止妊娠后,呕吐消失。但症状的轻重与血HCG水平并不一定呈正相关。

(二)精神及社会因素

恐惧妊娠、精神紧张、情绪不稳、经济条件差的孕妇易患妊娠剧吐。

(三)幽门螺杆菌感染

近年研究发现妊娠剧吐的患者与同孕周无症状孕妇相比,血清抗幽门螺杆菌的IgG浓度升高。

(四)其他因素

维生素缺乏,尤其是维生素B_6缺乏可导致妊娠剧吐;变态反应;研究发现几种组织胺受体亚型与呕吐有关,临床上抗组胺治疗呕吐有效。

二、病理生理

(1)频繁呕吐导致失水、血容量不足、血液浓缩、细胞外液减少,钾、钠等离子丢失使电解质平衡失调。

(2)不能进食,热量摄入不足,发生负氮平衡,使血浆尿素氮及尿酸升高;由于机体动用脂肪组织供给热量,脂肪氧化不全,导致丙酮、乙酰乙酸及β-羟丁酸聚集,产生代谢性酸中毒。

(3)由于脱水、缺氧血转氨酶值升高,严重时血胆红素升高。机体血液浓缩及血管通透性增加,另外,钠盐丢失,不仅尿量减少,尿中可出现蛋白及管型。肾脏继发性损害,肾小管有退行性变,部分细胞坏死,肾小管的正常排泄功能减退,终致血浆中非蛋白氮、肌酐、尿酸的浓度迅速增加。肾功能受损和酸中毒使细胞内钾离子较多地移到细胞外,出现高钾血症,严重时心脏停搏。

(4)病程长达数周者,可致严重营养缺乏,由于维生素 C 缺乏,血管脆性增加,可致视网膜出血。

三、临床表现

(一)恶心、呕吐

多见于年轻初孕妇,一般停经 6 周左右出现恶心、呕吐,逐渐加重直至频繁呕吐不能进食。

(二)水、电解质紊乱

严重呕吐、不能进食导致失水、电解质紊乱,使氢、钠、钾离子大量丢失,出现低钾血症。营养摄入不足可致负氮平衡,使血浆尿素氮及尿素增高。

(三)酸、碱平衡失调

机体动用脂肪组织供给能量,使脂肪代谢中间产物酮体增多,引起代谢性酸中毒。病情发展,可出现意识模糊。

(四)维生素缺乏

频繁呕吐、不能进食可引起维生素 B_1 缺乏,导致 Wernicke-Korsakoff 综合征。维生素 K 缺乏,可致凝血功能障碍,常伴血浆蛋白及纤维蛋白原减少,增加孕妇出血倾向。

四、辅助检查

(一)尿液检查

患者尿比重增加,尿酮体阳性,肾功能受损时,尿中可出现蛋白和管型。

(二)血液检查

血液浓缩,红细胞计数增多,血细胞比容上升,血红蛋白值增高;血酮体可为阳性,二氧化碳结合力降低;肝、肾功能受损害时胆红素、转氨酶、肌酐和尿素氮升高。

(三)眼底检查

严重者出现眼底出血。

五、诊断及鉴别诊断

根据病史、临床表现及妇科检查,诊断并不困难。可用 B 型超声检查排除滋养叶细胞疾病,此外尚需与可引起呕吐的疾病,如急性病毒性肝炎、胃肠炎、胰腺炎、胆管疾病、脑膜炎、脑血管意外及脑肿瘤等鉴别。

六、并发症

(一)Wernicke-Korsakoff 综合征

发病率为妊娠剧吐患者的 10%,是由于妊娠剧吐长期不能进食,导致维生素 B_1 缺乏引起的中枢系统疾病,Wernicke 脑病和 Korsakoff 综合征是一个病程中的先后阶段。

维生素 B_1 是糖代谢的重要辅酶,参与糖代谢的氧化脱羧代谢,维生素 B_1 缺乏时,体内丙酮酸及乳酸堆积,发生糖代谢的三羧酸循环障碍,使得主要靠糖代谢供给能量的神经组织、骨骼肌和心肌代谢出现严重障碍。病理变化主要发生在丘脑、下丘脑的脑室旁区域、中脑导水管的周围区灰质、乳头体、第四脑室底部,迷走神经运动背核,可出现不同程度的神经细胞和神经纤维轴索或髓鞘的丧失,伴有星形细胞和小胶质细胞的增生。毛细血管扩张,血管的外膜和内皮细胞明显增生,有散在小出血灶。

Wernicke 脑病表现为眼球震颤、眼肌麻痹等眼部症状,躯干性共济失调及精神障碍,可同时出现,但大多数患者精神症状迟发。Korsakoff 综合征表现为严重的近事记忆障碍,表情呆滞、缺乏主动性,产生虚构与错构。部分伴有周围神经病变。严重时发展为永久性的精神、神经功能障碍,出现神经错乱、昏迷甚至死亡。

(二)Mallory-Weis 综合征

胃-食管连接处的纵向黏膜撕裂出血,引起呕血和黑粪。严重时,可使食管穿孔,表现为胸痛、剧吐、呕血,需急症手术治疗。

七、治疗

治疗原则:休息,适当禁食,计出入量,纠正脱水、酸中毒及电解质紊乱,补充营养,并需要良好的心理支持。

(一)补液治疗

每天应补充葡萄糖液、生理盐水、平衡液,总量 3 000 mL 左右,加维生素 B_6 100 mg。维生素 C 2~3 g,维持每天尿量≥1 000 mL,肌内注射维生素 B_1,每天 100 mg。为了更好地利用输入的葡萄糖,可适当加用胰岛素。根据血钾、血钠情况决定补充剂量。根据二氧化碳结合力值或血气分析结果,予以静脉滴注碳酸氢钠溶液。

一般经上述治疗 2~3 天后,病情大多迅速好转,症状缓解。待呕吐停止后,可试进少量流食,以后逐渐增加进食量,调整静脉输液量。

(二)终止妊娠

经上述治疗后,若病情不见好转,反而出现下列情况,应迅速终止妊娠:①持续黄疸。②持续尿蛋白。③体温升高,持续在 38 ℃以上。④心率>120 次/分。⑤多发性神经炎及神经性体征。⑥出现 Wernicke-Korsakoff 综合征。

(三)妊娠剧吐并发 Wernicke-Korsakoff 综合征的治疗

如不紧急治疗,该综合征的死亡率高达 50%,即使积极处理,死亡率约 17%。在未补给足量维生素 B_1 前,静脉滴注葡萄糖会进一步加重三羧酸循环障碍,使病情加重,导致患者昏迷甚至死亡。对长期不能进食的患者应给维生素 B_1 注射液 400~600 mg 分次肌内注射,以后每天 100 mg 肌内注射至能正常进食为止,然后改口服,并给予多种维生素。同时应对其内分泌及神经状态进行评价,对病情严重者及时终止妊娠。早期大量维生素 B_1 治疗,上述症状可在数天至数周内有不同程度的恢复,但仍有 60% 的患者不能得到完全恢复,特别是记忆恢复往往需要1年左右的时间。

八、护理

(一)心理护理

了解患者的心理状态,充分调动患者的主动性,帮患者分析病情,使患者了解妊娠剧吐是一种常见的生理现象,经过治疗和护理是可以预防和治愈的,消除不必要的思想顾虑,克服妊娠剧吐带来的不适,树立妊娠的信心,提高心理舒适度。

(二)输液护理

考虑患者的感受,输液前做好解释工作,操作时做到沉着、稳健、熟练、一针见血,尽可能减少穿刺中的疼痛,经常巡视输液情况,观察输液是否通畅,针头是否脱出,输液管有无扭曲、受压,注射部位有无液体外溢、疼痛等。

(三)饮食护理

妊娠剧吐往往与孕妇自主神经系统稳定性、精神状态、生活环境有密切关系,患者在精神紧张下,呕吐更加频繁,引起水、电解质紊乱,由于呕吐后怕进食,长期饥饿热量摄入不足,故在治疗同时应注意患者的心理因素,予以解释安慰,妊娠剧吐患者见到食物往往有种恐惧心理,食欲缺乏,因此,呕吐时禁食,使胃肠得到休息。但呕吐停止后应适当进食,饮食以清淡、易消化为主,还应含丰富蛋白质和碳水化合物,可少量多餐,对患者进行营养与胎儿发育指导,把进餐当成轻松愉快的享受而不是负担,使胎儿有足够的营养,顺利度过早孕反应期。

(四)家庭护理

(1)少吃多餐,选择能被孕妇接受的食物,以流质为主,避免油腻、异味,吐后应继续再吃,若食后仍吐,多次进食补充,仍可保持身体营养的需要,同时避免过冷过热的食物。必要时饮口服补液盐。

(2)卧床休息,环境安静,通风,减少在视线范围内引起不愉快的情景和异味。呕吐时做深呼吸和吞咽动作(即大口喘气),呕吐后要及时漱口,注意口腔卫生。另外要保持外阴的清洁,床铺的整洁。

(3)关心、体贴孕妇,解除不必要的顾虑,孕妇保持心情愉快,避免急躁和情绪激动。

(4)若呕吐导致体温上升,脉搏增快,眼眶凹陷,皮肤无弹性,精神异常,要立即送医院。

九、健康指导

(1)保持情绪的安定与舒畅。

(2)居室尽量布置得清洁、安静、舒适。避免异味的刺激。呕吐后应立即清除呕吐物,以避免恶性刺激,并用温开水漱口,保持口腔清洁。

(3)注意饮食卫生,饮食宜营养价值稍高且易消化为主。可采取少吃多餐的方法。

(4)为防止脱水,应保持每天的液体摄入量,平时宜多吃一些西瓜、生梨、甘蔗等水果。

(5)呕吐严重者,须卧床休息。

(6)保持大便的通畅。

(7)呕吐较剧者,可在食前口中含生姜1片,以达到暂时止呕的目的。

(杨立华)

第二节　异位妊娠

受精卵在于子宫体腔以外着床称为异位妊娠,习称宫外孕。异位妊娠依受精卵在子宫体腔外种植部位不同分为输卵管妊娠、卵巢妊娠、腹腔妊娠、阔韧带妊娠和宫颈妊娠(图6-1)。

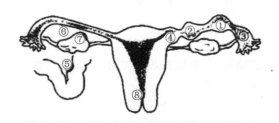

①输卵管壶腹部妊娠;②输卵管峡部妊娠;③输卵管伞部妊娠;④输卵管间
质部妊娠;⑤腹腔妊娠;⑥阔韧带妊娠;⑦卵巢妊娠;⑧宫颈妊娠

图 6-1 异位妊娠的发生部位

异位妊娠是妇产科常见的急腹症,发病率约 1%,是孕产妇的主要死亡原因之一。以输卵管妊娠最常见。输卵管妊娠占异位妊娠 95% 左右,其中壶腹部妊娠最多见,约占 78%,其次为峡部、伞部、间质部妊娠较少见。

一、病因

(一)输卵管炎症

此是异位妊娠的主要病因。可分为输卵管黏膜炎和输卵管周围炎。输卵管黏膜炎轻者可发生黏膜皱褶粘连、管腔变窄。或使纤毛功能受损,从而导致受精卵在输卵管内运行受阻并于该处着床;输卵管周围炎病变主要在输卵管浆膜层或浆肌层,常造成输卵管周围粘连、输卵管扭曲、管腔狭窄、蠕动减弱而影响受精卵运行。

(二)输卵管手术史输卵管绝育史及手术史者

输卵管妊娠的发生率为 10%~20%。尤其是腹腔镜下电凝输卵管及硅胶环套术绝育,可因输卵管瘘或再通而导致输卵管妊娠。曾经接受输卵管粘连分离术、输卵管成形术(输卵管吻合术或输卵管造口术)者,在再次妊娠时输卵管妊娠的可能性亦增加。

(三)输卵管发育不良或功能异常

输卵管过长、肌层发育差、黏膜纤毛缺乏、双输卵管、输卵管憩室或有输卵管副伞等,均可造成输卵管妊娠。输卵管功能(包括蠕动、纤毛活动以及上皮细胞分泌)受雌、孕激素调节。若调节失败,可影响受精卵正常运行。

(四)辅助生殖技术

近年,由于辅助生育技术的应用,使输卵管妊娠发生率增加,既往少见的异位妊娠,如卵巢妊娠、宫颈妊娠、腹腔妊娠的发生率增加。1998 年,美国报道因助孕技术应用所致输卵管妊娠的发生率为 2.8%。

(五)避孕失败

宫内节育器避孕失败,发生异位妊娠的机会较大。

(六)其他

子宫肌瘤或卵巢肿瘤压迫输卵管,影响输卵管管腔通畅,使受精卵运行受阻。输卵管子宫内膜异位可增加受精卵着床于输卵管的可能性。

二、病理

(一)输卵管妊娠的特点

输卵管管腔狭小,管壁薄且缺乏黏膜下组织,其肌层远不如子宫肌壁厚与坚韧,妊娠时不能形成完好的蜕膜,不利于胚胎的生长发育,常发生以下结局:

1.输卵管妊娠流产

多见于妊娠 8~12 周输卵管壶腹部妊娠。受精卵种植在输卵管黏膜皱襞内,由于蜕膜形成不完整,发育中的胚泡常向管腔突出,最终突破包膜而出血,胚泡与管壁分离,若整个胚泡剥离落入管腔,刺激输卵管逆蠕动经伞端排出到腹腔,形成输卵管妊娠完全流产,出血一般不多。若胚泡剥离不完整,妊娠产物部分排出到腹腔,部分尚附着于输卵管壁,形成输卵管妊娠不全流产,滋养细胞继续侵蚀输卵管壁,导致反复出血,形成输卵管血肿或输卵管周围血肿,血液不断流出并积聚在直肠子宫陷窝形成盆腔血肿,量多时甚至流入腹腔。

2.输卵管妊娠破裂

多见于妊娠 6 周左右输卵管峡部妊娠。受精卵着床于输卵管黏膜皱襞间,胚泡生长发育时绒毛向管壁方向侵蚀肌层及浆膜,最终穿破浆膜,形成输卵管妊娠破裂。输卵管肌层血管丰富。短期内可发生大量腹腔内出血,使患者出现休克。其出血量远较输卵管妊娠流产多,腹痛剧烈;也可反复出血,在盆腔与腹腔内形成血肿。孕囊可自破裂口排出,种植于任何部位。若胚泡较小则可被吸收;若过大则可在直肠子宫陷凹内形成包块或钙化为石胎。

输卵管间质部妊娠虽少见,但后果严重,其结局几乎均为输卵管妊娠破裂。由于输卵管间质部管腔周围肌层较厚、血运丰富,因此破裂常发生于孕 12~16 周。其破裂犹如子宫破裂,症状较严重,往往在短时间内出现低血容量休克症状。

3.陈旧性宫外孕

输卵管妊娠流产或破裂,若长期反复内出血形成的盆腔血肿不消散,血肿机化变硬并与周围组织粘连,临床上称为陈旧性宫外孕。

4.继发性腹腔妊娠

无论输卵管妊娠流产或破裂,胚胎从输卵管排入腹腔内或阔韧带内,多数死亡,偶尔也有存活者。若存活胚胎的绒毛组织附着于原位或排至腹腔后重新种植而获得营养,可继续生长发育,形成继发性腹腔妊娠。

(二)子宫的变化

输卵管妊娠和正常妊娠一样,合体滋养细胞产生 HCG 维持黄体生长,使类固醇激素分泌增加,致使月经停止来潮、子宫增大变软、子宫内膜出现蜕膜反应。若胚胎受损或死亡,滋养细胞活力消失,蜕膜自宫壁剥离而发生阴道流血。有时蜕膜可完整剥离,随阴道流血排出三角形蜕膜管型;有时呈碎片排出。排出的组织见不到绒毛,组织学检查无滋养细胞,此时血 β-HCG 下降。子宫内膜形态学改变呈多样性,若胚胎死亡已久,内膜可呈增生期改变,有时可见 Arias-Stella(A-S)反应,镜检见内膜腺体上皮细胞增生、增大,细胞边界不清,腺细胞排列成团突入腺腔,细胞极性消失,细胞核肥大、深染,细胞质有空泡。这种子宫内膜过度增生和分泌反应,可能为类固醇激素过度刺激所引起;若胚胎死亡后部分深入肌层的绒毛仍存活,黄体退化迟缓,内膜仍可呈分泌反应。

三、临床表现

输卵管妊娠的临床表现与受精卵着床部位、有无流产或破裂，以及出血量多少与时间长短等有关。

(一)症状

典型症状为停经后腹痛与阴道流血。

1.停经

除输卵管间质部妊娠停经时间较长外，多有6～8周停经史。有20％～30％患者无停经史，将异位妊娠时出现的不规则阴道流血误认为月经。或由于月经过期仅数天而不认为是停经。

2.腹痛

腹痛是输卵管妊娠患者的主要症状。在输卵管妊娠发生流产或破裂之前，由于胚胎在输卵管内逐渐增大，常表现为一侧下腹部隐痛或酸胀感。当发生输卵管妊娠流产或破裂时，突感一侧下腹部撕裂样疼痛，常伴有恶心、呕吐。若血液局限于病变区，主要表现为下腹部疼痛，当血液积聚于直肠子宫陷凹时，可出现肛门坠胀感。随着血液由下腹部流向全腹，疼痛可由下腹部向全腹部扩散，血液刺激膈肌，可引起肩胛部放射性疼痛及胸部疼痛。

3.阴道流血

胚胎死亡后。常有不规则阴道流血，色暗红或深褐，量少呈点滴状，一般不超过月经量，少数患者阴道流血量较多，类似月经。阴道流血可伴有蜕膜管型或蜕膜碎片排出，系子宫蜕膜剥离所致。阴道流血一般常在病灶去除后方能停止。

4.晕厥与休克

由于腹腔内出血及剧烈腹痛，轻者出现晕厥，严重者出现失血性休克。出血量越多越快，症状出现越迅速越严重，但与阴道流血量不成正比。

5.腹部包块

输卵管妊娠流产或破裂时所形成的血肿时间较久者，由于血液凝同并与周围组织或器官(如子宫、输卵管、卵巢、肠管或大网膜等)发生粘连形成包块，包块较大或位置较高者，腹部可扪及。

(二)体征

根据患者内出血的情况，患者可呈贫血貌。腹部检查：下腹压痛、反跳痛明显，出血多时，叩诊有移动性浊音。

四、处理原则

处理原则以手术治疗为主，其次是药物治疗。

(一)药物治疗

1.化学药物治疗

主要适用于早期输卵管妊娠、要求保存生育能力的年轻患者。符合下列条件可采用此法：①无药物治疗的禁忌证；②输卵管妊娠未发生破裂或流产；③输卵管妊娠包块直径≤4 cm；④血β-HCG<2 000 U/L；⑤无明显内出血，常用甲氨蝶呤(MTX)，治疗机制是抑制滋养细胞增生，破坏绒毛，使胚胎组织坏死、脱落、吸收。但在治疗中若病情无改善，甚至发生急性腹痛或输卵管破裂症状，则应立即进行手术治疗。

2.中医药治疗

中医学认为本病属血瘀少腹,不通则痛的实证。以活血化瘀、消癥为治则,但应严格掌握指征。

(二)手术治疗

手术治疗分为保守手术和根治手术。保守手术为保留患侧输卵管,根治手术为切除患侧输卵管。手术治疗适用于:①生命体征不稳定或有腹腔内出血征象者;②诊断不明确者;③异位妊娠有进展者(如血β-HCG处于高水平,附件区大包块等);④随诊不可靠者;⑤药物治疗禁忌证者或无效者。

1.保守手术

此适用于有生育要求的年轻妇女,特别是对侧输卵管已切除或有明显病变者。

2.根治手术

此适用于无生育要求的输卵管妊娠内出血并发休克的急症患者。

3.腹腔镜手术

这是近年治疗异位妊娠的主要方法。

五、护理

(一)护理评估

1.病史

应仔细询问月经史,以准确推断停经时间。注意不要将不规则阴道流血误认为末次月经,或由于月经仅过期几天,不认为是停经。此外,对不孕、放置宫内节育器、绝育术、输卵管复通术、盆腔炎等与发病相关的高危因素应予高度重视。

2.身心状况

输卵管妊娠发生流产或破裂前,症状及体征不明显。当患者腹腔内出血较多时呈贫血貌,严重者可出现面色苍白,四肢湿冷,脉快、弱、细,血压下降等休克症状。体温一般正常,出现休克时体温略低,腹腔内血液吸收时体温略升高,但不超过38℃。下腹有明显压痛、反跳痛,尤以患侧为重,肌紧张不明显,叩诊有移动性浊音。血凝后下腹可触及包块。

由于输卵管妊娠流产或破裂后,腹腔内急性大量出血及剧烈腹痛,以及妊娠终止的现实都将是孕妇出现较为激烈的情绪反应。可表现为哭泣、自责、无助、抑郁和恐惧等行为。

3.诊断检查

(1)腹部检查:输卵管妊娠流产或破裂者,下腹部有明显压痛或反跳痛,尤以患侧为甚,轻度腹肌紧张;出血多时,叩诊有移动性浊音;如出血时间较长,形成血凝块,在下腹可触及软性肿块。

(2)盆腔检查:输卵管妊娠未发生流产或破裂者,除子宫略大较软外,仔细检查可能触及胀大的输卵管并有轻度压痛。输卵管妊娠流产或破裂者,阴道后穹隆饱满,有触痛。将宫颈轻轻上抬或左右摇动时引起剧烈疼痛,称为宫颈抬举痛或摇摆痛,是输卵管妊娠的主要体征之一。子宫稍大而软,腹腔内出血多时子宫检查呈漂浮感。

(3)阴道后穹隆穿刺:是一种简单、可靠的诊断方法,适用于疑有腹腔内出血的患者。由于腹腔内血液易积聚于子宫直肠陷凹,抽出暗红色不凝血为阳性,说明存在血腹症。无内出血、内出血量少、血肿位置较高或子宫直肠陷凹有粘连者,可能抽不出血液,因而穿刺阴性不能排除输卵管妊娠存在。如有移动性浊音,可做腹腔穿刺。

(4)妊娠试验:放射免疫法测血中 HCG,尤其是 β-HCG 阳性有助诊断。虽然此方法灵敏度高,异位妊娠的阳性率一般可达 80%～90%,但 β-HCG 阴性者仍不能完全排除异位妊娠。

(5)血清孕酮测定:对判断正常妊娠胚胎的发育情况有帮助,血清孕酮＜5 ng/mL 应考虑宫内妊娠流产或异位妊娠。

(6)超声检查:B 超显像有助于诊断异位妊娠。阴道 B 超检查较腹部 B 超检查准确性高。诊断早期异位妊娠。单凭 B 超现象有时可能会误诊。若能结合临床表现及 β-HCG 测定等,对诊断的帮助很大。

(7)腹腔镜检查:适用于输卵管妊娠尚未流产或破裂的早期患者和诊断有困难的患者,腹腔内有大量出血或伴有休克者,禁做腹腔镜检查。在早期异位妊娠患者,腹腔镜可见一侧输卵管肿大,表面紫蓝色,腹腔内无出血或有少量出血。

(8)子宫内膜病理检查:诊刮仅适用于阴道流血量较多的患者,目的在于排除宫内妊娠流产。将宫腔排出物或刮出物做病理检查,切片中见到绒毛,可诊断为宫内妊娠,仅见蜕膜未见绒毛者有助于诊断异位妊娠。现已经很少依靠诊断性刮宫协助诊断。

(二)护理诊断

1.潜在并发症

出血性休克。

2.恐惧

与担心手术失败有关。

(三)预期目标

(1)患者休克症状得以及时发现并缓解。

(2)患者能以正常心态接受此次妊娠失败的事实。

(四)护理措施

1.接受手术治疗患者的护理

(1)护士在严密监测患者生命体征的同时,配合医师积极纠正患者休克症状,做好术前准备。手术治疗是输卵管异位妊娠的主要处理原则。对于严重内出血并发休克的患者,护士应立即开放静脉,交叉配血,做好输血输液的准备。以便配合医师积极纠正休克,补充血容量,并按急症手术要求迅速做好手术准备。

(2)加强心理护理:护士于术前简洁明了地向患者及家属讲明手术的必要性,并以亲切的态度和切实的行动赢得患者及家属的信任,保持周围环境的安静、有序,减少和消除患者的紧张、恐惧心理,协助患者接受手术治疗方案。术后,护士应帮助患者以正常的心态接受此次妊娠失败的现实,向她们讲述异位妊娠的有关知识,一方面可以减少因害怕再次发生移位妊娠而抵触妊娠的不良情绪,另一方面也可以增加和提高患者的自我保健意识。

2.接受非手术治疗患者的护理

对于接受非手术治疗方案的患者,护士应从以下几方面加强护理。

(1)护士需密切观察患者的一般情况、生命体征,并重视患者的主诉,尤应注意阴道流血量与腹腔内出血量不成比例,当阴道流血量不多时,不要误认为腹腔内出血量亦很少。

(2)护士应告诉患者病情发展的一些指征,如出血增多、腹痛加剧、肛门坠胀感明显等,以便当患者病情发展时,医患均能及时发现,给予相应处理。

(3)患者应卧床休息,避免腹部压力增大,从而减少异位妊娠破裂的机会。在患者卧床期间,护士需提供相应的生活护理。

（4）护士应协助正确留取血标本,以检测治疗效果。

（5）护士应指导患者摄取足够的营养物质,尤其是富含铁蛋白的食物,如动物肝脏、肉类、豆类、绿叶蔬菜以及黑木耳等,以促进血红蛋白的增加,增强患者的抵抗力。

3.出院指导

输卵管妊娠的预后在于防治输卵管的损伤和感染,因此护士应做好妇女的健康保健工作,防止发生盆腔感染。教育患者保持良好的卫生习惯,勤洗浴、勤换衣,性伴侣稳定。发生盆腔炎后须立即彻底治疗,以免延误病情。另外,由于输卵管妊娠者中约有10%的再发生率和50%～60%的不孕率。因此,护士需告诫患者,下次妊娠时要及时就医,并且不宜轻易终止妊娠。

（五）护理评价

（1）患者的休克症状得以及时发现并纠正。

（2）患者消除了恐惧心理.愿意接受手术治疗。

（杨立华）

第三节　羊水异常

一、概述

（一）定义

1.羊水过多

妊娠期间羊水量超过2 000 mL,为羊水过多。羊水的外观和性状与正常无异样,多数孕妇羊水增多缓慢,在较长时间内形成,称为慢性羊水过多;少数孕妇可在数天内羊水急剧增加,称为急性羊水过多。其发生率为0.5%～1.0%。

2.羊水过少

妊娠晚期羊水量少于300 mL为羊水过少。羊水过少的发病率为0.4%～4.0%,羊水过少严重影响胎儿预后,羊水量少于50 mL,围生儿的死亡率也高达88%。

（二）主要发病机制

胎儿畸形羊水循环障碍,多胎妊娠血压循环量增加,胎儿尿量增加,胎盘病变、妊娠合并症等导致羊水过多或过少。

（三）治疗原则

治疗方法取决于胎儿有无畸形、孕周大小及孕妇自觉症状的严重程度,羊水过多时应在分娩期警惕脐带脱垂和胎盘早剥的发生。

二、护理评估

（一）健康史

详细询问病史,了解孕妇年龄、有无妊娠合并症、有无先天畸形家族史及生育史。若孕妇羊水过少,应了解其自觉胎动情况。

(二)症状体征

1.羊水过多

(1)急性羊水过多:较少见,多发生于妊娠20~24周,由于羊水量急剧增多,在数天内子宫急剧增大,横膈上抬,患者出现呼吸困难,不能平卧,甚至出现发绀,孕妇表情痛苦,腹部因张力过大而感到疼痛,食量减少。由于胀大的子宫压迫下腔静脉,影响静脉回流,导致孕妇下肢及外阴部水肿、静脉曲张。

(2)慢性羊水过多:较多见,多发生于妊娠晚期,羊水可在数周内逐渐增多,多数孕妇能适应,常在产前检查时发现。孕妇子宫大于妊娠月份,腹部膨隆,腹壁皮肤发亮、变薄,触诊时感到皮肤张力大,胎位不清,胎心遥远或听不到。羊水过多的孕妇容易并发妊娠期高血压疾病、胎位不正、早产等。患者破膜后因子宫骤然缩小,可以引起胎盘早剥。产后因患者子宫过大,可引起子宫收缩乏力而致产后出血。

2.羊水过少

孕妇于胎动时感觉腹痛,检查时发现宫高、腹围小于同期正常妊娠孕妇,子宫的敏感度较高,轻微的刺激即可引起宫缩,临产后阵痛剧烈,宫缩不协调,宫口扩张缓慢,产程延长。羊水过少若发生在妊娠早期,可以导致胎膜与胎体相连;若发生妊娠中、晚期,子宫周围压力容易对胎儿产生影响,造成胎儿斜颈、曲背、手足畸形等异常。

(三)辅助检查

1.B超

测量单一最大羊水暗区垂直深度(AFV),AFV≥8 cm即可诊断为羊水过多,若用羊水指数法,羊水指数(AFI)≥25 cm为羊水过多。测量单一最大羊水暗区垂直深度≤2 cm即可考虑为羊水过少,≤1 cm为严重羊水过少;若用羊水指数法,AFI≤5.0 cm可诊断为羊水过少,<8.0 cm应警惕羊水过少的可能。除羊水测量外,B超还可判断胎儿有无畸形,羊水与胎儿的交界情况等。

2.神经管缺陷胎儿的检测

此类胎儿可做羊水及母血甲胎蛋白(AFP)测定。若为神经管缺陷胎儿,羊水中的甲胎蛋白均值超过正常妊娠平均值3个标准差以上有助于诊断。

3.电子胎儿监护

电子胎儿监护可出现胎心变异减速和晚期减速。

4.胎儿染色体检查

需排除胎儿染色体异常时可做羊水细胞培养,或采集胎儿脐带血细胞培养,做染色体核型分析,荧光定量 PCR 法快速诊断。

5.羊膜囊造影

羊膜囊造影用以了解胎儿有无消化道畸形,但应注意造影剂对胎儿有一定损害,还可能引起胎儿早产和宫腔内感染,应慎用。

(四)高危因素

胎儿畸形、胎盘功能减退、羊膜病变、双胎、母胎血型不合、糖尿病、母体妊娠期高血压疾病可能导致的胎盘血流减少等。

(五)心理-社会因素

孕妇及家属因担心胎儿可能会有某种畸形,会感到紧张、焦虑不安,甚至产生恐惧心理。

三、护理措施

(一)常规护理

向孕妇及其家属介绍羊水过多或过少的原因及注意事项,包括:指导孕妇摄取低钠饮食,防止便秘;减少增加腹压的活动以防胎膜早破;改善胎盘血液供应;自觉胎动监测;出生后的胎儿应认真全面评估,识别畸形。

(二)症状护理

观察孕妇的生命体征,定期测量宫高、腹围和体重,判断病情进展,并及时发现并发症。观察胎心、胎动及宫缩,及早发现胎儿宫内窘迫及早产的征象。羊水过多时行人工破膜,应密切观察胎心和宫缩,及时发现胎盘早剥和脐带脱垂的征象。产后应密切观察子宫收缩及阴道流血情况,防止产后出血。发生羊水过少时,严格 B 超监测羊水量,并注意观察有无胎儿畸形。

(三)孕产期处理

(1)羊水过多:腹腔穿刺放羊水时应防止速度过快、量过多,一次放羊水量不超过 1 500 mL,放羊水后腹部放置沙袋或加腹带包扎以防血压骤降发生休克。腹腔穿刺放羊水时应注意无菌操作,防止发生感染,同时按医嘱给予抗感染药物。

(2)羊水过少患者合并有过期妊娠、胎儿生长受限等,需及时终止妊娠,应遵医嘱做好阴道助产或剖宫产的准备。若羊水过少患者合并胎膜早破或者产程中发现羊水过少,需遵医嘱进行预防性羊膜腔灌注治疗,应注意严格无菌操作,防止发生感染,同时按医嘱给予抗感染药物。有国外文献报道,羊膜腔输液的治疗方法不降低剖宫产和新生儿窒息的发生率,反而可能增加胎粪吸入综合征的发生率,此项治疗手段现已较少应用。

(四)心理护理

让孕妇及家人了解羊水过多或过少的发生发展过程,正确面对羊水过多或过少可能给胎儿带来的不良结局,引导孕产妇减少焦虑,主动参与治疗护理过程。

四、健康指导

羊水过多或过少产妇若胎儿正常,母婴健康平安,应做好正常分娩及产后的健康指导;羊水过多或过少合并胎儿畸形者,应积极进行健康宣教,引导孕产妇正确面对终止妊娠,顺利度过产褥期。

五、注意事项

腹腔穿刺放羊水时严格操作;严密观察羊水量、性质、病情等变化。

(杨立华)

第四节　脐　带　异　常

一、概述

(一)定义

脐带异常包括脐带先露或脱垂、脐带缠绕、脐带长度异常、脐带打结、脐带扭转等,可引起胎儿急性或慢性缺氧,甚至胎死宫内。本节以脐带先露与脱垂为例进行讨论。脐带先露是指胎膜未破时脐带位于胎先露部前方或一侧,脐带脱垂是指胎膜破裂后脐带脱出于宫颈口外,降至阴道内甚至露于外阴部。

(二)病因

导致脐带先露与脱垂的主要原因有头盆不称、胎头入盆困难、胎位异常(如臀先露、肩先露、枕后位)、胎儿过小、羊水过多、脐带过长、脐带附着异常及低置胎盘等。

(三)治疗原则

早期发现脐带异常,迅速解除脐带受压,选择正确的分娩方式,保障胎儿安全。

二、护理评估

(一)健康史

详细了解产前检查结果,有无羊水过多、胎儿过小、胎位异常、低置胎盘等。

(二)临床表现

1.症状

若脐带未受压可无明显症状,若脐带受压,产妇自觉胎动异常甚至消失。

2.体征

出现频繁的变异减速,上推胎先露部及抬高臀部后恢复,若胎儿缺氧严重可伴有胎心消失。胎膜已破者,阴道检查可在胎先露旁或前方触及脐带,甚至脐带脱出于外阴。

(三)辅助检查

1.产科检查

在胎先露旁或前方触及脐带,甚至脐带脱出于外阴。

2.胎儿电子监护

胎儿电子监护可发现伴有频繁的变异减速,甚至胎心音消失。

3.B型超声检查

B型超声检查有助于明确诊断。

(四)心理-社会因素

评估孕产妇及家属有无焦虑、恐慌等心理问题,对脐带脱垂的认识程度及家庭支持度。

(五)高危因素

(1)胎儿过小者。

(2)羊水过多者。

(3)脐带过长者。

(4)胎先露部入盆困难者。

(5)胎位异常者,如肩先露、臀先露等。

(6)胎膜早破而胎先露未衔接者。

(7)脐带附着位置低或低置胎盘者。

三、护理措施

(一)常规护理

除产科常规护理外,还需注意协助孕妇取臀高位卧床休息,以缓解脐带受压。

(二)分娩方式的选择

1.脐带先露

若为经产妇,胎膜未破,宫缩良好,且胎心持续良好者,可在严密监护下经阴道分娩;若为初产妇或足先露、肩先露者,应行剖宫产术。

2.脐带脱垂

胎心尚好,胎儿存活者,应尽快娩出胎儿。对于宫口开全,胎先露部已达坐骨棘水平以下者,还纳脐带后行阴道助产术;若产妇宫口未开全,应立即协助产妇取头低臀高位,将胎先露部上推,还纳脐带,应用宫缩抑制剂,缓解脐带受压,严密监测胎心的同时尽快行剖宫产术。

(三)心理护理

(1)了解孕产妇及家属的心理状态,并予以心理支持,缓解其紧张、焦虑情绪。

(2)讲解脐带脱垂相关知识,以取得其对诊疗护理工作的配合。

四、健康指导

(1)教会孕妇自数胎动,以便早期发现胎动异常。

(2)督促其定期产前检查,妊娠晚期及临产后再次行超声检查。

五、注意事项

脐带脱垂为非常紧急的情况,一旦发现,应立即进行脐带还纳,并保持手在阴道内,直到胎儿娩出。

(杨立华)

第五节 产力异常

一、疾病概要

产力是以子宫收缩力为主,子宫收缩力贯穿于分娩全过程。在分娩过程中,子宫收缩的节律性,对称性及极性不正常或强度、频率发生改变时,称子宫收缩力异常,简称产力异常。子宫收缩力异常临床上分为子宫收缩乏力和子宫收缩过强两类,每类又分为协调性子宫收缩和不协调收缩性子宫收缩,具体分类见(图 6-2)。

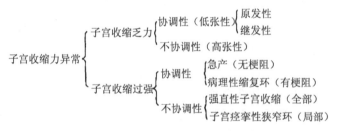

图 6-2 子宫收缩力异常的分类

二、子宫收缩乏力

(一)护理评估

1.病史

有头盆不称或胎位异常;胎儿先露部下降受阻;子宫壁过度伸展;多产妇子宫肌纤维变性;子宫发育不良或畸形;产妇精神紧张及过度疲劳;内分泌失调产妇体内雌激素、缩宫素、前列腺素、乙酰胆碱等分泌不足;过多应用镇静剂或麻醉剂等因素。

2.身心状况

(1)宫缩乏力:有原发性和继发性两种。原发性宫缩乏力是指产程开始就出现宫缩乏力,宫口不能如期扩张,胎先露部不能如期下降,导致产程延长;继发性宫缩乏力是指产程开始子宫收缩正常,只是在产程较晚阶段(多在活跃期后期或第二产程),子宫收缩转弱,产程进展缓慢甚至停滞。

协调性宫缩乏力(低张性宫缩乏力):子宫收缩具有正常的节律性、对称性和极性,但收缩力弱,宫腔内压力低,表现为持续时间短,间歇期长且不规律,宫缩<2 次/10 分钟。此种宫缩乏力,多属继发性宫缩乏力。协调性宫缩乏力时由于宫腔内压力低,对胎儿影响不大。

不协调性宫缩乏力(高张性宫缩乏力):子宫收缩的极性倒置,宫缩的兴奋点不是起自两侧宫角部,而是来自子宫下段的一处或多处冲动,子宫收缩波由下向上扩散,收缩波小而不规律,频率高,节律不协调;宫腔内压力虽高,但宫缩时宫底部不强,而是子宫下段强,宫缩间歇期子宫壁也不完全松弛,表现为子宫收缩不协调,宫缩不能使宫口扩张,不能使胎先露部下降,属无效宫缩。

(2)产程延长:通过肛查或阴道检查,发现宫缩乏力导致异常(图 6-3)。产程延长有以下7 种。

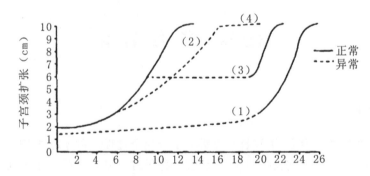

(1)潜伏期延长;(2)活跃期延长;(3)活跃期停滞;(4)第二产程延长

图 6-3 产程异常示意图

潜伏期延长:从临产规律宫缩开始至宫口扩张 3 cm 称潜伏期。初产妇潜伏期正常约需8 小时,最大时限 16 小时,超过 16 小时称潜伏期延长。

活跃期延长:从宫口扩张 3 cm 开始至宫口开全称活跃期。初产妇活跃期正常约需 4 小时,最大时限 8 小时,超过 8 小时称活跃期延长。

活跃期停滞:进入活跃期后,宫口扩张无进展达 2 小时以上,称活跃期停滞。

第二产程延长:第二产程初产妇超过 2 小时,经产妇超过 1 小时尚未分娩,称第二产程延长。

第二产程停滞:第二产程达 1 小时胎头下降无进展,称第二产程停滞。

胎头下降延缓:活跃期晚期至宫口扩张 9～10 cm,胎头下降速度每小时少于 1 cm,称胎头下降延缓。

胎头下降停滞:活跃期晚期胎头停留在原处不下降达 1 小时以上,称胎头下降停滞。

以上 7 种产程进展异常,可以单独存在,也可以合并存在。当总产程超过 24 小时称滞产。

(3)对产妇的影响:由于产程延长可出现疲乏无力,肠胀气,排尿困难等,影响子宫收缩,严重时可引起脱水,酸中毒,低钾血症;由于第二产程延长,可导致组织缺血,水肿,坏死,形成膀胱阴道瘘或尿道阴道瘘;胎膜早破以及多次肛查或阴道检查增加感染机会;产后宫缩乏力影响胎盘剥离,娩出和子宫壁的血窦关闭,容易引起产后出血。

(4)对胎儿的影响:协调性宫缩乏力容易造成胎头在盆腔内旋转异常,使产程延长,增加手术产机会,对胎儿不利。不协调性宫缩乏力,不能使子宫壁完全放松,对子宫胎盘循环影响大,胎儿在子宫内缺氧,容易发生胎儿窘迫。胎膜早破易造成脐带受压或脱垂,造成胎儿窘迫甚至胎死宫内。

(二)护理诊断

1.疼痛

腹痛与不协调性子宫收缩有关。

2.有感染的危险

感染与产程延长、胎膜破裂时间延长有关。

3.焦虑

焦虑与担心自身和胎儿健康有关。

4.潜在并发症

胎儿窘迫,产后出血。

(三)护理目标

(1)疼痛减轻,焦虑减轻,情绪稳定。

(2)未发生软产道损伤、产后出血和胎儿缺氧。

(3)新生儿健康。

(四)护理措施

首先配合医师寻找原因,估计不能经阴道分娩者遵医嘱做好剖宫产术准备。或阴道分娩过程中应做好助产的准备。估计能经阴道分娩者应实施下列护理措施。

1.加强产时监护,改善产妇全身状况

加强产程观察,持续胎儿电子监护。第一产程应鼓励产妇多进食,必要时静脉补充营养;避免过多使用镇静药物,注意及时排空直肠和膀胱。

2.协助医师加强宫缩

(1)协调性宫缩乏力应实施下列措施:①人工破膜:宫口扩张 3 cm 或 3 cm 以上,无头盆不称,胎头已衔接者,可行人工破膜。②缩宫素静脉滴注:适用于协调性宫缩乏力,宫口扩张3 cm,胎心良好,胎位正常,头盆相称者。使用方法和注意事项如下:取缩宫素 2.5 U 加入 5％葡萄糖液 500 mL 内,使每滴糖液含缩宫素 0.33 mU,从 4～5 滴/分即 12～15 mU/分,根据宫缩强弱进行调整,通常不超过 30～40 滴,维持宫缩为间歇时间 2～3 分钟,持续时间 40～60 秒。对于宫缩仍弱者,应考虑到酌情增加缩宫素剂量。在使用缩宫素时,必须有专人守护,严密观察,应注意观察产程进展,监测宫缩、听胎心率及测量血压。

147

(2)不协调性宫缩乏力应调节子宫收缩,恢复其极性。要点是:①给予强镇静剂哌替啶 100 mg,或安定 10 mg 静脉推注,不协调性宫缩多能恢复为协调性宫缩。②在宫缩恢复为协调性之前,严禁应用缩宫素。③若经处理,不协调性宫缩未能得到纠正,或伴有胎儿窘迫征象,或伴有头盆不称,均应行剖宫产术。④若不协调性宫缩已被控制,但宫缩仍弱时,可用协调性宫缩乏力时加强宫缩的各种方法处理。

3.预防产后出血及感染

破膜 12 小时以上应给予抗生素预防感染。当胎儿前肩娩出时,给予缩宫素 10～20 U 静脉滴注,使宫缩增强,促使胎盘剥离与娩出及子宫血窦关闭。

(五)护理教育

应对孕妇进行产前教育,使孕妇了解分娩是生理过程,增强其对分娩的信心。分娩前鼓励多进食,必要时静脉补充营养;避免过多使用镇静药物,注意检查有无头盆不称等,均是预防宫缩乏力的有效措施;注意及时排空直肠和膀胱,必要时可行温肥皂水灌肠及导尿。

三、子宫收缩过强

(一)护理评估

1.协调性子宫收缩过强(急产)

子宫收缩的节律性,对称性和极性均正常,仅子宫收缩力过强、过频。若产道无阻力,宫口迅速开全,分娩在短时间内结束,总产程不足 3 小时,称急产。经产妇多见。

对产妇及胎儿新生儿的影响:宫缩过强过频,产程过快,可致初产妇宫颈,阴道以及会阴撕裂伤;接产时来不及消毒可致产褥感染;胎儿娩出后子宫肌纤维缩复不良,易发生胎盘滞留或产后出血;宫缩过强,过频影响子宫胎盘血液循环,胎儿在宫内缺氧,易发生胎儿窘迫,新生儿窒息甚至死亡;胎儿娩出过快,胎头在产道内受到的压力突然解除,可致新生儿颅内出血;接产时来不及消毒,新生儿易发生感染;若坠地可致骨折、外伤。

2.不协调性子宫收缩过强

由于分娩发生梗阻或不适当地应用缩宫素,粗暴地进行阴道内操作或胎盘早剥血液浸润子宫肌层等因素造成。引起宫颈内口以上部分的子宫肌层出现强直性痉挛性收缩,宫缩间歇期短或无间歇。产妇烦躁不安,持续性腹痛,拒按。胎位触不清,胎心听不清。有时可出现病理缩复环,血尿等先兆子宫破裂征象。子宫壁局部肌肉呈痉挛性不协调性收缩形成的环状狭窄,持续不放松,称子宫痉挛性狭窄环。狭窄环可发生在宫颈,宫体的任何部分,多在子宫上下段交界处,也可在胎体某一狭窄部,以胎颈,胎腰处常见。

(二)护理措施

(1)有急产史的孕妇,在预产期前 1～2 周不应外出远走,以免发生意外,有条件应提前住院待产。临产后不应灌肠,提前做好接产及抢救新生儿窒息的准备。胎儿娩出时,勿使产妇向下屏气。若急产来不及消毒及新生儿坠地者,新生儿应肌内注射维生素 K_1 10 mg 预防颅内出血,并尽早肌内注射精制破伤风抗毒素 1 500 U。产后仔细检查软产道,若有撕裂应及时缝合。若属未消毒的接产,应给予抗生素预防感染。

(2)确诊为强直性宫缩,应及时给予宫缩抑制剂,如 25% 硫酸镁 20 mL 加入 5% 葡萄糖液 20 mL 内缓慢静脉推注(不少于 5 分钟)。若属梗阻性原因,应立即行剖宫产术。若仍不能缓解强直性宫缩,应行剖宫产术。

（3）子宫痉挛性狭窄环，应认真寻找导致子宫痉挛性狭窄环的原因，及时纠正，停止一切刺激，如禁止阴道内操作，停用缩宫素等。若无胎儿窘迫征象，给予镇静剂，也可给予宫缩抑制剂，一般可消除异常宫缩。

（4）经上述处理，子宫痉挛性狭窄环不能缓解，宫口未开全，胎先露部高，或伴有胎儿窘迫征象，均应立即行剖宫产术。若胎死宫内，宫口已开全，可行乙醚麻醉，经阴道分娩。

（杨立华）

第六节　产道异常

产道是胎儿经阴道娩出时必经的通道，包括骨产道及软产道。产道异常可使胎儿娩出受阻，临床上以骨产道异常多见。

一、骨产道异常

（一）疾病概要

骨盆是产道的主要构成部分，其大小和形状与分娩的难易有直接关系。骨盆结构形态异常，或径线较正常为短，称为骨盆狭窄。

1.骨盆入口平面狭窄

我国妇女状况常见有单纯性扁平骨盆和佝偻病性扁平骨盆两种类型。狭窄分级见表 6-1。

表 6-1　骨盆入口狭窄分级

分级	狭窄程度	分娩方式选择
1 级临界性狭窄（临床常见）	骶耻外径 18 cm 入口前后径 10 cm	绝大多数可经阴道分娩
2 级相对狭窄（临床常见）	骶耻外径 16.5～17.5 cm 入口前后径 8.5～9.5 cm	需经试产后才能决定可否阴道分娩
3 级绝对狭窄	骶耻外径≤16.0 cm 入口前后径≤8.0 cm	必须剖宫产结束分娩

2.中骨盆及出口平面狭窄

我国妇女状况常见有漏斗骨盆和横径狭窄骨盆两种类型。狭窄分级见表 6-2。

表 6-2　骨盆中骨盆及出口狭窄分级

分级	狭窄程度	分娩方式选择
1 级临界性狭窄	坐骨棘间径 10 cm 坐骨结节间径 7.5 cm	根据头盆适应情况考虑可否经阴道分娩； 不宜试产，考虑助产或剖宫产结束分娩
2 级相对狭窄	坐骨棘间径 8.5～9.5 cm 坐骨结节间径 6.0～7.0 cm	

分级	狭窄程度	分娩方式选择
3级绝对狭窄	坐骨棘间径≤8.0 cm	
	坐骨结节间径≤5.5 cm	

3.骨盆三个平面狭窄

骨盆三个平面狭窄称为均小骨盆。骨盆形状正常,但骨盆入口、中骨盆及出口平面均狭窄,各径线均小于正常值 2 cm 或以上,多见于身材矮小、体型匀称妇女。

4.畸形骨盆

畸形骨盆见于小儿麻痹后遗症、先天性畸形、长期缺钙、外伤以及脊柱与骨盆关节结核病等。骨盆变形,左右不对称,骨盆失去正常形态称畸形骨盆。

(二)护理评估

1.病史

询问孕妇幼年有无佝偻病、脊髓灰质炎、脊柱和髋关节结核以及外伤史。对经产妇,应了解既往有无难产史及其发生原因,新生儿有无产伤等。

2.身心状态

(1)骨盆入口平面狭窄的临床表现。①胎头衔接受阻:若入口狭窄时,即使已经临产而胎头仍未入盆,经检查胎头跨耻征阳性。胎位异常如臀先露,颜面位或肩先露的发生率是正常骨盆的3 倍。②临床表现为潜伏期及活跃期早期延长:若已临产,根据骨盆狭窄程度,产力强弱,胎儿大小及胎位情况不同,临床表现也不尽相同。

(2)中骨盆平面狭窄的临床表现。①胎头能正常衔接:潜伏期及活跃期早期进展顺利。当胎头下降达中骨盆时,由于内旋转受阻,胎头双顶径被阻于中骨盆狭窄部位之上,常出现持续性枕横位或枕后位。同时出现继发性宫缩乏力,活跃期后期及第二产程延长甚至第二产程停滞。②中骨盆狭窄的临床表现:当胎头受阻于中骨盆时,有一定可塑性的胎头开始变形,颅骨重叠,胎头受压,使软组织水肿,产瘤较大,严重时可发生脑组织损伤,颅内出血及胎儿宫内窘迫。若中骨盆狭窄程度严重,宫缩又较强,可发生先兆子宫破裂及子宫破裂,强行阴道助产,可导致严重软产道裂伤及新生儿产伤。

(3)骨盆出口平面狭窄的临床表现:骨盆出口平面狭窄与中骨盆平面狭窄常同时存在。若单纯骨盆出口平面狭窄者,第一产程进展顺利,胎头达盆底受阻,胎头双顶径不能通过出口横径。强行阴道助产,可导致软产道,骨盆底肌肉及会阴严重损伤。

3.检查

(1)一般检查:测量身高,孕妇身高 145 cm 应警惕均小骨盆。观察孕妇体型,步态有无跛足,有无脊柱及髋关节畸形,米氏菱形窝是否对称,有无尖腹及悬垂腹等。

(2)腹部检查。①腹部形态:观察腹型,尺测子宫长度及腹围,预测胎儿体重,判断能否通过骨产道。②胎位异常:骨盆入口狭窄往往因头盆不称,胎头不易入盆导致胎位异常,如臀先露、肩先露。③估计头盆关系:正常情况下,部分初孕妇在预产期前 2 周,经产妇于临产后,胎头应入盆。如已临产,胎头仍未入盆,则应充分估计头盆关系。检查头盆是否相称的具体方法:孕妇排空膀胱,仰卧,两腿伸直。检查者将手放在耻骨联合上方,将浮动的胎头向骨盆腔方向推压。若胎头低于耻骨联合前表面,表示胎头可以入盆,头盆相称,称胎头跨耻征阴性;若胎头与耻骨联合前表面在同一平面,表示可疑头盆不称,称胎头跨耻征可疑阳性;若胎头高于耻骨联合前表面,表示头盆明显不称,称胎头跨耻征阳性。图6-4为头盆关系检查。

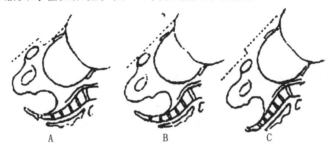

图6-4 头盆关系检查

A.头盆相称;B.头盆可能不称;C.头盆不称

(3)骨盆测量:①骨盆外测量:骨盆外测量各径线<正常值2 cm或以上为均小骨盆。骶耻外径<18 cm为扁平骨盆。坐骨结节间径<8 cm,耻骨弓角度<90°,为漏斗骨盆。骨盆两侧径(以一侧髂前上棘至对侧髂后上棘间的距离)及同侧(从髂前上棘至同侧髂后上棘间的距离)直径相差大于1 cm为偏斜骨盆。②骨盆内测量:骨盆外测量发现异常,应进行骨盆内测量。对角径<11.5 cm,骶岬突出为骨盆入口平面狭窄,属扁平骨盆。中骨盆平面狭窄及骨盆出口平面狭窄往往同时存在,应测量骶骨前面弯度,坐骨棘间径,坐骨切迹宽度。若坐骨棘间径<10 cm,坐骨切迹宽度<2横指,为中骨盆平面狭窄。若坐骨结节间径<8 cm,应测量出口后矢状径及检查骶尾关节活动度,估计骨盆出口平面的狭窄程度。若坐骨结节间径与出口后矢状径之和<15 cm,为骨盆出口狭窄。图6-5为"对角径"测量法。

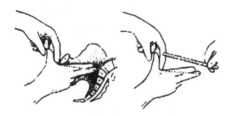

图6-5 "对角径"测量法

(三)护理诊断

1.恐惧

恐惧与分娩结果未知及手术有关。

2.有新生儿受伤的危险

新生儿受伤与手术产有关。

3.有感染的危险

感染与胎膜早破有关。

4.潜在并发症

失血性休克。

(四)护理目标

(1)产妇恐惧感减轻。

(2)孕产妇及新生儿未出现因护理不当引起并发症。

(五)护理措施

1.心理支持及一般护理

在分娩过程中,应安慰产妇,使其精神舒畅,信心倍增,保证营养及水分的摄入,必要时补液。还需注意产妇休息,要监测宫缩强弱,应勤听胎心,检查胎先露部下降及宫口扩张程度。

2.执行医嘱

(1)明确狭窄骨盆类别和程度,了解胎位,胎儿大小,胎心率,宫缩强弱,宫口扩张程度,破膜与否,结合年龄,产次,既往分娩史进行综合判断,决定分娩方式。

(2)骨盆入口平面狭窄在临产前或在分娩发动时有下列情况时实施剖宫产术。①明显头盆不称(绝对性骨盆狭窄):骶耻外径≤16.0 cm,骨盆入口前后径≤8.0 cm,胎头跨耻征阳性者。若胎儿死亡,如骨盆入口前后径<6.5 cm 时,虽碎胎也不能娩出,必须剖宫。②轻度狭窄,同时具有下列情况者:胎儿大、胎位异常、高龄初产妇、重度妊高征及胎儿珍贵患者。③屡有难产史且无一胎儿存活者。

(3)试产:骨盆入口平面狭窄属轻度头盆不称(相对性骨盆狭窄):骶耻外径 16.5～17.5 cm,骨盆入口前后径 8.5～9.5 cm,胎头跨耻征可疑阳性。足月活胎体重<3 000 g,胎心率和产力正常,可在严密监护下进行试产。试产时应密切观察宫缩、胎心音及胎头下降情况,并注意产妇的营养和休息。如宫口渐开大,儿头渐下降入盆,即为试产成功,多能自产,必要时可用负压吸引或产钳助产。若宫缩良好,经 2～4 小时(视头盆不称的程度而定)胎头仍不下降、宫口扩张迟缓或停止扩张者,表明试产失败,应及时行剖宫产术结束分娩。若试产时出现子宫破裂先兆或胎心音有改变,应从速剖宫,并发宫缩乏力、胎膜早破及持续性枕后位者,也以剖宫为宜。如胎儿已死,则以穿颅为宜。

(4)中骨盆及骨盆出口平面狭窄的处理:中骨盆狭窄者,若宫口已开全,胎头双顶径下降至坐骨棘水平以下时,可采用手法或胎头吸引器将胎头位置转正,再行胎头吸引术或产钳术助产;若胎头双顶径阻滞在坐骨棘水平以上时,应行剖宫产术。

出口狭窄多伴有中骨盆狭窄。出口是骨产道最低部位,应慎重选择分娩方式。出口横径<7 cm时,应测后矢状径,即自出口横径的中心点至尾骨尖的距离。如横径与后矢状径之和>15 cm,儿头可通过,大都须作较大的会阴切开,以免发生深度会阴撕裂。如二者之和<15 cm,则胎头不能通过,需剖宫或穿颅。

(5)骨盆三个平面狭窄的处理:若估计胎儿不大,胎位正常,头盆相称,宫缩好,可以试产,通常可通过胎头变形和极度俯屈,以胎头最小径线通过骨盆腔,可能经阴道分娩。若胎儿较大,有明显头盆不称,胎儿不能通过产道,应尽早行剖宫产术。

(6)畸形骨盆的处理:根据畸形骨盆种类,狭窄程度,胎儿大小,产力等情况具体分析。若畸形严重,明显头盆不称者,应及时行剖宫产术。

3.其他

预防并发症及加强新生儿护理

二、软产道异常

软产道异常亦可引起难产,软产道包括子宫下段、宫颈、阴道及外阴。软产道异常所致的难产少见,容易被忽视。应于妊娠早期常规行双合诊检查,以了解外阴、阴道及宫颈情况,以及有无盆腔其他异常等,具有一定临床意义。

（一）外阴异常

有会阴坚韧、外阴水肿、外阴瘢痕等。

（二）阴道异常

有阴道横隔、阴道纵隔、阴道狭窄、阴道尖锐湿疣、阴道囊肿和肿瘤等。

（三）宫颈异常

有宫颈外口黏合、宫颈水肿、宫颈坚韧常见于高龄初产妇、宫颈瘢痕、宫颈癌、宫颈肌瘤、子宫畸形等。

（四）盆腔肿瘤

有子宫肌瘤或卵巢肿瘤等。

（杨立华）

第七节　胎位异常

一、概要

胎位异常是造成难产的常见因素之一。最常见的异常胎位为臀位，占 3％～4％。本节仅介绍持续性枕后位、枕横位、臀先露、肩先露。

（一）持续性枕后位、枕横住

在分娩过程中，胎头以枕后位或枕横位衔接。在下降过程中，胎头枕部因强有力宫缩绝大多数能向前转，转成枕前位自然分娩。仅有 5％～10％胎头枕骨持续不能转向前方，直至分娩后期仍位于母体骨盆后方或侧方，致使分娩发生困难者，称持续性枕后位或持续性枕横位。国外报道发病率均为 5％左右。

（二）臀先露

臀先露是最常见的异常胎位，占妊娠足月分娩总数的 3％～4％，多见于经产妇。臀先露以骶骨为指示点，有骶左前、骶左横、骶左后、骶右前、骶右横、骶右后 6 种胎位。根据胎儿两下肢所取姿势，分为 3 类：单臀先露或腿直臀先露，最多见；完全臀先露或混合臀先露，较多见；不完全臀先露或足位，较少见。

（三）肩先露

胎体纵轴与母体纵轴相垂直为横产式。胎体横卧于骨盆入口之上，先露部为肩，称肩先露，又称横位，占妊娠足月分娩总数的 0.25％，是一种对母儿最不利的胎位。胎儿极小或死胎浸软极度折叠后才能自然娩出外，正常大小的足月胎儿不可能从阴道自产。根据胎头在母体左或右侧和胎儿肩胛朝向母体前或后方，有肩左前、肩左后、肩右前、肩右后 4 种胎位。

二、护理评估

（一）病史

骨盆形态、大小异常是发生持续性枕后位、枕横位的重要原因。胎头俯屈不良、子宫收缩乏力、头盆不称、前置胎盘、膀胱充盈、子宫下段宫颈肌瘤等均可影响胎头内旋转，形成持续性枕横位或枕后位。

肩先露与臀先露发生原因相似有:①胎儿在宫腔内活动范围过大,如羊水过多、经产妇腹壁松弛以及早产儿羊水相对过多,胎儿容易在宫腔内自由活动形成臀先露。②胎儿在宫腔内活动范围受限,如子宫畸形、胎儿畸形等。③胎头衔接受阻,如狭窄骨盆,前置胎盘易发生。

(二)身心状况与检查

1.持续性枕后位、枕横位

(1)表现:临产后胎头衔接较晚及俯屈不良,常导致协调性宫缩乏力及宫口扩张缓慢,产妇自觉肛门坠胀及排便感,致使宫口尚未开全时过早使用腹压。持续性枕后位常致活跃期晚期及第二产程延长。

(2)腹部检查:在宫底部触及胎臀,胎背偏向母体后方或侧方,在对侧明显触及胎儿肢体。若胎头已衔接,有时可在胎儿肢体侧耻骨联合上方扪到胎儿颏部。胎心在脐下一侧偏外方听得最响亮,枕后位时因胎背伸直,前胸贴近母体腹壁,胎心在胎儿肢体侧的胎胸部位也能听到。

(3)肛门检查或阴道检查:当肛查宫口部分扩张或开全时,若为枕后位,感到盆腔后部空虚,查明胎头矢状缝位于骨盆斜径上。前囟在骨盆右前方,后囟(枕部)在骨盆左后方则为枕左后位,反之为枕右后位。查明胎头矢状缝位于骨盆横径上,后囟在骨盆左侧方,则为枕左横位,反之为枕右横位。当出现胎头水肿,颅骨重叠,囟门触不清时,需行阴道检查借助胎儿耳郭及耳屏位置及方向判定胎位,若耳郭朝向骨盆后方,诊断为枕后位;若耳郭朝向骨盆侧方,诊断为枕横位。

(4)B超检查:根据胎头颜面及枕部位置,能准确探清胎头位置以明确诊断。

(5)危害:①对产妇的影响有:胎位异常导致继发性宫缩乏力,使产程延长,常需手术助产,容易发生软产道损伤,增加产后出血及感染机会。若胎头长时间压迫软产道,可发生缺血坏死脱落,形成生殖道瘘。②对胎儿的影响有:第二产程延长和手术助产机会增多,常出现胎儿窘迫和新生儿窒息,使围生儿死亡率增高。

2.臀先露

(1)表现:孕妇常感肋下有圆而硬的胎头。常致宫缩乏力,宫口扩张缓慢,产程延长。

(2)腹部检查:子宫呈纵椭圆形,胎体纵轴与母体纵轴一致。在宫底部可触到圆而硬,按压时有浮球感的胎头。若未衔接,在耻骨联合上方触到不规则,软而宽的胎臀,胎心在脐左(或右)上方听得最清楚。衔接后,胎臀位于耻骨联合之下,胎心听诊以脐下最明显。

(3)肛门检查及阴道检查肛门检查时,触及软而不规则的胎臀或触到胎足、胎膝(图 6-6、图 6-7)。

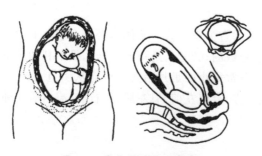

图 6-6　臀先露检查示意图

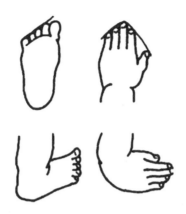

图 6-7 胎手与胎足的鉴别

(4)B超检查：可明确诊断，能准确探清臀先露类型以及胎儿大小，胎头姿势等。

(5)危害：①对产妇的影响有：容易发生胎膜早破或继发性宫缩乏力，使产后出血与产褥感染的机会增多，容易造成宫颈撕裂甚至延及子宫下段。②对胎儿及新生儿的影响有：胎臀高低不平，对前羊膜囊压力不均匀，常致胎膜早破，发生脐带脱垂是头先露的 10 倍，脐带受压可致胎儿窘迫甚至死亡；胎膜早破，使早产儿及低体重儿增多。后出胎头牵出困难，常发生新生儿窒息，臂丛神经损伤及颅内出血。

3.肩先露

(1)表现：分娩初期，因先露部高，不能紧贴子宫下段及宫颈内口，缺乏直接刺激，容易发生宫缩乏力；由于先露部不能紧贴骨盆入口，致前后羊水沟通，当宫缩时，宫颈口处胎膜所承受的压力很大，胎肩对宫颈压力不均，容易发生胎膜破裂及脐带脱垂。破膜后羊水迅速外流，胎儿上肢或脐带容易脱出，导致胎儿窘迫甚至死亡。羊水流出后，胎体紧贴宫壁，宫缩转强，胎肩被挤入盆腔，胎臂可脱出于阴道口外，而胎头和胎体则被阻于骨盆入口之上，称为"忽略性横位。"此时由于羊水流失殆尽，子宫不断收缩，上段越来越厚，下段异常伸展变薄，出现"病理性缩复环"，可导致子宫破裂。由于失血、感染及水、电解质发生紊乱等，可严重威胁产妇生命，多数胎儿因缺氧而死亡。有时破膜后，分娩受阻，子宫呈麻痹状态，产程延长，常并发严重宫腔感染。

(2)腹部检查：外形呈横椭圆形，子宫底部较低，耻骨联合上方空虚，在腹部一侧可触到大而硬的胎头，对侧为臀，胎心在脐周两旁最清晰。子宫呈横椭圆形，子宫长度低于妊娠周数，子宫横径宽。宫底部及耻骨联合上方较空虚，在母体腹部一侧触到胎头，另侧触到胎臀。肩前位时，胎背朝向母体腹壁，触之宽大平坦；肩后位时，胎儿肢体朝向母体腹壁，触及不规则的小肢体。胎心在脐周两侧最清楚。根据腹部检查多能确定胎位。

(3)肛门检查或阴道检查：在临产初期，先露部较高，不易触及，当宫口已扩开。由于先露部不能紧贴骨盆入口，致前后羊水沟通，当宫缩时，宫颈口处胎膜所承受的压力很大，易发生胎膜破裂及脐带或胎臂脱垂。胎膜未破者，因胎先露部浮动于骨盆入口上方，肛查不易触及胎先露部。若胎膜已破，宫口已扩张者，阴道检查可触到肩胛骨或肩峰，肋骨及腋窝。肩胛骨朝向母体前或后方，可决定肩前位或肩后位。例如，胎头在母体右侧，肩胛骨朝向后方，则为肩右后位。胎手若已脱出于阴道口外，可用握手法鉴别是胎儿左手或右手。

(4)B超检查：能准确探清肩先露，并能确定具体胎位。

三、护理诊断

(一)恐惧
恐惧与分娩结果未知及手术有关。

(二)有新生儿受伤的危险
新生儿受伤与胎儿缺氧及手术产有关。

(三)有感染的危险
感染与胎膜早破有关。

(四)潜在并发症
产后出血、子宫破裂、胎儿窘迫。

四、护理目标

(1)产妇恐惧感减轻,积极配合医护工作。

(2)孕产妇及新生儿未出现因护理不当引起并发症。

(3)产妇与家属对胎儿夭折能正确面对。

五、护理措施

(一)及早发现异常并纠正
妊娠期加强围生期保健,宣传产前检查,妊娠发现胎位异常者,配合医师进行纠正。28周以前臀位多能自行转成头位,可不予处理。30周以后仍为臀位者,应设法纠正。常用的矫正方法有以下几种。

1.胸膝卧位

让孕妇排空膀胱,松解裤带,做胸膝卧位姿势,每天2次,每次15分钟,使胎臀离开骨盆腔,有助于自然转正。为了方便进行早晚各做一次为宜,连做1周后复查。

2.激光照射或艾灸至阴穴

激光照射至阴穴,左右两侧各照射10分钟,每天1次,7次为1个疗程,有良好效果。也可用艾灸条,每天1次,每次15~20分钟,5次为1个疗程。1周后复查B超。

3.外转胎位术

现已少用。腹壁较松子宫壁不太敏感者,可试外倒转术,将臀位转为头位。倒转时切勿用力过猛,亦不宜勉强进行,以免造成胎盘早剥。倒转前后均应仔细听胎心音。

(二)执行医嘱,协助做好不同方式分娩的一切准备

1.持续性枕后位、枕横位

在骨盆无异常,胎儿不大时,可以试产。试产时应严密观察产程,注意胎头下降,宫口扩张程度,宫缩强弱及胎心有无改变。

(1)第一产程:①潜伏期:需保证产妇充分营养与休息。若有情绪紧张,睡眠不好可给予哌替啶或地西泮。②活跃期宫口开大3~4 cm,产程停滞除外头盆不称可行人工破膜;若产力欠佳,静脉滴注缩宫素。在试产过程中,出现胎儿窘迫征象,应行剖宫产术结束分娩。

(2)第二产程:若第二产程进展缓慢,初产妇已近2小时,经产妇已近1小时,应行阴道检查。当胎头双顶径已达坐骨棘平面或更低时,可先行徒手将胎头枕部转向前方;若转成枕前位有困难

时,也可向后转成正枕后位,再以产钳助产。若以枕后位娩出时,需作较大的会阴后一斜切开。若胎头位置较高,疑有头盆不称,需行剖宫产术,中位产钳禁止使用。

(3)第三产程:因产程延长,容易发生产后宫缩乏力,胎盘娩出后应立即静脉注射或肌内注射子宫收缩剂,以防发生产后出血。有软产道裂伤者,应及时修补。新生儿应重点监护。产后应给予抗生素预防感染。

2.臀先露

臀位分娩的关键在于胎头能否顺利娩出,儿头娩出的难易,与胎儿与骨盆的大小以及与宫颈是否完全扩展有直接关系。对疑有头盆不称、高龄初产妇及经产妇屡有难产史者,均应仔细检查骨盆及胎儿的大小,常规作 B 超以进一步判断胎儿大小,排除胎儿畸形。未发现异常者,可从阴道分娩,如有骨盆狭窄或相对头盆不称(估计胎儿体重≥3 500 g),或足先露、胎膜早破、胎儿宫内窘迫、脐带脱垂者,以剖宫取胎为宜。因此应根据产妇年龄,胎产次,骨盆类型,胎儿大小,胎儿是否存活,臀先露类型以及有无合并症,于临产初期做出正确判断,决定分娩方式。

(1)择期剖宫产的指征:狭窄骨盆,软产道异常,胎儿体重≥3 500 g,胎儿窘迫,高龄初产,有难产史,不完全臀先露等,均应行剖宫产术结束分娩。

(2)决定经阴道分娩的处理。

第一产程:待产时应耐心等待,做好产妇的思想工作,以解除顾虑,产妇应侧卧,不宜站立走动,少作肛查,不灌肠,尽量避免胎膜破裂。勤听胎心音,一旦破膜,应立即听胎心。若胎心变慢或变快,应行肛查,必要时行阴道检查,了解有无脐带脱垂。若有脐带脱垂,胎心尚好,宫口未开全,为抢救胎儿,需立即行剖宫产术。若无脐带脱垂,可严密观察胎心及产程进展。若出现协调性宫缩乏力,应设法加强宫缩。

臀位接产的关键在于儿头的顺利娩出,而儿头的顺利娩出有赖于产道,特别是宫颈是否充分扩张。胎膜破裂后,当宫口开大 4~5 cm 时,儿臀或儿足出现于阴道口时,消毒外阴之后,用一消毒巾盖住,每次阵缩用手掌紧紧按住使之不能立即娩出,使用"堵"外阴方法。此法有利于后出胎头的顺利娩出。在"堵"的过程中,应每隔 10~15 分钟听胎心一次,并注意宫口是否开全。宫口已开全再堵易引起胎儿窘迫或子宫破裂。宫口近开全时,要做好接产和抢救新生儿窒息的准备。"堵"时用力要适当,忌用暴力,直到胎臀显露于阴道口,检查宫口确已开全为止。"堵"的时间一般需 0.5~1.0 小时,初产妇有时需堵 2~3 小时。

第二产程:臀位阴道分娩,有自然娩出、臀位助产及臀位牵引等 3 种方式。自然分娩系胎儿自行娩出;臀位助产是胎臀及胎足自行娩出后,胎肩及胎头由助产者牵出;臀位牵引系胎儿全部由助产者牵引娩出,为手术的一种,应有一定适应证。后者对胎儿威胁较大。接产前,应导尿排空膀胱。初产妇应做会阴切开术。3 种分娩方式分述如下:①自然分娩:胎儿自然娩出,不做任何牵拉。极少见,仅见于经产妇,胎儿小,宫缩强,骨盆腔宽大者。②臀助产术:当胎臀自然娩出至脐部后,胎肩及后出胎头由接产者协助娩出。脐部娩出后,一般应在 2~3 分钟娩出胎头,最长不能超过 8 分钟。后出胎头娩出有主张用单叶产钳,效果佳。③臀牵引术:胎儿全部由接产者牵拉娩出,此种手术对胎儿损伤大,一般情况下应禁止使用。

第三产程:产程延长易并发子宫收缩乏力性出血。胎盘娩出后,应肌内注射缩宫素或麦角新碱,防止产后出血。行手术操作及有软产道损伤者,应及时检查并缝合,给予抗生素预防感染。

3.肩先露

妊娠期发现肩先露应及时矫正。可采用胸膝卧位,激光照射(或艾灸)至阴穴。上述矫正方法无效,应试行外转胎位术转成头先露,并包扎腹部以固定胎头。若行外转胎位术失败,应提前住院决定分娩方式。

分娩期应根据产妇年龄、胎产次、胎儿大小、骨盆有无狭窄、胎膜是否破裂、羊水留存量、宫缩强弱、宫颈口扩张程度、胎儿是否存活、有无并发感染及子宫先兆破裂等决定分娩方式。

(1)足月活胎,对于有骨盆狭窄、经产妇有难产史、初产妇横位估计经阴道分娩有困难者,应于临产前行择期剖宫产术结束分娩。

(2)初产妇,足月活胎,临产后应行剖宫产术。如系经产妇,宫缩不紧,胎膜未破,仍可试外倒转术,若外倒转失败,也可考虑剖宫产。

(3)破膜后,立即做阴道检查,了解宫颈口扩张情况、胎方位及有无脐带脱垂等。如胎心好,宫颈口扩张不大,特别是初产妇有脐带脱垂,估计短时期内不可能分娩者,应即剖宫取胎。如系经产妇,宫颈口已扩张至 5 cm 以上,胎膜破裂不久,可在全麻麻醉下试做内倒转术,使横位变为臀位,待宫口开全后再行臀位牵引术。如宫口已近开全或开全,倒转后即可作臀牵引。

(4)破膜时间过久,羊水流尽,子宫壁紧贴胎儿,胎儿存活,已形成忽略性横位时,应立即剖宫取胎。如胎儿已死,可在宫颈口开全后做断头术,出现先兆子宫破裂或子宫破裂征象,无论胎儿死活,均应立即行剖宫产术。如宫腔感染严重,应同时切除子宫。

(5)胎儿已死,无先兆子宫破裂征象,若宫口近开全,在全麻下行断头术或碎胎术。

(6)胎盘娩出后应常规检查阴道、宫颈及子宫下段有无裂伤,并及时做必要的处理。如有血尿,应放置导尿管,以防尿瘘形成。产后用抗生素预防感染。

(7)临时发现横位产及无条件就地处理者,可给哌替啶 100 mg 或氯丙嗪 50 mg,设法立即转院,途中尽量减少颠簸,以防子宫破裂。

(杨立华)

第八节 前置胎盘

妊娠 28 周后,胎盘附着于子宫下段,甚至胎盘下缘达到或覆盖宫颈内口,其位置低于胎先露部,称为前置胎盘。前置胎盘是妊娠晚期严重并发症,也是妊娠晚期阴道流血最常见的原因。其发病率国外报道 0.5%,国内报道 0.24%~1.57%。

一、病因

目前尚不清楚,高龄初产妇(年龄>35 岁)、经产妇及多产妇、吸烟或吸毒妇女为高危人群。其病因可能与下述因素有关。

(一)子宫内膜病变或损伤

多次刮宫、分娩、子宫手术史等是前置胎盘的高危因素。上述情况可损伤子宫内膜,引起子宫内膜炎或萎缩性病变,再次受孕时子宫蜕膜血管形成不良、胎盘血供不足,刺激胎盘面积增大延伸到子宫下段。前次剖宫产手术瘢痕可妨碍胎盘在妊娠晚期向上迁移。增加前置胎盘的可能性。据统计发生前置胎盘的孕妇,85%~95%为经产妇。

（二）胎盘异常

双胎妊娠时胎盘面积过大，前置胎盘发生率较单胎妊娠高1倍；胎盘位置正常而副胎盘位于子宫下段接近宫颈内口；膜状胎盘大而薄，扩展到子宫下段，均可发生前置胎盘。

（三）受精卵滋养层发育迟缓

受精卵到达子宫腔后，滋养层尚未发育到可以着床的阶段，继续向下游走到达子宫下段，并在该处着床而发育成前置胎盘。

二、分类

根据胎盘下缘与宫颈内口的关系，将前置胎盘分为3类（图6-8）。

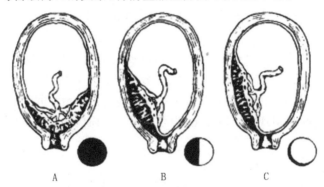

图6-8 前置胎盘的类型
A.完全性前置胎盘；B.部分性前置胎盘；C.边缘性前置胎盘

（1）完全性前置胎盘又称中央性前置胎盘，胎盘组织完全覆盖宫颈内口。

（2）部分性前置胎盘宫颈内口部分为胎盘组织所覆盖。

（3）边缘性前置胎盘胎盘附着于子宫下段，胎盘边缘到达宫颈内口，未覆盖宫颈内口。

胎盘位于子宫下段，与胎盘边缘极为接近，但未达到宫颈内口，称为低置胎盘。胎盘下缘与宫颈内口的关系可因宫颈管消失、宫口扩张而改变。前置胎盘类型可因诊断时期不同而改变，如临产前为完全性前置胎盘，临产后因口扩张而成为部分性前置胎盘。目前临床上均依据处理前最后一次检查结果来决定其分类。

三、临床表现

（一）症状

前置胎盘的典型症状是妊娠晚期或临产时，发生无诱因、无痛性反复阴道流血。妊娠晚期子宫下段逐渐伸展，牵拉宫颈内口，宫颈管缩短；临产后规律宫缩使宫颈管消失成为软产道的一部分。宫颈外口扩张，附着于子宫下段及宫颈内口的胎盘前置部分不能相应伸展而与其附着处分离，血窦破裂出血。前置胎盘出血前无明显诱因，初次出血量一般不多，剥离处血液凝固后，出血自然停止；也有初次即发生致命性大出血而导致休克的。由于子宫下段不断伸展，前置胎盘出血常反复发生，出血量也越来越多。阴道流血发生的迟早、反复发生次数、出血量多少与前置胎盘类型有关。完全性前置胎盘初次出血时间早，多在妊娠28周左右，称为"警戒性出血"。边缘性前置胎盘出血多发生于妊娠晚期或临产后，出血量较少。部分性前置胎盘的初次出血时间、出血量及反复出血次数，介于两者之间。

(二)体征

患者一般情况与出血量有关,大量出血呈现面色苍白、脉搏增快微弱、血压下降等休克表现。腹部检查:子宫软,无压痛,大小与妊娠周数相符。由于子宫下段有胎盘占据,影响胎先露部入盆,故胎先露高浮,易并发胎位异常。反复出血或一次出血量过多,使胎儿宫内缺氧,严重者胎死宫内。当前置胎盘附着于子宫前壁时,可在耻骨联合上方听到胎盘杂音。临产时检查见宫缩为阵发性,间歇期子宫完全松弛。

四、处理原则

处理原则是抑制宫缩、止血、纠正贫血和预防感染。根据阴道流血量、有无休克、妊娠周数、胎位、胎儿是否存活、是否临产及前置胎盘类型等综合作出决定。

(一)期待疗法

应在保证孕妇安全的前提下尽可能延长孕周,以提高围生儿存活率。适用于妊娠<34周、胎儿体重<2 000 g、胎儿存活、阴道流血量不多、一般情况良好的孕妇。

尽管国外有资料证明,前置胎盘孕妇的妊娠结局住院与门诊治疗并无明显差异,但我国仍应强调住院治疗。住院期间密切观察病情变化,为孕妇提供全面优质护理是期待疗法的关键措施。

(二)终止妊娠

1.终止妊娠指征

(1)孕妇反复发生多量出血甚至休克者,无论胎儿成熟与否,为了母亲安全应终止妊娠。

(2)期待疗法中发生大出血或出血量虽少,但胎龄达孕36周以上,胎儿成熟度检查提示胎儿肺成熟者。

(3)胎龄未达孕36周,出现胎儿窘迫征象,或胎儿电子监护发现胎心异常者。

(4)出血量多,危及胎儿。

(5)胎儿已死亡或出现难以存活的畸形,如无脑儿。

2.剖宫产

剖宫产可在短时间内娩出胎儿,迅速结束分娩,对母儿相对安全,是处理前置胎盘的主要手段。剖宫产指征应包括完全性前置胎盘,持续大量阴道流血;部分性和边缘性前置胎盘出血量较多,先露高浮,短时间内不能结束分娩;胎心异常。术前应积极纠正贫血、预防感染等,备血,做好处理产后出血和抢救新生的准备。

3.阴道分娩

边缘性前置胎盘、枕先露、阴道流血不多、无头盆不称和胎位异常,估计在短时间内能结束分娩者,可予以试产。

五、护理

(一)护理评估

1.病史

除个人健康史外,在孕产史中尤其注意识别有无剖宫产术、人工流产术及子宫内膜炎等前置胎盘的易发因素。此外妊娠中特别是孕28周后,是否出现无痛性、无诱因、反复阴道流血症状,并详细记录具体经过及医疗处理情况。

2.身心状况

患者的一般情况与出血量的多少密切相关。大量出血时可见面色苍白、脉搏细速、血压下降等休克症状。孕妇及其家属可因突然阴道流血而感到恐惧或焦虑,既担心孕妇的健康,更担心胎儿的安危,可能显得恐慌、紧张、手足无措。

3.诊断检查

(1)产科检查:子宫大小与停经月份一致,胎儿方位清楚,先露高浮,胎心可以正常,也可因孕妇失血过多致胎心异常或消失。前置胎盘位于子宫下段前壁时,可于耻骨联合上方听见胎盘血管杂音。临产后检查,宫缩为阵发性,间歇期子宫肌肉可以完全放松。

(2)超声波检查:B超断层相可清楚看到子宫壁、胎头、宫颈和胎盘的位置,胎盘定位准确率达95%以上,可反复检查,是目前最安全、有效的首选检查方法。

(3)阴道检查:目前一般不主张应用。只有在近临产期出血不多时,终止妊娠前为除外其他出血原因或明确诊断决定分娩方式前考虑采用。要求阴道检查操作必须在输血、输液和做好手术准备的情况下方可进行。怀疑前置胎盘的个案,切忌肛查。

(4)术后检查胎盘及胎膜:胎盘的前置部分可见陈旧血块附着呈黑紫色或暗红色,如这些改变位于胎盘的边缘,而且胎膜破口处距胎盘边缘<7 cm,则为部分性前置胎盘。如行剖宫产术,术中可直接了解胎盘附着的部分并确立诊断。

(二)护理诊断

1.潜在并发症

出血性休克。

2.有感染的危险

有感染的危险与前置胎盘剥离面靠近子宫颈口、细菌易经阴道上行感染有关。

(三)预期目标

(1)接受期待疗法的孕妇血红蛋白不再继续下降,胎龄可达或更接近足月。

(2)产妇产后未发生产后出血或产后感染。

(四)护理措施

根据病情须立即接受终止妊娠的孕妇,立即安排孕妇去枕侧卧位,开放静脉,配血,做好输血准备。在抢救休克的同时,按腹部手术患者的护理进行术前准备,并做好母儿生命体征监护及抢救准备工作。接受期待疗法的孕妇的护理措施如下。

1.保证休息

减少刺激孕妇需住院观察,绝对卧床休息,尤以左侧卧位为佳,并定时间断吸氧,每天3次,每次1小时,以提高胎儿血氧供应。此外,还需避免各种刺激,以减少出血可能。医护人员进行腹部检查时动作要轻柔,禁做阴道检查和肛查。

2.纠正贫血

除采取口服硫酸亚铁、输血等措施外,还应加强饮食营养指导,建议孕妇多食高蛋白及含铁丰富的食物,如动物肝脏、绿叶蔬菜和豆类等,一方面有助于纠正贫血,另一方面还可以增强机体抵抗力,同时也促进胎儿发育。

3.监测生命体征

及时发现病情变化严密观察并记录孕妇生命体征,阴道流血的量、色,流血事件及一般状况,检测胎儿宫内状态。按医嘱及时完成实验室检查项目,并交叉配血备用。发现异常及时报告医师并配合处理。

4.预防产后出血和感染

（1）产妇回病房休息时严密观察产妇的生命体征及阴道流血情况,发现异常及时报告医师处理,以防止或减少产后出血。

（2）及时更换会阴垫,以保持会阴部清洁、干燥。

（3）胎儿分娩后,以及早使用宫缩剂,以预防产后大出血;对新生儿严格按照高危儿处理。

5.健康教育

护士应加强对孕妇的管理和宣教。指导围孕期妇女避免吸烟、酗酒等不良行为,避免多次刮宫、引产或宫内感染,防止多产,减少子宫内膜损伤或子宫内膜炎。对妊娠期出血,无论量多少均应就医,做到及时诊断、正确处理。

（五）护理评价

（1）接受期待疗法的孕妇胎龄接近(或达到)足月时终止妊娠。

（2）产妇产后未出现产后出血和感染。

（杨立华）

第九节　胎　儿　窘　迫

胎儿窘迫是指孕妇、胎儿、胎盘等各种原因引起的胎儿宫内缺氧,影响胎儿健康甚至危及生命。胎儿窘迫是一种综合征,主要发生在临产过程。也可发生在妊娠后期。发生在临产过程者,可以是妊娠后期的延续和加重。

一、病因

胎儿窘迫的病因涉及多方面,可归纳为三大类。

（一）母体因素

妊娠妇女患有高血压疾病、慢性肾炎、妊娠高血压综合征、重度贫血、心脏病、肺源性心脏病、高热、吸烟、产前出血性疾病和创伤、急产或子宫不协调性收缩、缩宫素使用不当、产程延长、子宫过度膨胀、胎膜早破等;或者产妇长期仰卧位,镇静药、麻醉药使用不当等。

（二）胎儿因素

胎儿心血管系统功能障碍、胎儿畸形,如严重的先天性心血管疾病、母婴血型不合引起的胎儿溶血、胎儿贫血、胎儿宫内感染等。

（三）脐带、胎盘因素

脐带因素有长度异常、缠绕、打结、扭转、狭窄、血肿、帆状附着;胎盘因素有植入异常、形状异常、发育障碍、循环障碍等。

二、病理生理

胎儿窘迫的基本病理生理变化是缺血、缺氧引起的一系列变化。缺氧早期或者一过性缺氧时。机体主要通过减少胎盘和自身耗氧量代偿,胎儿则通过减少对肾与下肢血供等方式来保证心脑血流量,不产生严重的代偿障碍及器官损害。缺氧严重则可引起严重的并发症。缺氧初期通过自主神经反射兴奋交感神经,使肾上腺儿茶酚胺及皮质醇分泌增多,引起血压上升及心率加快。此时胎儿的大脑、肾上腺、心脏及胎盘血流增加,而肾、肺、消化系统等血流减少,出现羊水减少、胎儿发育迟缓等。若缺氧继续加重,则转为兴奋迷走神经,血管扩张,有效循环血量减少,主要器官的功能由于血流不能保证而受损,于是胎心率减慢。缺氧继续发展下去可引起严重的器官功能损害,尤其可以引起缺血缺氧性脑病甚至胎死宫内。此过程基本是低氧血症至缺氧,然后至代谢性酸中毒,主要表现为胎动减少、羊水少、胎心监护基线变异差、出现晚期减速甚至呼吸抑制。由于缺氧时肠蠕动加快,肛门括约肌松弛引起胎粪排出。此过程可以形成恶性循环,更加重母体及胎儿的危险。不同原因引起的胎儿窘迫表现过程可以不完全一致,所以应加强监护、积极评价、及时发现高危征象并积极处理。

三、临床表现

胎儿窘迫的主要表现为胎心音改变、胎动异常及羊水胎粪污染或羊水过少,严重者胎动消失。根据其临床表现,胎儿窘迫可以分为急性胎儿窘迫和慢性胎儿窘迫。急性胎儿窘迫多发生在分娩期,主要表现为胎心率加快或减慢;CST 或者 OCT 等出现频繁的晚期减速或变异减速;羊水胎粪污染和胎儿头皮血 pH 下降,出现酸中毒。羊水胎粪污染可以分为三度:Ⅰ度羊水呈浅绿色;Ⅱ度羊水呈黄绿色,浑浊;Ⅲ度羊水呈棕黄色,稠厚。慢性胎儿窘迫发生在妊娠末期,常延续至临产并加重,主要表现为胎动减少或消失、NST 基线平直、胎儿发育受限、胎盘功能减退、羊水胎粪污染等。

四、处理原则

急性胎儿窘迫者,应积极寻找原因并给予及时纠正。若宫颈未完全扩张、胎儿窘迫情况不严重者,给予吸氧,嘱产妇左侧卧位,若胎心率变为正常,可继续观察;若宫口开全、胎先露部已达坐骨棘平面以下3 cm者,应尽快助产经阴道娩出胎儿;若因缩宫素使宫缩过强造成胎心率减慢者。应立即停止使用,继续观察,病情紧迫或经上述处理无效者立即剖宫产结束分娩。慢性胎儿窘迫者,应根据妊娠周数、胎儿成熟度和窘迫程度决定处理方案。首先应指导妊娠妇女采取左侧卧位,间断吸氧,积极治疗各种并发症或并发症,密切监护病情变化。若无法改善,则应在促使胎儿成熟后迅速终止妊娠。

五、护理评估

(一)健康史

了解妊娠妇女的年龄、生育史、内科疾病史如高血压疾病、慢性肾炎、心脏病等;本次妊娠经过,如妊娠高血压综合征、胎膜早破、子宫过度膨胀(如羊水过多和多胎妊娠);分娩经过,如产程延长(特别是第二产程延长)、缩宫素使用不当。了解有无胎儿畸形、胎盘功能的情况。

(二)身心状况

胎儿窘迫时,妊娠妇女自感胎动增加或停止。在窘迫的早期可表现为胎动过频(每 24 小时大于20 次);若缺氧未纠正或加重,则胎动转弱且次数减少,进而消失。胎儿轻微或慢性缺氧时,胎心率加快(>160 次/分);若长时间或严重缺氧。则会使胎心率减慢。若胎心率<100 次/分则提示胎儿危险。胎儿窘迫时主要评估羊水量和性状。

孕产妇夫妇因为胎儿的生命遭遇危险而产生焦虑,对需要手术结束分娩产生犹豫、无助感。对于胎儿不幸死亡的孕产妇夫妇,其感情上受到强烈的创伤,通常会经历否认、愤怒、抑郁、接受的过程。

(三)辅助检查

1.胎盘功能检查

出现胎儿窘迫的妊娠妇女一般 24 小时尿 E_3 值急骤减少 $30\%\sim40\%$,或于妊娠末期连续多次测定在每 24 小时 10 mg 以下。

2.胎心监测

胎动时胎心率加速不明显,基线变异率<3 次/分,出现晚期减速、变异减速等。

3.胎儿头皮血血气分析

pH<7.20。

六、护理诊断/诊断问题

(一)气体交换受损(胎儿)

气体交换受损(胎儿)与胎盘子宫的血流改变、血流中断(脐带受压)或血流速度减慢(子宫-胎盘功能不良)有关。

(二)焦虑

焦虑与胎儿宫内窘迫有关。

(三)预期性悲哀

预期性悲哀与胎儿可能死亡有关。

七、预期目标

(1)胎儿情况改善,胎心率在 120～160 次/分。

(2)妊娠妇女能运用有效的应对机制控制焦虑。

(3)产妇能够接受胎儿死亡的现实。

八、护理措施

(1)妊娠妇女左侧卧位,间断吸氧。严密监测胎心变化,一般每 15 分钟听 1 次胎心或进行胎心监护,注意胎心变化。

(2)为手术者做好术前准备,如宫口开全、胎先露部已达坐骨棘平面以下 3 cm 者,应尽快阴道助产娩出胎儿。

(3)做好新生儿抢救和复苏的准备。

(4)心理护理:①向孕产妇提供相关信息,包括医疗措施的目的、操作过程、预期结果及孕产妇需做的配合;将真实情况告知孕产妇,有助于其减轻焦虑,也可帮助产妇面对现实。必要时陪伴产妇,对产妇的疑虑给予适当的解释。②对于胎儿不幸死亡的父母亲,护理人员可安排一个远离其他婴儿和产妇的单人房间,陪伴他们或安排家人陪伴他们,勿让其独处;鼓励其诉说悲伤,接纳其哭泣及抑郁的情绪,陪伴在旁提供支持及关怀;若他们愿意,护理人员可让他们看看死婴并同意他们为死产婴儿做一些事情,包括沐浴、更衣、命名、拍照或举行丧礼,但事先应向他们描述死婴的情况,使之有心理准备。解除"否认"的态度而进入下一个阶段,提供足印卡、床头卡等作为纪念,帮助他们使用适合自己的压力应对技巧和方法。

九、结果评价

(1)胎儿情况改善,胎心率在 120～160 次/分。

(2)妊娠妇女能运用有效的应对机制来控制焦虑,叙述心理和生理上的感受。

(3)产妇能够接受胎儿死亡的现实。

(杨立华)

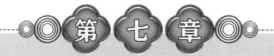

第七章

感染科护理

第一节　脊髓灰质炎

脊髓灰质炎是由脊髓灰质炎病毒引起的急性传染病,临床主要表现为发热、咽痛及肢体疼痛,部分病例可发生肢体麻痹,严重患者可因呼吸麻痹而死亡。本病多发生于小儿,俗称"小儿麻痹症"。

脊髓灰质炎病毒属肠道病毒,按其抗原性的不同可分为Ⅰ、Ⅱ、Ⅲ 3个血清型,各型之间无交叉免疫。脊髓灰质炎病毒在外界生命力强,可在污水、粪便中存活数月。耐寒冷,低温下可长期存活,但对热、干燥及氧化消毒剂敏感,60 ℃ 30分钟或煮沸均可灭活,紫外线、2%碘及高锰酸钾、过氧化氢等均可使其灭活。

脊髓灰质炎病毒经口进入人体,在咽部扁桃体及肠道淋巴组织内繁殖,刺激机体产生特异性抗体而形成隐性感染。病毒进入血循环形成病毒血症。可侵犯呼吸道、消化道、心、肾等非神经组织而引起前驱期症状,此时体内有中和抗体产生,病毒被清除可使疾病停止发展,而不侵犯神经系统形成顿挫性感染。若感染病毒量大、毒力强或机体免疫力差,则病毒可通过血-脑屏障侵入中枢神经系统,引起无瘫痪型或瘫痪型表现。脊髓灰质炎病毒为嗜神经病毒,可引起中枢神经系统的广泛病变,其中以脊髓病变最严重,脑干次之。脊髓病变以前角运动神经细胞最为显著,而引起下运动神经元性瘫痪。脊髓病变又以颈段及腰段最重,尤其是腰段受损严重,故临床上可见四肢瘫痪,尤其是下肢瘫痪更为多见。

一、护理评估

(一)流行病学资料

1.传染源

人是唯一的贮存宿主。患者及无症状病毒携带者是传染源,其中轻型无麻痹患者及无症状病毒携带者,由于数量多且不易被发现,而成为本病的主要传染源。

2.传播途径

主要通过粪-口途径传播,粪便中排病毒数量多且持续时间长,可长达数周至数月,污染的水、食物、手及玩具为其主要传播方式,苍蝇、蟑螂可能成为传播媒介。发病初期亦可通过呼吸道飞沫传播,但为时短暂。

3.人群易感性

人群普遍易感,感染后可获得同型病毒的持久免疫力,本病隐性感染率高达90%以上,5岁以上儿童及成人均多已通过显性或隐性感染而获免疫。

4.流行特征

6个月以下儿童可从母体获得抗体,故以6个月至5岁小儿发病率最高,近年随着在小儿中普遍应用疫苗,小儿发病率降低,发病年龄有增高趋势。在温带地区,夏秋季发病率显著高于冬春季,在热带及亚热带地区则无明显季节性。

(二)身心状态

1.症状、体征

潜伏期为3~35天,一般为5~14天。临床表现轻重不等,有无症状型(隐性感染)、顿挫型、无瘫痪型及瘫痪型4型。其中以无症状型最多见,占90%以上;顿挫型占4%~8%;瘫痪型仅占1%~2%,瘫痪型为本病的典型表现,可分以下各期。

(1)前驱期:常有发热、食欲不振、多汗、乏力、咽痛、咳嗽等上呼吸道症状,或有恶心、呕吐、腹痛、腹泻等消化道症状。1~4天后多数患者体温下降、症状消失而痊愈为顿挫型,部分患者进入瘫痪前期。

(2)瘫痪前期:前驱期热退1~6天体温再次上升(呈双峰热),或由前驱期直接进入本期。患者出现高热、头痛、颈、背、四肢肌痛、感觉过敏,体检可见脑膜刺激征阳性。因颈背强直,使患儿坐起时呈三脚架征(面、臂后伸直以支撑身体),吻膝试验阳性(坐位时不能自如地弯颈使下颌抵膝),伴多汗、尿潴留等神经功能失调症状,但无瘫痪,一般1~5天后热退康复,称无瘫痪型。少数患者进入瘫痪期。

(3)瘫痪期:病后3~4天或第2天发热,1~2天后发生瘫痪,并逐渐加重,至体温正常后瘫痪停止进展。瘫痪以脊髓型最多见。为下运动神经元性瘫痪,呈弛缓性,肌张力减退,腱反射消失,多不伴有感觉障碍。瘫痪表现多不对称,常见的是四肢瘫痪,尤以下肢瘫痪多见,多数为单肢瘫痪,其次为双肢。可累及任何肌肉及肌群,如影响呼吸肌则可引起呼吸运动障碍,严重者可缺氧,甚至呼吸衰竭。脑干型的病变主要在延髓和脑桥第7、9、10、12对脑神经受损,出现面瘫、吞咽困难、呛咳、咽部痰液积聚,易发生窒息。第3、4、6对脑神经受损,出现眼球活动障碍、眼睑下垂等相应症状。如延髓呼吸中枢或血管运动中枢受损,可因呼吸衰竭和循环衰竭而死亡。部分患者有高热、嗜睡、意识障碍、昏迷、抽搐等脑炎表现。脊髓型及脑干型同时存在较常见。

(4)恢复期:瘫痪后1~2周肢体功能逐渐恢复,一般从肢体远端小肌群开始恢复,继之为近端大肌群。肌腱反射亦逐渐出现。最初1~2个月恢复较快,以后恢复减慢。上述表现一年后仍不能恢复者称后遗症,多有肌肉萎缩而出现肢体畸形,表现为脊柱弯曲、足内翻、足外翻及足下垂等。

(5)并发症:病程中可并发支气管炎、肺炎、尿路感染等。

2.心理、社会因素评估

脊髓灰质炎为急性传染病,人群普遍易感,在未用疫苗的地区本病可发生流行,病死率为5%~15%,严重病例可留有难以恢复的后遗症,且本病无特效治疗,患者及流行区群众极易产生消极、悲观、恐惧等不良心理反应。要评估患者及家属对本病知识的了解程度及对疾病的应对方式,在流行区要评估社会群众对疾病的知识水平及对预防和隔离的重视程度。

(三)实验室检查

1.血常规

多正常,急性期血沉可增快。

2.脑脊液检查

发病初期无异常,而后微浊,颅内压稍增高,白细胞数增多,一般为 $(50\sim500)\times10^6/L$,早期以中性粒细胞增多为主,以后则以淋巴细胞为主。热退后白细胞迅速恢复正常,蛋白质增高,且可持续 4～10 周,呈蛋白质细胞分离现象。氯化物正常,糖正常或稍高。

3.病毒分离

起病后 1 周内,可从患者鼻咽部、血、脑脊液及粪便中分离出病毒,病毒可在粪便中长时间存在,可从潜伏期到发病后 3 周或更长。

4.血清免疫学检查

用中和试验或补体结合试验检测血中的特异性抗体。病程中抗体滴度增高 4 倍以上有诊断意义。阳性率及特异性都较高,可作为近期诊断的依据。特异性 IgM 抗体的检测有利于早期诊断,其阳性率高,4 周内阳性率为 93.5%。

二、护理诊断

(一)体温过高

与病毒血症有关。

(二)疼痛

与病毒侵犯神经组织、肌肉痉挛有关。

(三)躯体移动障碍

与肌肉瘫痪、疼痛有关。

(四)有清理呼吸道无效的危险

与咽部肌肉及呼吸肌瘫痪、呼吸中枢受损有关。

(五)有吞咽障碍的危险

与脑神经受损有关。

(六)有传染的危险

与病毒排出有关。

三、护理目标

(1)患者体温尽快恢复正常。

(2)瘫痪进展终止,促进神经功能最大程度的恢复,防止肌肉挛缩畸形。

(3)保证营养供给,保持呼吸道通畅。

(4)患者在住院期间不发生新的潜在并发症。

(5)患者及流行区群众掌握预防隔离的重要性及疾病的基本知识。

四、护理措施

(一)前驱期的护理

前驱期无神经系统受损的表现,临床上不能做出诊断,故应对可疑患者采取预防性措施,尽可能避免瘫痪的发生。

（1）对疑似前驱期的患者，嘱其卧床休息至热退后 3～7 天，因活动可增加发生瘫痪的机会及加重瘫痪的程度。

（2）在此期内应避免手术，尤其是扁桃体切除术及拔除龋齿，避免或减少不必要的注射给药。这些因素较易发生瘫痪，预防注射也宜延缓。

（3）保证足够的液体量、电解质和液量。

（4）热退后一周内，仍应观察体温是否再度上升、精神状态、出汗多少、肌肉疼痛等，以便及时发现瘫痪前期的表现。

（二）瘫痪前期的护理

此期加强护理可减少瘫痪的范围或减轻瘫痪的程度。

1.休息与饮食

患者应绝对卧床休息，室内避免强烈的光线和保持通风。尽可能保持室内安静，妥善安排好治疗护理内容，保证患者有较多的休息时间，卧位要舒适，床下置木板，预防脊柱弯曲或髋关节屈曲弯缩，用橡皮圈或空心木板或泡沫塑料代替枕头，以支持颈部肌肉。

发热期给予高营养的流质或半流质，饮食中宜含适量的钠盐和钾盐，有助于维持神经和肌肉的兴奋性。如患者无吞咽困难，饮食中应有适量的多纤维蔬菜，以保持大便通畅。热退后，无延髓和呼吸肌麻痹的患者可改为普通饮食。

2.皮肤与口腔护理

保持皮肤清洁、干燥，防止骨隆突部位的皮肤长时间受压。用软海绵进行擦浴，擦浴的次序要计划好，尽量减少翻转次数，尽量缩短擦浴时间，擦浴后用软浴巾轻轻拭干，不能用力过重，防止因此而引起的肌肉痉挛。口腔护理时漱口水宜选用弱碱性溶液，既可对抗呕吐物的酸性，又能溶解口腔中的黏液。

3.湿热敷

湿热敷能缓解受累肌肉的疼痛和痉挛，并有助于改善局部循环。用拧干水的热棉垫敷于患处，外用塑料皮隔水，加盖干毛巾或周围用热水袋保温，湿热敷前皮肤应涂凡士林，防止烫伤患者，每次 20～30 分钟，每天 2～4 次。操作时减少翻动，避免触痛肢体。

4.用药及病情观察

对明显肌肉痉挛、疼痛影响休息者，可给予阿司匹林、对乙酰氨基酚、吲哚美辛或可待因等止痛剂，也可给予适量镇静剂。病情较重者可静脉注射 50% 葡萄糖及大剂量维生素 C，每天 1 次，连续数天，也可静脉滴注地塞米松及氢化可的松，注意观察发热、呼吸、血压、脉搏、肌震颤、肌痉挛、肌张力等。持续发热要警惕瘫痪的可能，呼吸、脉搏、血压的改变常为延髓受累的表现。肌震颤是瘫痪的先兆，肌痉挛是脊髓后根刺激征所致，肌张力减低及腱反射减弱均为瘫痪的征象。

（三）瘫痪期的护理

1.休息与体位

在热退、瘫痪终止之前，仍需绝对卧床休息，减少不必要的刺激。瘫痪一旦停止进展，则应尽早开始各种疗法，以促进瘫痪的恢复。通过枕头、卷起的浴巾、沙袋的衬垫等保持肢体关节处于功能位置，防止或减轻肢体畸形的发生。按定向更换卧位，移动时以挪动各关节为主，以防压疮、肺炎等并发症的发生。

2.病情观察

对于早期瘫痪的患者,必须密切观察神经损害的进展情况,常规观察的内容有以下几点。①血压:延髓麻痹时既可能产生高血压,也可能产生休克;②换气是否充分与清理呼吸道的能力;③有无声带瘫痪、咽麻痹、肺水肿、肺不张或肺炎等;④咀嚼及吞咽能力;⑤膀胱排空能力。

3.吞咽障碍的护理

(1)密切观察病情,有无鼻音、饮水呛咳、吞咽困难等,只有吞咽障碍而呼吸正常者可做体位引流,备用吸引器,随时吸出口咽分泌物。

(2)吞咽困难早期,营养可暂由静脉供给,待病情稳定后再鼻饲流质。

(3)吞咽功能恢复时,宜先试喂少量开水,再逐渐增加食品的数量和种类。

4.呼吸障碍的护理

根据引起呼吸障碍的不同原因给予护理。

(1)脑干型麻痹:因脑神经麻痹引起吞咽困难致分泌物潴留而引起的呼吸道梗阻,应及时清除口咽部的分泌物,保持呼吸道通畅。视具体情况给予静脉输液或经鼻管供给饮食。酌情选用抗菌药物防治肺部感染,必要时给予呼吸兴奋剂,改善中枢性呼吸衰竭,输氧。

(2)呼吸肌麻痹:发现肺活量明显降低及血气分析出现明显异常者,应及时应用人工呼吸器。对明显呼吸障碍者或呼吸道分泌物不能清除者,应及早进行气管切开术,如病情危急可做气管插管并行人工呼吸。当患者恢复自主呼吸后即可停止人工呼吸,但必须等咳嗽及吞咽完全恢复正常、肺部感染已获控制,才能拔除气囊套管。

(四)恢复期的护理

出现瘫痪后1~2周即进入恢复期,瘫痪肌肉开始恢复功能,多自肢体远端开始恢复。应尽早进行针灸、按摩、理疗等恢复期的综合治疗,以促进神经功能最大限度地恢复,防止肌肉萎缩和挛缩畸形,已造成的畸形可行畸形矫正术。

(五)防止疾病的传播

(1)按消化道隔离,第1周还须呼吸道隔离,隔离到病后40天。

(2)患者的粪便需经漂白粉消毒2小时后倾倒。

(3)被患者分泌物、排泄物所污染的衣服、用具、食具等应随时进行消毒。一般常用煮沸法、高压蒸气法或选用1∶1 000高锰酸钾溶液、3%漂白粉澄清液、0.5%氯胺溶液浸泡30分钟等方法,对不同的物品进行消毒。

(4)不宜蒸煮或浸泡的物品可置于日光下曝晒,地面需用肥皂水或碱水洗刷。

(六)预防

对密切接触者医学观察20天,其中5岁以内未服过脊髓灰质炎减毒活疫苗者,可肌内注射丙种球蛋白0.3~0.5 mL/kg,以保护易感儿。对易感者在非流行期口服脊髓灰质炎减毒活疫苗,可产生有效免疫并能维持3年以上。服用减毒活疫苗时最好先在口中嚼碎,再用凉开水吞服,严禁用热开水冲化后服用,防止病毒被杀灭而无效。

五、护理评价

(1)体温恢复正常。

(2)潜在的并发症未发生,或虽发生经积极处理后未造成严重后果。

(3)瘫痪未继续发展,肢体功能恢复良好。

(4)流行区群众掌握疾病的基本知识及了解预防本病的重要性。

(5)严格执行消毒隔离制度,未造成疾病的传播。

(龙 璇)

第二节 甲型 H1N1 流感

一、疾病概述

(一)概念

2009 年 3 月,墨西哥暴发"人感染猪流感"疫情,造成人员死亡。随后,全球范围内暴发此疫情。普通猪流感是一种人畜共患传染性疾病,指发生于猪群的流感,通常人很少感染,患者大多数与病猪有直接接触史。研究发现,此次疫情是由新型猪源性甲型 H1N1 流感病毒引起的一种急性呼吸道传染病,其病原为变异后的新型甲型 H1N1 流感病毒,该毒株包含猪流感、禽流感和人流感 3 种流感病毒的基因片段,主要通过直接或间接接触、呼吸道等途径在人间传播。临床主要表现为流感样症状,多数患者临床表现较轻,少数患者病情重,进展迅速,可出现病毒性肺炎,合并呼吸衰竭、多脏器功能损伤,严重者可以导致死亡。由于人群普遍对该病毒没有天然免疫力,导致 2009 年甲型 H1N1 流感在全球范围内传播。2009 年 4 月 30 日,中华人民共和国卫生部宣布将"甲型 H1N1 流感"纳入《中华人民共和国传染病防治法》规定的乙类传染病,依照甲类传染病采取预防、控制措施。

(二)病原学

引起流行性感冒的主要病原体是流感病毒,属于正黏病毒科,流感病毒属。流感病毒具有包膜和分节段的单股负链 RNA,自外而内分为包膜、基质蛋白及核心三部分。根据基质蛋白抗原、基因特性和病毒颗粒核蛋白的不同,分为甲(A)、乙(B)、丙(C)三型。甲型流感可导致部分地区季节性流行,甚至能引起世界性暴发性大流行。

甲型 H1N1 流感病毒属正黏病毒科甲型流感病毒属的单链 RNA 病毒,根据病毒表面的糖蛋白血凝素(hemagglutinin,HA)和神经氨酸酶(neuraminidase,NA)的不同抗原特性可将甲型流感病毒分为多个亚型。HA 的作用像一把钥匙,帮助病毒打开宿主细胞的大门;NA 的作用是破坏细胞的受体,使病毒在宿主体内自由传播。这两种酶有高度的变异性,迄今为止已确定的甲型流感病毒都是根据 16 种 HA(H1～16)和 9 种 NA(N1～9)的排列组合从而命名各种亚型,如H1N1、H1N2、H5N1 等。其中 HA1～3 型能够导致人类流感的大流行。由于大多数 H1N1 病毒株普遍存在于猪这种宿主体内,因此疾病暴发前期曾一度被世界卫生组织命名为"猪流感"。

甲型流感病毒表面 H 抗原具有高度易变性,因此,人类无法对该流感获得持久免疫力。流感病毒抗原性变异有抗原转变、抗原漂移两种形式,前者只在甲型流感病毒中发生。不同种属动物甲型流感病毒或不同亚型甲型流感病毒的核酸序列发生基因重排,形成重排病毒,即出现新毒株。由于病毒的抗原发生转变,人群对该病毒普遍缺乏免疫力,导致流感暴发或大流行。

典型的甲型 H1N1 流感病毒颗粒呈球状,直径为 80～120nm,有囊膜。脂质囊膜上有许多放射状排列的突起糖蛋白(刺突),刺突分别是红细胞血凝素(HA)、神经氨酸酶(NA)和基质蛋

171

白 M2,长度为10～14 nm。基质蛋白(M1)位于病毒包膜内部。病毒颗粒内为核衣壳,呈螺旋状对称,直径为 10 nm,包含 RNA 片段、聚合酶蛋白(PB1、PB2、PA),一些酶(包括糖蛋白血凝素、神经氨酸酶、离子通道蛋白 M2 及聚合酶蛋白)在病毒的整个生命周期中起着至关重要的作用。

甲型 H1N1 流感病毒为单股负链 RNA 病毒,基因组约为 13.6 kb,由大小不等的 8 个独立 RNA 片段组成,分别编码 10 种蛋白:NA、HA、PA(RNA 聚合酶亚基 PA)、PB1(RNA 聚合酶亚基 PB1)、PB2(RNA 聚合酶亚基 PB2)、M(基质蛋白,包括 M1 和 M2,由同一 RNA 片段编码)、NS(非结构蛋白,包括 N1 和 N2,由同一 RNA 片段编码)、NP(核蛋白)。甲型 H1N1 流感病毒由猪流感、禽流感和人流感 3 种流感病毒的基因片段组成,是猪流感病毒的一种新型变异株。

甲型 H1N1 流感病毒对热敏感,56 ℃条件下 30 分钟可灭活。对紫外线敏感,但用紫外线灭活猪流感病毒能引起病毒的多重复活。猪流感病毒为有囊膜病毒,对乙醇、碘伏、碘酊氯仿、丙酮等有机溶剂均敏感。

(三)流行病学

1.概述

全球历史上曾有多次流感大流行,发病率高,人群普遍对其易感,全球人群感染率为 5％～20％,病死率 0.1％。20 世纪共发生 5 次流感大流行,分别于 1900 年、1918 年、1957 年、1968 年和 1977 年,其中以 1918 年西班牙的大流感(H1N1)最严重,全球约 5 亿人感染,病死率 2.5％。尽管在 2010 年 8 月份,世界卫生组织宣布甲型 H1N1 流感大流行期已经结束,但甲型 H1N1 流感在世界各地均存在随时卷土重来之势。

甲型 H1N1 流感的传播方式主要为呼吸道传播,其传播途径多,速度快,容易在人员密集、空气不流通的场所生存和传播,并随着人员的流动把流感病毒传播到四面八方而造成流行。当一种新的流感病毒在人类引起大规模流行后,感染过或注射过疫苗的人就对这种病毒有了一定的抵抗力,再次流行时传播和感染强度会大大减弱。同样,甲型 H1N1 流感已逐渐转变为季节性流感,并成为流感主导毒株。其流行特点是流行强度和流行范围较小,重症病例发生率较低。

2.传染源

传染源主要为甲型 H1N1 流感患者和无症状感染者。虽然猪体内已发现甲型 H1N1 流感病毒,但目前尚无证据表明动物为传染源。

甲型 H1N1 流感患者的传染期是出现症状前 1 天至发病后 7 天,或至症状消失后 24 小时(以两者之间较长者为准)。年幼儿童、免疫力低下者或者重患者的传染期可能更长。部分人虽携带病毒而自身可不发病,但仍可传染他人。

3.传播途径

甲型 H1N1 流感病毒主要通过感染者打喷嚏或咳嗽等飞沫或气溶胶经呼吸道传播,也可通过口腔、鼻腔、眼睛等处黏膜直接或间接接触传播。接触患者的呼吸道分泌物、体液和被病毒污染的物品亦可能造成传播。此外,要考虑到粪口传播,因为许多患者有腹泻症状,可能存在粪便排毒。人类不会通过接触猪肉类或者食用猪肉类产品感染甲型 H1N1 流感。

4.易感人群

人群普遍易感,无特异免疫力,9～19 岁年龄发病率高,短期内学校可发生聚集性病例。以下人群为感染甲型 H1N1 流感病毒的高危患者:①妊娠期妇女。②肥胖者(体质指数≥40 危险度高,体质指数在 30～39 可能是高危因素)。③年龄<5 岁的儿童(年龄<2 岁更易发生严重并发症)。④年龄>65 岁的老年人。⑤伴有以下疾病或状况者:慢性呼吸系统疾病、心血管系统疾

病(高血压除外)、肾病、肝病、血液系统疾病、神经系统及神经肌肉疾病、代谢及内分泌系统疾病、免疫功能抑制(包括应用免疫抑制剂或 HIV 感染等致免疫功能低下)、19 岁以下长期服用阿司匹林者。以上人群如出现流感相关症状,较易发展为重症病例,应当给予高度重视,应尽早进行甲型 H1N1 流感病毒核酸检测及其他必要检查。

(四)发病机制与相关病理生理

甲型 H1N1 流感是一种流感病毒急性感染,发病机制既与病毒复制并直接造成细胞损伤和死亡有关,也与机体和病毒的免疫作用有关。病理发现主要来自尸体解剖,主要的病例改变为支气管和肺泡上皮细胞损伤,肺泡腔渗出、水肿,肺泡积血,中性粒细胞、淋巴细胞及单核样细胞浸润,部分肺组织形成以中性粒细胞浸润为主的脓肿灶。其他病理改变包括肺血栓形成和嗜血现象。

(五)临床特点

甲型 H1N1 流感是一种自限性的呼吸系统疾病,临床表现与季节性流感相似。大部分患者临床表现比较轻微,但具有高危因素的患者容易发展为重症甚至死亡。潜伏期一般为 1~7 天,多为 1~3 天,比普通流感、禽流感潜伏期长。

大多数病例有典型的流感样症状,表现为发热、咳嗽、咽痛和流鼻涕。8%~32%的病例不发热。全身症状多见,如乏力、肌肉酸痛、头痛。恶心、呕吐和腹泻等消化道症状比季节性流感多见。严重症状包括气短、呼吸困难、长时间发热、神志改变、咯血、脱水症状、呼吸道症状缓解后再次加重。重症病毒性肺炎急性进展很常见,多出现起病后 4~5 天,可导致严重低氧血症、急性呼吸窘迫综合征(ARDS)、休克、急性肾衰竭。合并 ARDS 的重症患者可以出现肺栓塞。14%~15%的甲型 H1N1 流感表现为 COPD 或哮喘急性加重,或其他基础病急性加重。少见的临床综合征包括病毒性脑炎或脑病,出现意识不清、癫痫、躁动等神经系统症状;以及急性病毒性心肌炎。新生儿和婴儿典型流感样症状少见,但可表现为呼吸暂停、低热、呼吸急促、发绀、嗜睡、喂养困难和脱水。儿童病例易出现喘息,部分儿童病例出现中枢神经系统损害。妊娠中晚期妇女感染甲型 H1N1 流感后较多表现为气促,易发生肺炎、呼吸衰竭等。妊娠期妇女感染甲型 H1N1流感后可导致流产、早产、胎儿宫内窘迫、胎死宫内等不良妊娠结局。

(六)辅助检查

1.血常规检查

白细胞总数一般正常,重症病例可表现为淋巴细胞降低。部分儿童重症病例可出现白细胞总数升高。

2.血生化检查

部分病例出现低钾血症,少数病例肌酸激酶、天门冬氨酸氨基转移酶、丙氨酸氨基转移酶、乳酸脱氢酶升高。

3.病原学检查

(1)病毒核酸检测:以 RT-PCR(最好采用 real-time RT-PCR)法检测呼吸道标本(咽拭子、鼻拭子、鼻咽或气管抽取物、痰)中的甲型 H1N1 流感病毒核酸,结果可呈阳性。

(2)病毒分离:呼吸道标本中可分离出甲型 H1N1 流感病毒。

(3)血清抗体检查:动态检测双份血清甲型 H1N1 流感病毒特异性抗体水平呈 4 倍或 4 倍以上升高。

4.胸部影像学检查

甲型 H1N1 流感肺炎在胸部 X 线片和 CT 的基本影像表现为肺内片状影,为肺实变或磨玻璃密度,可合并网、线状和小结节影。片状影为局限性或多发、弥漫性分布,病变在双侧肺较多见。可合并胸腔积液。发生急性呼吸窘迫综合征时病变进展迅速,双肺有弥漫分布的片状影像。儿童病例肺炎出现较早,病变多为多发及弥漫分布,动态变化快,合并胸腔积液较多见。

(七)诊断

甲型 H1N1 流感的临床表现与季节性流感相同,因此,除流感病毒外,多种细菌、病毒、支原体、衣原体等亦可引起类似症状,包括呼吸道合胞病毒、副流感病毒、鼻病毒、腺病毒、冠状病毒、嗜肺军团菌感染等。临床表现均为不同程度的发热、咳嗽、咳痰、胸闷、气促、乏力、头痛和肌痛等,统称为流感样疾病。甲型 H1N1 流感病毒虽然是一种新型病毒,但是患者感染这种病毒后的症状表现却与上述疾病从临床表现上无法进行区分,很难从症状上判断是否感染了甲型 H1N1 流感。因此,最终确诊需要依据特异性的实验室检查,如血清学检查、核酸检测和病原体分离。

1.疑似病例

符合下列情况之一即可诊断为疑似病例。符合下述 3 种情况,在条件允许的情况下,可安排甲型 H1N1 流感病原学检查。

(1)发病前 7 天内与传染期的甲型 H1N1 流感疑似或确诊病例有密切接触,并出现流感样临床表现。密切接触是指在无有效防护的条件下照顾感染期甲型 H1N1 流感患者;与患者共同生活,暴露于同一环境;或直接接触过患者的气道分泌物、体液等。

(2)发病前 7 天内曾到过甲型 H1N1 流感流行(出现病毒的持续人间传播和基于社区水平的流行和暴发)的国家或地区,出现流感样临床表现。

(3)出现流感样临床表现,甲型 H1N1 流感病毒检测阳性,但未进一步排除既往已存在的亚型。

2.临床诊断病例

仅限于以下情况做出临床诊断:同一起甲型 H1N1 流感暴发疫情中,未经实验室确诊的流感样症状病例,在排除其他致流感样症状疾病时,可诊断为临床诊断病例。在条件允许的情况下,临床诊断病例可安排病原学检查。

甲型 H1N1 流感暴发是指一个地区或单位短时间内出现异常增多的流感样病例,经实验室检测确认为甲型 H1N1 流感疫情。

3.确诊病例

出现流感样临床表现,同时有以下一种或几种实验室检测结果即可确诊。

(1)甲型 H1N1 流感病毒核酸检测阳性(可采用 real-time RT-PCR 和 RT-PCR 方法)。

(2)血清甲型 H1N1 流感病毒的特异性中和抗体水平呈 4 倍或 4 倍以上升高。

(3)分离到甲型 H1N1 流感病毒。

4.重症与危重病例诊断

(1)重症病例:出现以下情况之一者为重症病例。①持续高热>3 天,伴有剧烈咳嗽,咳脓痰、血痰,或胸痛。②呼吸频率快,呼吸困难,口唇发绀。③神志改变,反应迟钝、嗜睡、躁动、惊厥等。④严重呕吐、腹泻,出现脱水表现。⑤影像学检查有肺炎征象。⑥肌酸激酶(CK)、肌酸激酶M 同工酶(CK-MB)等心肌酶水平迅速增高。⑦原有基础疾病明显加重。

(2)危重病例:出现以下情况之一者为危重病例。①呼吸衰竭。②感染中毒性休克。③多脏器功能不全。④出现其他需进行监护治疗的严重临床情况。

(八)治疗原则

1.一般治疗

休息,多饮水,密切观察病情变化;对高热病例可给予退热治疗。

2.抗病毒治疗

此种甲型 H1N1 流感病毒目前对神经氨酸酶抑制剂奥司他韦、扎那米韦敏感,对金刚烷胺和金刚乙胺耐药。

(1)奥司他韦:成人用量为 75 mg,每天 2 次,疗程为 5 天。对于危重或重症病例,奥司他韦剂量可酌情加至 150 mg,每天 2 次。对于病情迁延病例,可适当延长用药时间。1 岁及以上年龄的儿童患者应根据体重给药,体重不足 15 kg 者,予以 30 mg,每天 2 次;体重 15～23 kg 者,予以 45 mg,每天 2 次;体重 24～40 kg 者,予以 60 mg,每天 2 次;体重大于 40 kg 者,予以 75 mg,每天2次。对于儿童危重症病例,奥司他韦剂量可酌情加量。

(2)扎那米韦:用于成人及5岁以上儿童。成人用量为 10 mg 吸入,每天 2 次,疗程为 5 天。5 岁及以上儿童用法同成人。

(3)对于临床症状较轻且无并发症的甲型 H1N1 流感病例,无须积极应用神经氨酸酶抑制剂。感染甲型 H1N1 流感的高危人群应及时给予神经氨酸酶抑制剂进行抗病毒治疗。开始给药时间应尽可能在发病 48 小时以内(以 36 小时内为最佳),不一定等待病毒核酸检测结果,即可开始抗病毒治疗。孕妇在出现流感样症状之后,宜尽早给予神经氨酸酶抑制剂治疗。对于就诊时即病情严重、病情呈进行性加重的病例,须及时用药,即使发病已超过 48 小时,亦应使用。

3.其他治疗

(1)如出现低氧血症或呼吸衰竭,应及时给予相应的治疗措施,包括氧疗或机械通气等。

(2)合并休克时给予相应抗休克治疗。

(3)出现其他脏器功能损害时,给予相应支持治疗。

(4)出现继发感染时,给予相应抗感染治疗。

(5)妊娠期的甲型 H1N1 流感危重病例,应结合患者的病情严重程度、并发症和合并症发生情况、妊娠周数及患者和家属的意愿等因素,考虑终止妊娠的时机和分娩方式。

(6)对危重病例,也可以考虑使用甲型 H1N1 流感近期康复者恢复期血浆或疫苗接种者免疫血浆进行治疗。对发病 1 周内的危重病例,在保证医疗安全的前提下,宜早期使用。推荐用法:一般成人100～200 mL,儿童酌情减量,静脉输入。必要时可重复使用。使用过程中,注意变态反应。

(九)预防

目前,中国甲型 H1N1 流感虽处于低发期,但国外有些国家仍然处在高发状态,形势依然严峻,不能掉以轻心。控制人感染甲型 H1N1 流感病毒,其关键在于预防。

1.控制传染源

积极监测疫情变化。一旦监测发现甲型 H1N1 流感患者,立即按照有关规定对疫源地彻底消毒。对确诊病例、疑似病例进行住院观察、预防隔离治疗。对与患者有密切接触者进行登记,给予为期 7 天的医学观察和随访,并限制活动范围,做到早发现、早报告、早诊断、早治疗。

2.切断传播途径

消毒是切断传播途径控制甲型 H1N1 流感病毒感染的重要措施之一。

(1)彻底消毒感染者工作及居住环境,对病死者的废弃物应立即就地销毁或深埋。

(2)收治患者的门诊和病房按禽流感、SARS 标准做好隔离消毒:①医务人员要增强自我防护意识,进行标准防护。首先要勤洗手,养成良好的个人卫生习惯,用快速手消毒液消毒。进入污染区要穿隔离衣、戴口罩、帽子、手套,必要时戴目镜,学会正确穿脱隔离衣。②用过的体温计用 75%乙醇浸泡 15 分钟,干燥保存;血压器、听诊器每次使用前后用 75%乙醇擦拭消毒;隔离衣、压舌板使用一次性用品,保证不被交叉感染。③保持室内空气清新流通,对诊室、病房、教室、宿舍等公共场合进行空气消毒,采用循环紫外线空气消毒器,用乳酸 2~4 mL/100 m² 或者过氧乙酸 2~4 g/m³ 熏蒸,或用 1%~2%漂白粉或含氯消毒液喷洒。④防止患者排泄物及血液污染院内环境、医疗用品,一旦污染需用 0.2%~0.4%的 84 消毒液擦拭消毒,清洗干净,干燥保管。⑤所用抹布、拖布清洁区、污染区分开使用,及时更换,经常用 0.2%的 84 消毒液擦拭桌子表面、门把手等物体表面,感染性垃圾用黄色塑料袋分装,专人焚烧处理。

(3)患者的标本按照不明原因肺炎病例要求进行运送和处理。

3.保护健康人群

(1)保持室内空气流通,每天开窗通风 2 次,每次 30 分钟。注意家庭环境卫生,保持室内及周围环境清洁。

(2)避免接触生猪或前往有猪的场所;避免到人多拥挤或通风不良的公共场所,接触流感样症状(发热、咳嗽、流涕)或肺炎等呼吸道患者,特别是儿童、老年人、体弱者和慢性病患者。

(3)养成良好的个人卫生习惯,经常使用肥皂和清水洗手,尤其在咳嗽或打喷嚏时,应用使纸巾、手帕遮住口鼻,然后将纸巾丢进垃圾桶;打喷嚏、咳嗽和擦鼻子后要洗手,必要时应用乙醇类洗手液;接触呼吸道感染者及其呼吸道分泌物后要立即洗手,接触确诊或疑似患者时要戴口罩。

(4)保持良好的饮食习惯,注意多喝水,营养充分,不吸烟,不酗酒。保证充足睡眠,勤于锻炼,减少压力。

(5)如出现流感样症状(发热、咳嗽、流涕等),应及时到医院检查治疗,不要擅自购买和服用药物,并向当地卫生机构和检验部门说明。确诊为流感者应主动与健康人隔离,尽量不要去公共场所,防止传染他人。

(6)对健康人群进行甲型 H1N1 流感疫苗预防接种。疫苗能增加人群的免疫力和降低病毒的复制能力,减慢感染扩散,降低流行峰值的高度,是个人预防的重要措施。儿童免疫接种达到 70%的覆盖率即能有效地减轻流感在儿童中的流行,并能降低与其接触的社区人群的感染率。灭活流感疫苗(TIV)和减毒活疫苗(LAIV)是目前批准使用的甲型 H1N1 流感疫苗。美国推荐用常规 TIV 预防接种 6~59 个月的儿童,鼻喷剂 LAIV 只推荐在 5 岁以上儿童中使用。人群大规模接种流感疫苗可能会发生严重不良反应,必须引起高度重视。

二、护理评估

(一)流行病学评估

1.可能的传播途径

甲型 H1N1 流感病毒可通过感染者咳嗽和打喷嚏等传播,接触受感染的生猪、接触被人感染甲型 H1N1 流感病毒污染的环境、与感染甲型 H1N1 流感病毒的人发生接触。

2.传染源

甲型 H1N1 流感患者为主要传染源。虽然猪体内已发现甲型 H1N1 流感病毒,但目前尚无证据表明动物为传染源。

3.易感人群

老人和儿童、从疫区归来人员、甲型 H1N1 流感病毒实验室研究人员、体弱多病者易感。

(二)健康史评估

(1)了解患者的年龄、性别、身高、体重、营养状况等。

(2)询问患者起病的时间,起病急缓程度,有无发热、咳嗽、喉痛、头痛等全身症状。有无腹泻、呕吐肌肉痛等;询问患者既往治疗史,效果如何,服用过何种药物,服药的时间、剂量、疗效如何,有无不良反应。

(3)询问患者是否与猪流感患者有过密切接触。

(三)身体评估

(1)评估患者的体温、血压、脉搏;监测并记录体温的变化;评估患者的全身状况,有无身体疼痛、头痛、疼痛持续时间、头痛的性质,有无呕吐、腹泻,眼睛是否发红;进行体格检查。

(2)评估患者有无潜在并发症,如严重肺炎、急性呼吸窘迫综合征、肺出血、胸腔积液、全血细胞减少、肾衰竭、败血症、休克及 Reye 综合征等。

(四)心理-社会评估

由于患者对疾病缺乏认识,对隔离制度的不理解,容易产生恐惧、焦虑的心理,评估患者的精神状态,心理状况;评估其家庭支持系统对患者的关心和态度,对消毒隔离的认识。

(五)辅助检查结果评估

1.血常规

白细胞总数一般不高或降低。

2.病原学检查

(1)病毒核酸检测:以 RT-PCR 法检测呼吸道标本中的甲型 H1N1 流感病毒核酸,结果可呈阳性。

(2)病毒分离:呼吸道标本中可分离出甲型 H1N1 流感病毒。合并病毒性肺炎时肺组织中亦可分离出该病毒。

3.血清学检查

动态检测血清甲型 H1N1 流感病毒特异性中和抗体水平呈 4 倍或 4 倍以上升高。

4.影像学检查

可根据病情行胸部影像学等检查。合并肺炎时肺内可见斑片状炎性浸润影。

三、护理诊断/问题

(一)体温过高

体温过高与病毒血症有关。

(二)焦虑

焦虑与知识缺乏、隔离治疗等有关。

(三)潜在并发症

潜在并发症如肺炎、急性呼吸窘迫综合征、肺出血、胸腔积液等。

（四）有传播感染的危险

传播感染与病原体播散有关。

四、护理措施

（一）隔离要求

1.疑似病例

疑似病例安排单间病室隔离观察，不可多人同室。

2.确诊病例

确诊病例由定点医院收治。收入甲型 H1N1 流感病房，可多人同室。

3.孕产期妇女感染甲型 H1N1 流感

孕妇感染甲型 H1N1 流感进展较快，较易发展为重症病例，应密切监测病情，必要时住院诊治，由包括产科专家在内的多学科专家组会诊，对孕产妇的全身状况及胎儿宫内安危状况进行综合评估，并进行相应的处理。如果孕妇在妇幼保健专科医院进行产前检查，建议转诊至综合医院处理。接受孕产期妇女甲型 H1N1 流感转诊病例的医院必须具备救治危重新生儿的能力。孕产期妇女辅助检查应根据孕产期情况进行产科常规项目检查。孕妇行胸部影像学检查时注意做好对胎儿的防护。

（1）待产期的甲型 H1N1 流感病例应在通风良好的房间单独隔离。

（2）分娩期的甲型 H1N1 流感病例应戴口罩，防止新生儿感染甲型 H1N1 流感。分娩过程中加强监护，并使患者保持乐观情绪。与患者有接触的医务人员和其他人员均应戴防护面罩和手套，穿隔离衣。使用隔离分娩室或专用手术间，术后终末消毒。在产后立即隔离患甲型 H1N1 流感的产妇和新生儿，可降低新生儿感染的风险。新生儿应立即转移至距离产妇 2 米外的辐射台上，体温稳定后立即洗澡。

（3）患甲型 H1N1 流感的产妇产后应与新生儿暂时隔离，直至满足以下全部条件：①服用抗病毒药物 48 小时后。②在不使用退烧药的情况下 24 小时没有发热症状。③无咳嗽、咳痰。满足上述条件的产妇，可直接进行母乳喂养。在哺乳前应先戴口罩，用清水和肥皂洗手，并采取其他防止飞沫传播的措施。在发病后 7 天之内，或症状好转 24 小时内都应采取上述措施。鼓励产后母乳喂养，母乳中的保护性抗体可帮助婴儿抵抗感染。为避免母乳喂养过程中母婴的密切接触，隔离期间可将母乳吸出，由他人代为喂养。

（4）甲型 H1N1 流感的患者分娩的新生儿属于高暴露人群，按高危儿处理，注意观察有无感染征象，并与其他新生儿隔离。

（5）曾患甲型 H1N1 流感的产妇出院时，应告知产妇、亲属和其他看护人预防甲型 H1N1 流感和其他病毒感染的方法，并指导如何监测产妇及婴儿的症状和体征。出院后加强产后访视和新生儿访视，鼓励产妇继续母乳喂养。

（二）常规护理

实行严密隔离制度，嘱患者多卧床休息，多饮水，进食清淡、易消化、富含营养的食物。

（三）病情观察

严密监测患者的生命体征，记录患者体温、血压、心率的变化，记录出入量；评估患者的精神状态，意识情况；观察患者有无呼吸困难、少尿等症状，若有，提示有并发症的发生，及时通知医师，配合治疗。

(四)用药护理

人类已研制出的所有流感疫苗对于猪流感都无效,但人感染猪流感是可防、可控、可治的。及早应用抗病毒药物,在进行常规抗病毒治疗的过程中,观察药物的疗效及不良反应,鼓励患者坚持治疗。为防止细菌感染的发生,可应用抗生素。

(五)心理护理

由于患者对甲型流感的认识不足,对隔离制度的不理解,容易产生焦虑、恐惧、孤独感;护理工作人员应热心的与患者交流,回答患者提出的问题,向患者及家属讲解此病的传播途径,隔离的意义,鼓励患者配合治疗,树立与疾病作斗争的信心,争取早日的康复。

(六)健康教育

(1)勤洗手,养成良好的个人卫生习惯。

(2)睡眠充足,多喝水,保持身体健康。

(3)应保持室内通风,少去人多不通风的场所。

(4)做饭时生熟分开很重要,猪肉烹饪至 71 ℃以上,以完全杀死猪流感病毒。

(5)避免接触生猪或前往有猪的场所。

(6)咳嗽或打喷嚏时用纸巾遮住口鼻,如无纸巾不宜用手,而是用肘部遮住口鼻。

(7)常备治疗感冒的药物,一旦出现流感样症状(发热、咳嗽、流涕等),应尽早服药对症治疗,并尽快就医,不要上班或上学,尽量减少与他人接触的机会。

(8)避免接触出现流感样症状的患者。

(七)出院标准

根据中国卫健委甲型 H1N1 流感诊疗方案,达到以下标准可以出院。

(1)体温正常 3 天,其他流感样症状基本消失,临床情况稳定,可以出院。

(2)因基础疾病或并发症较重,需较长时间住院治疗的甲型 H1N1 流感病例,在咽拭子甲型 H1N1 流感病毒核酸检测转为阴性后,可从隔离病房转至相应病房做进一步治疗。

五、护理效果评估

(1)患者体温逐渐恢复正常。

(2)患者能自我调节情绪,焦虑减轻。

(3)患者遵守隔离制度,坚持合理用药。

(4)患者无并发症的发生。

(5)住院期间没有新的感染病例。

(龙 璇)

第三节 传染性非典型肺炎

一、疾病概述

(一)概念和特点

传染性非典型肺炎又称严重急性呼吸综合征(severe acute respiratory syndromes,SARS)

是一种因感染 SARS 相关冠状病毒而导致的急性传染病。以发热、干咳、胸闷为主要症状，严重者出现快速进展的呼吸功能衰竭。

SARS 相关冠状病毒在干燥塑料表面最长存活 4 天，腹泻患者的粪便中至少存活 4 天，在 0 ℃时可长期存活。对热敏感，56 ℃加热 90 分钟，75 ℃加热 30 分钟或紫外线照射 60 分钟可被灭活，暴露于常用消毒剂即失去感染性。

现症患者是重要的传染源。近距离飞沫传播是本病最主要的传播途径。人群普遍易感。本病首发于我国，迅速传至亚洲、北美、欧洲其他地区，以大中城市多见。发病季节为冬春季。

(二)发病机制与相关病理生理

病毒在侵入机体后，早期可出现病毒血症，引起机体细胞免疫受损，出现异常免疫反应，造成肺部损害。肺部的病理改变见弥漫性肺泡损伤、间质性肺炎病变为主，有肺水肿及透明膜形成。病程 3 周后有肺泡内机化及肺间质纤维化，造成肺泡纤维闭塞，出现急性呼吸窘迫综合征。

(三)临床特点

按病情的轻重分为普通型、轻型和重型。典型病例起病急，变化快。通常以发热为首发症状，体温常超过 38 ℃，热程为 1～2 周；可伴有畏寒、头痛、食欲缺乏、身体不适、皮疹和腹泻等感染中毒性症状。呼吸道症状表现为起病 3～7 天后出现频繁干咳、气短或呼吸急促、呼吸困难；常无流涕、咽痛等上呼吸道卡他症状。痰少，偶有痰中带血丝。轻型病例临床症状轻，病程短。多见于儿童或接触时间较短的病例。重型病例病情重，进展快，易出现急性呼吸窘迫综合征。

(四)辅助检查

1.实验室检查

血常规早期白细胞计数正常或降低，中性粒细胞可增多。并发细菌性感染时，白细胞计数可升高。多数重症患者白细胞计数减少，$CD4^+$ 和 $CD8^+$ T 淋巴细胞均明显减少。

2.血气分析

部分患者出现低氧血症和呼吸性碱中毒改变，重者出现 1 型呼吸衰竭。

3.X 线检查

胸部 X 线、CT 检查见肺部以间质性肺炎为主要特征。肺部阴影与症状体征可不一致，临床症状还不严重时，胸部 X 线片中已显示肺部有絮状阴影，并呈快速发展趋势。

4.病原学检查

患者呼吸道分泌物、排泄物、血液等标本，进行病毒分离，阳性可明确诊断。

5.血清学检查

双份血清抗体有 4 倍或以上升高，可作为确诊的依据。阴性不能排除本病。

6.分子生物学检测

PCR 方法敏感度较高，特异性较强，可用于检查痰液、鼻咽分泌物、血液、活检标本等。单份或多份标本 2 次以上为阳性者可明确诊断。阴性者不能排除本病的诊断。

(五)治疗原则

(1)早发现、早诊断、及时治疗有助于控制病情发展。以对症支持治疗和针对并发症的治疗为主。

(2)在疗效不明确的情况下，应尽量避免多种抗生素、抗病毒药、免疫调节剂、糖皮质激素等长期、大剂量地联合应用。

(3)高热者可使用解热镇痛药。

（4）咳嗽、咳痰者给予镇咳、祛痰药。

（5）腹泻患者注意补液及纠正水、电解质失衡。

（6）并发或继发细菌感染,可选用大环内酯类、氟喹诺酮类等抗生素。

（7）有严重中毒症状可应用糖皮质激素治疗。

（8）抗病毒可试用蛋白酶抑制剂类药物洛匹那韦＋利托那韦等。

（9）重症患者可使用免疫增强药物,如胸腺素和免疫球蛋白。

二、护理评估

（一）流行病学史评估

评估患者发病前 2 周是否有同类患者接触史;是否生活在流行区或发病前 2 周到过流行区;是否发生在冬春季。

（二）一般评估

1.生命体征

患者大多有发热,心率加快,呼吸急促等症状,非典重症患者呼吸频率＞30 次/分,多器官功能衰竭者血压可下降。

2.患者主诉

患者主诉咳嗽、气促、呼吸困难、腹泻等。

（三）身体评估

1.头颈部

观察有无急性面容,有无呼吸急促、呼吸窘迫、口唇发绀,有无出汗。

2.胸部

肺炎体征表现为语音震颤增强,可闻及肺部湿啰音,严重者胸部叩诊呈实音。

（四）心理-社会评估

患者在疾病治疗过程中有无出现焦虑、抑郁、恐惧等不良情绪,监护病房隔离产生的孤独感,以及预后的社会支持。

（五）辅助检查结果评估

1.胸部 X 线

胸部 X 线早期呈斑片状或网状改变,部分患者进展迅速可呈大片阴影。

2.胸部 CT 检查

胸部 CT 检查可见局灶性实变,磨玻璃样改变。

（六）常用药物治疗效果的评估

（1）糖皮质激素可引起不良反应,如上消化道出血、骨质疏松、继发性感染、低钾血症、低钙血症、高血糖、高血压等。

（2）干扰素等生物制品可引起发热、皮疹等变态反应。

三、护理诊断/问题

（一）体温过高

体温过高与病毒感染有关。

(二)气体交换受损

气体交换受损与肺部病变有关。

(三)焦虑/恐惧

焦虑或恐惧与隔离、担心疾病的预后有关。

(四)营养失调

低于机体需要量与发热、食欲缺乏、摄入减少、腹泻有关。

四、护理措施

(一)隔离要求

按呼吸道传染病隔离。疑似病例与确诊病例分开收治,应住单人房间。避免使用中央空调。工作人员进入隔离病室必须做好个人防护,须戴 N95 口罩,戴好帽子、防护眼罩及手套、鞋套等,穿好隔离衣。

(二)休息与活动

卧床休息,协助做好患者的生活护理,减少患者机体的耗氧量,防止肺部症状的加重。

(三)饮食护理

给予高热量、高蛋白、高维生素、易消化的食物。不能进食者或高热者应静脉补充营养,注意维持水、电解质平衡。

(四)病情观察

密切监测患者体温、呼吸频率、有无呼吸困难;了解血气分析、血常规,以及心、肝、肾功能等情况;记录 24 小时出入量;定期复查胸片。

(五)对症护理

(1)及时吸氧,保持呼吸道通畅。

(2)痰液黏稠者给予祛痰剂,鼓励患者咳出痰液,必要时给予雾化吸入。

(3)呼吸困难者应根据患者的病情及耐受情况,选择氧疗和无创伤正压机械通气。必要时,予以气管插管或切开,呼吸机给氧,但应注意医护人员的防护。

(六)心理护理

由于患者被严密隔离,往往有孤独无助感,对病情的恐惧可出现焦虑、抑郁、烦躁不安的心理。对此,医护人员应及时与患者沟通,关心安慰患者,了解其真实的思想动态,并鼓励其面对现实,树立战胜疾病的信心和勇气。

(七)健康教育

(1)患者出院后应定期检查肺、心、肝、肾及关节等功能,若发现异常,应及时治疗。出院后应注意均衡饮食,补充足够的营养素。患有抑郁症者应及时进行心理治疗。

(2)流行期间减少大型群众性集会或活动,避免去人多或相对密闭的地方;不随地吐痰,避免在人前打喷嚏、咳嗽,清洁鼻子后应洗手;勤洗手;保持公共场所空气流通;需外出时,应注意戴口罩;保持乐观稳定的心态,均衡饮食,避免疲劳,充足睡眠,适量的运动等,均有助于提高人体对传染性非典型肺炎的抵抗能力。

(3)告诉患者如果出现下列任何一种情况,请速到医院就诊:①发热。②频繁的咳嗽、胸闷、呼吸急促。

五、护理效果评估

(1)患者呼吸困难减轻、无发绀,血氧饱和度正常。

(2)患者体温下降。

(3)患者食欲增加,大便形态正常。

(龙　璇)

第四节　病毒性肝炎

一、甲型病毒性肝炎

甲型病毒性肝炎旧称流行性黄疸或传染性肝炎,早在8世纪就有记载。目前全世界有40亿人口受到该病的威胁。近年对其病原学和诊断技术等方面的研究进展较大,并已成功研制出甲型肝炎病毒减毒活疫苗和灭活疫苗,可有效控制甲型肝炎的流行。

(一)病因

甲型肝炎传染源是患者和亚临床感染者。潜伏期后期及黄疸出现前数天传染性最强,黄疸出现后2周粪便仍可能排出病毒,但传染性已明显减弱。本病无慢性甲肝病毒(HAV)携带者。

(二)诊断要点

甲型病毒性肝炎主要依据流行病学资料、临床特点、常规实验室检查和特异性血清学诊断。流行病学资料应参考当地甲型肝炎流行疫情,病前有无肝炎患者密切接触史及个人、集体饮食卫生状况。急性黄疸型病例黄疸期诊断不难。在黄疸前期获得诊断称为早期诊断,此期表现似"感冒"或"急性胃肠炎",如尿色变为深黄色应疑及本病。急性无黄疸型及亚临床型病例不易早期发现,诊断主要依赖肝功能检查。根据特异性血清学检查可做出病因学诊断。凡慢性肝炎和重型肝炎,一般不考虑甲型肝炎的诊断。

1.分型

甲型肝炎潜伏期为2～6周,平均4周,临床分为急性黄疸型(AIH)、急性无黄疸型和亚临床型。

(1)急性黄疸型。①黄疸前期:急性起病,多有畏寒发热,体温38℃左右,全身乏力,食欲缺乏,厌油、恶心、呕吐,上腹部饱胀不适或腹泻。少数病例以上呼吸道感染症状为主要表现,偶见荨麻疹,继之尿色加深。本期一般持续5～7天。②黄疸期:热退后出现黄疸,可见皮肤巩膜不同程度黄染。肝区隐痛,肝大,触之有充实感,伴有叩痛和压痛,尿色进一步加深。黄疸出现后全身及消化道症状减轻,否则可能发生重症化,但重症化者罕见。本期持续2～6周。③恢复期:黄疸逐渐消退,症状逐渐消失,肝逐渐回缩至正常,肝功能逐渐恢复。本期持续2～4周。

(2)急性无黄疸型:起病较缓慢,除无黄疸外,其他临床表现与黄疸型相似,症状一般较轻。多在3个月内恢复。

(3)亚临床型:部分患者无明显临床症状,但肝功能有轻度异常。

(4)急性淤胆型:本型实为黄疸型肝炎的一种特殊形式,特点是肝内胆汁淤积性黄疸持续较久,消化道症状轻,肝实质损害不明显。而黄疸很深,多有皮肤瘙痒及粪色变浅,预后良好。

2.实验室检查

(1)常规检查:外周血白细胞总数正常或偏低,淋巴细胞相对增多,偶见异型淋巴细胞,一般不超过 10%,这可能是淋巴细胞受病毒抗原刺激后发生的母细胞转化现象。黄疸前期末尿胆原及尿胆红素开始呈阳性反应,是早期诊断的重要依据。血清丙氨酸氨基转移酶(ALT)于黄疸前期早期开始升高,血清胆红素在黄疸前期末开始升高。血清 ALT 高峰在血清胆红素高峰之前,一般在黄疸消退后一至数周恢复正常。急性黄疸型血浆球蛋白常见轻度升高,但随病情恢复而逐渐恢复。急性无黄疸型和亚临床型病例肝功能改变以单项 ALT 轻中度升高为特点。急性淤胆型病例血清胆红素显著升高而 ALT 仅轻度升高,两者形成明显反差,同时伴有血清 ALP 及GGT 明显升高。

(2)特异性血清学检查:特异性血清学检查是确诊甲型肝炎的主要指标。血清 IgM 型甲型肝炎病毒抗体(抗-HAV-IgM)于发病数天即可检出,黄疸期达到高峰,一般持续 2~4 个月,以后逐渐下降乃至消失。目前临床上主要用酶联免疫吸附法(ELISA)检查血清抗-HAV-IgM,以作为早期诊断甲型肝炎的特异性指标。血清抗-HAV-IgM 出现于病程恢复期,较持久,甚至终生阳性,是获得免疫力的标志,一般用于流行病学调查。新近报道应用线性多抗原肽包被进行ELISA 检测 HAV 感染,其敏感性和特异性分别高于 90% 和 95%。

(三)鉴别要点

本病需与药物性肝炎、传染性单核细胞增多症、钩端螺旋体病、急性结石性胆管炎、原发性胆汁性肝硬化、妊娠期肝内胆汁淤积症、胆总管梗阻、妊娠急性脂肪肝等鉴别。其他如血吸虫病、肝吸虫病、肝结核、脂肪肝、肝淤血及原发性肝癌等均可有肝大或 ALT 升高,鉴别诊断时应加以考虑。与乙型、丙型、丁型及戊型病毒型肝炎急性期鉴别除参考流行病学特点及输血史等资料外,主要依据血清抗-HAV-IgM 的检测。

(四)规范化治疗

急性期应强调卧床休息,给予清淡而营养丰富的饮食,外加充足的 B 族维生素及维生素 C。进食过少及呕吐者,应每天静脉滴注 10% 的葡萄糖液 1 000~1 500 mL,酌情加入能量合剂及10%氯化钾。热重者可服用茵陈蒿汤、栀子柏皮汤加减;湿重者可服用茵陈胃苓汤加减;湿热并重者宜用茵陈蒿汤和胃苓汤合方加减;肝气郁结者可用逍遥散;脾虚湿困者可用平胃散。

二、乙型病毒性肝炎

慢性乙型病毒性肝炎是由乙型肝炎病毒感染致肝脏发生炎症及肝细胞坏死,持续 6 个月以上而病毒仍未被清除的疾病。我国是慢性乙型病毒性肝炎的高发区,人群中约有 9.09% 为乙型肝炎病毒携带者。该疾病呈慢性进行性发展,间有反复急性发作,可演变为肝硬化、肝癌或肝功能衰竭等,严重危害人民健康,故对该疾病的早发现、早诊断、早治疗很重要。

(一)病因

1.传染源

传染源主要是有 HBV DNA 复制的急、慢性患者和无症状慢性 HBV 携带者。

2.传播途径

主要通过血清及日常密切接触而传播。血液传播途径除输血及血制品外,可通过注射,刺伤,共用牙刷、剃刀及外科器械等方式传播,经微量血液也可传播。由于患者唾液、精液、初乳、汗液、血性分泌物均可检出 HBsAg,故密切的生活接触可能是重要传播途径。所谓"密切生活接触"可能是由于微小创伤所致的一种特殊经血传播形式,而非消化道或呼吸道传播。另一种重要的传播方式是母婴传播(垂直传播)。生于 HBsAg/HBeAg 阳性母亲的婴儿,HBV 感染率高达95%,大部分在分娩过程中感染,低于10%可能为宫内感染。因此,医源性或非医源性经血液传播,是本病的传播途径。

3.易感人群

感染后患者对同一 HBsAg 亚型 HBV 可获得持久免疫力。但对其他亚型免疫力不完全,偶可再感染其他亚型,故极少数患者血清抗-HBs(某一亚型感染后)和 HBsAg(另一亚型再感染)可同时阳性。

(二)诊断要点

急性肝炎病程超过半年,或原有乙型病毒性肝炎或 HBsAg 携带史,本次又因同一病原再次出现肝炎症状、体征及肝功能异常者可以诊断为慢性乙型病毒性肝炎。发病日期不明或虽无肝炎病史,但肝组织病理学检查符合慢性乙型病毒性肝炎,或根据症状、体征、化验及 B 超检查综合分析,亦可做出相应诊断。

1.分型

据 HBeAg 可分为 2 型。

(1)HBeAg 阳性慢性乙型病毒性肝炎:血清 HBsAg、HBVDNA 和 HBeAg 阳性,抗-HBe 阴性,血清 ALT 持续或反复升高,或肝组织学检查有肝炎病变。

(2)HBeAg 阴性慢性乙型病毒性肝炎:血清 HBsAg 和 HBVDNA 阳性,HBeAg 持续阴性,抗-HBe 阳性或阴性,血清 ALT 持续或反复异常,或肝组织学检查有肝炎病变。

2.分度

根据生化学试验及其他临床和辅助检查结果,可进一步分 3 度。

(1)轻度:临床症状、体征轻微或缺如,肝功能指标仅 1 或 2 项轻度异常。

(2)中度:症状、体征、实验室检查居于轻度和重度之间。

(3)重度:有明显或持续的肝炎症状,如乏力、食欲缺乏、尿黄、便溏等,伴有肝病面容、肝掌、蜘蛛痣、脾大,并排除其他原因,且无门静脉高压症者。实验室检查血清 ALT 和/或 AST 反复或持续升高,清蛋白降低或A/G比值异常,球蛋白明显升高。除前述条件外,凡清蛋白不超过 32 g/L,胆红素大于 5 倍正常值上限,凝血酶原活动度为 40%～60%,胆碱酯酶低于 2 500 U/L,4 项检测中有 1 项达上述程度者即可诊断为重度慢性肝炎。

3.B 超检查结果可供慢性乙型病毒性肝炎诊断参考

(1)轻度:B 超检查肝脾无明显异常改变。

(2)中度:B 超检查可见肝内回声增粗,肝和/或脾轻度大,肝内管道(主要指肝静脉)走行多清晰,门静脉和脾静脉内径无增宽。

(3)重度:B 超检查可见肝内回声明显增粗,分布不均匀;肝表面欠光滑,边缘变钝;肝内管道走行欠清晰或轻度狭窄、扭曲;门静脉和脾静脉内径增宽;脾大;胆囊有时可见"双层征"。

4.组织病理学诊断

组织病理学诊断包括病因(根据血清或肝组织的肝炎病毒学检测结果确定病因)、病变程度及分级分期结果。

(三)鉴别要点

本病应与慢性丙型病毒性肝炎、嗜肝病毒感染所致肝损害、酒精性及非酒精性肝炎、药物性肝炎、自身免疫性肝炎、肝硬化、肝癌等鉴别。

(四)规范化治疗

1.治疗的总体目标

最大限度地长期抑制或消除乙肝病毒,减轻肝细胞炎症坏死及肝纤维化,延缓和阻止疾病进展,减少和防止肝脏失代偿、肝硬化、肝癌及其并发症的发生,从而改善生活质量和延长存活时间。主要包括抗病毒、免疫调节、抗炎保肝、抗纤维化和对症治疗,其中抗病毒治疗是关键,只要有适应证,且条件允许。就应进行规范的抗病毒治疗。

2.抗病毒治疗的一般适应证

适应证包括:① HBV DNA$\geq 2\times 10^4$U/mL(HBeAg 阴性者为不低于 2×10^3U/mL)。②ALT$\geq 2\times$ULN;如用干扰素治疗,ALT 应不高于 $10\times$ULN,血总胆红素水平应低于 $2\times$ULN。③如 ALT$<2\times$ULN,但肝组织学显示 Knodell HAI≥ 4,或$\geq G_2$。

具有①并有②或③的患者应进行抗病毒治疗;对达不到上述治疗标准者,应监测病情变化,如持续 HBV DNA 阳性,且 ALT 异常,也应考虑抗病毒治疗。ULN 为正常参考值上限。

3.HBeAg 阳性慢性乙型肝炎患者

对于 HBV DNA 定量不低于 2×10^4U/mL,ALT 水平不低于 $2\times$ULN 者,或 ALT$<2\times$ULN,但肝组织学显示 Knodell HAI≥ 4,或$\geq G_2$ 炎症坏死者,应进行抗病毒治疗。可根据具体情况和患者的意愿,选用IFN-α,ALT 水平应低于 $10\times$ULN,或核苷(酸)类似物治疗。对 HBV DNA 阳性但低于2×10^4U/mL者,经监测病情 3 个月,HBV DNA 仍未转阴,且 ALT 异常,则应抗病毒治疗。

(1)普通 IFN-α:5 MU(可根据患者的耐受情况适当调整剂量),每周 3 次或隔天 1 次,皮下或肌内注射,一般疗程为 6 个月。如有应答,为提高疗效亦可延长疗程至 1 年或更长。应注意剂量及疗程的个体化。如治疗 6 个月无应答者,可改用其他抗病毒药物。

(2)聚乙二醇干扰素 α-2a:180 μg,每周 1 次,皮下注射,疗程 1 年。剂量应根据患者耐受性等因素决定。

(3)拉米夫定:100 mg,每天 1 次,口服。治疗 1 年时,如 HBV DNA 检测不到(PCR 法)或低于检测下限、ALT 复常、HBeAg 转阴但未出现抗-HBe 者,建议继续用药直至 HBeAg 血清学转归,经监测 2 次(每次至少间隔 6 个月)仍保持不变者可以停药,但停药后需密切监测肝脏生化学和病毒学指标。

(4)阿德福韦酯:10 mg,每天 1 次,口服。疗程可参照拉米夫定。

(5)恩替卡韦:0.5 mg(对拉米夫定耐药患者 1 mg),每天 1 次,口服。疗程可参照拉米夫定。

4.HBeAg 阴性慢性乙型肝炎患者

HBV DNA 定量不低于 2×10^3U/mL,ALT 水平不低于 $2\times$ULN 者,或 ALT$<2\times$ULN,但肝组织学检查显示 Knodell HAI≥ 4,或 G_2 炎症坏死者,应进行抗病毒治疗。由于难以确定治疗终点,因此,应治疗至检测不出 HBV DNA(PCR 法),ALT 复常。此类患者复发率高,疗程宜长,至少为 1 年。

因需要较长期治疗,最好选用 IFN-α(ALT 水平应低于 $10\times$ULN)或阿德福韦酯或恩替卡韦等耐药发生率低的核苷(酸)类似物治疗。对达不到上述推荐治疗标准者,则应监测病情变化,如持续 HBV DNA 阳性,且 ALT 异常,也应考虑抗病毒治疗。

(1)普通 IFN-α:5 MU,每周 3 次或隔天 1 次,皮下或肌内注射,疗程至少 1 年。

(2)聚乙二醇干扰素 α-2a:180 μg,每周 1 次,皮下注射,疗程至少 1 年。

(3)阿德福韦酯:10 mg,每天 1 次,口服,疗程至少 1 年。当监测 3 次(每次至少间隔 6 个月)HBV DNA 检测不到(PCR 法)或低于检测下限和 ALT 正常时可以停药。

(4)拉米夫定:100 mg,每天 1 次,口服,疗程至少 1 年。治疗终点同阿德福韦酯。

(5)恩替卡韦:0.5 mg(对拉米夫定耐药患者 1 mg),每天 1 次,口服。疗程可参照阿德福韦酯。

5.应用化学治疗(简称化疗)和免疫抑制剂治疗的患者

对于因其他疾病而接受化疗、免疫抑制剂(特别是肾上腺糖皮质激素)治疗的 HBsAg 阳性者,即使 HBV DNA 阴性和 ALT 正常,也应在治疗前 1 周开始服用拉米夫定,每天 100 mg,化疗和免疫抑制剂治疗停止后,应根据患者病情决定拉米夫定停药时间。对拉米夫定耐药者,可改用其他已批准的能治疗耐药变异的核苷(酸)类似物。核苷(酸)类似物停用后可出现复发,甚至病情恶化,应十分注意。

6.其他特殊情况的处理

(1)经过规范的普通 IFN-α 治疗无应答患者,再次应用普通 IFN-α 治疗的疗效很低。可试用聚乙二醇干扰素 α-2a 或核苷(酸)类似物治疗。

(2)强化治疗指在治疗初始阶段每天应用普通 IFN-α,连续 2~3 周后改为隔天 1 次或每周 3 次的治疗。目前对此疗法意见不一,因此不予推荐。

(3)应用核苷(酸)类似物发生耐药突变后的治疗,拉米夫定治疗期间可发生耐药突变,出现"反弹",建议加用其他已批准的能治疗耐药变异的核苷(酸)类似物,并重叠 1~3 个月或根据 HBV DNA 检测阴性后撤换拉米夫定,也可使用 IFN-α(建议重叠用药 1~3 个月)。

(4)停用核苷(酸)类似物后复发者的治疗,如停药前无拉米夫定耐药,可再用拉米夫定治疗,或其他核苷(酸)类似物治疗。如无禁忌证,亦可用 IFN-α 治疗。

7.儿童患者间隔

12 岁以上慢性乙型病毒性肝炎患儿,其普通 IFN-α 治疗的适应证、疗效及安全性与成人相似,剂量为3~6 μU/m²,最大剂量不超过 10 μU/m²。在知情同意的基础上,也可按成人的剂量和疗程用拉米夫定治疗。

三、丙型病毒性肝炎

慢性丙型病毒性肝炎是一种主要经血液传播的疾病,是由丙型肝炎病毒(HCV)感染导致的慢性传染病。慢性 HCV 感染可导致肝脏慢性炎症坏死,部分患者可发展为肝硬化甚至肝细胞癌(HCC),严重危害人民健康,已成为严重的社会和公共卫生问题。

(一)病因

1.传染源

传染源主要为急、慢性患者和慢性 HCV 携带者。

2.传播途径

传播途径与乙型肝炎相同,主要有以下 3 种。

(1)通过输血或血制品传播:由于 HCV 感染者病毒血症水平低,所以输血和血制品(输

HCV 数量较多)是最主要的传播途径。经初步调查,输血后非甲非乙型肝炎患者血清丙型肝炎抗体(抗-HCV)阳性率高达 80％以上,已成为大多数(80％～90％)输血后肝炎的原因。但供血员血清抗-HCV阳性率较低,欧美各国为 0.35％～1.4％,故目前公认,反复输入多个供血员血液或血制品者更易发生丙型肝炎,输血3次以上者感染 HCV 的危险性增高 2～6 倍。国内曾因单采血浆回输血细胞时污染,造成丙型肝炎暴发流行,经 2 年以上随访,血清抗-HCV 阳性率达到100％。1989 年国外综合资料表明,抗-HCV 阳性率在输血后非甲非乙型肝炎患者为 85％,血源性凝血因子治疗的血友病患者为 60％～70％,静脉药瘾患者为50％～70％。

(2)通过非输血途径传播:丙型肝炎亦多见于非输血人群,主要通过反复注射、针刺、含 HCV血液反复污染皮肤黏膜隐性伤口及性接触等其他密切接触方式而传播。这是世界各国广泛存在的散发性丙型肝炎的传播途径。

(3)母婴传播:要准确评估 HCV 垂直传播很困难,因为在新生儿中所检测到的抗-HCV 实际可能来源于母体(被动传递)。检测 HCV RNA 提示,HGV 有可能由母体传播给新生儿。

3.易感人群

对 HCV 无免疫力者普遍易感。在西方国家,除反复输血者外,静脉药瘾者、同性恋等混乱性接触者及血液透析患者丙型肝炎发病率较高。本病可发生于任何年龄,一般儿童和青少年HCV 感染率较低,中青年次之。男性 HCV 感染率大于女性。HCV 多见于 16 岁以上人群。HCV 感染恢复后血清抗体水平低,免疫保护能力弱,有再次感染 HCV 的可能性。

(二)诊断要点

1.诊断依据

HCV 感染超过 6 个月,或发病日期不明、无肝炎史,但肝脏组织病理学检查符合慢性肝炎,或根据症状、体征、实验室及影像学检查结果综合分析,做出诊断。

2.病变程度判定

慢性肝炎按炎症活动度(G)可分为轻、中、重 3 度,并应标明分期(S)。

(1)轻度慢性肝炎(包括原慢性迁延性肝炎及轻型慢性活动性肝炎):$G_{1～2}$,$S_{0～2}$。①肝细胞变性,点、灶状坏死或凋亡小体。②汇管区有(无)炎症细胞浸润、扩大,有或无局限性碎屑坏死(界面肝炎)。③小叶结构完整。

(2)中度慢性肝炎(相当于原中型慢性活动性肝炎):G_3,$S_{1～3}$。①汇管区炎症明显,伴中度碎屑坏死。②小叶内炎症严重,融合坏死或伴少数桥接坏死。③纤维间隔形成,小叶结构大部分保存。

(3)重度慢性肝炎(相当于原重型慢性活动性肝炎):G_4,$S_{2～4}$。①汇管区炎症严重或伴重度碎屑坏死。②桥接坏死累及多数小叶。③大量纤维间隔,小叶结构紊乱,或形成早期肝硬化。

3.组织病理学诊断

组织病理学诊断包括病因(根据血清或肝组织的肝炎病毒学检测结果确定病因)、病变程度及分级分期结果,如病毒性肝炎,丙型,慢性,中度,G_3/S_4。

(三)鉴别要点

本病应与慢性乙型病毒性肝炎、药物性肝炎、酒精性肝炎、非酒精性肝炎、自身免疫性肝炎、病毒感染所致肝损害、肝硬化、肝癌等鉴别。

(四)规范化治疗

1.抗病毒治疗的目的

清除或持续抑制体内的 HCV,以改善或减轻肝损害,阻止进展为肝硬化、肝衰竭或 HCC,并提高患者的生活质量。治疗前应进行 HCV RNA 基因分型(1 型和非 1 型)和血中 HCV RNA 定量,以决定抗病毒治疗的疗程和利巴韦林的剂量。

2.HCV RNA 基因为 1 型和/或 HCV RNA 定量不低于 $4×10^5$ U/mL 者

(1)聚乙二醇干扰素 α 联合利巴韦林治疗方案:聚乙二醇干扰素 α-2a 180 μg,每周 1 次,皮下注射,联合口服利巴韦林 1 000 mg/d,至 12 周时检测 HCV RNA。①如 HCV RNA 下降幅度少于 2 个对数级,则考虑停药。②如 HCV RNA 定性检测为阴转,或低于定量法的最低检测限。继续治疗至 48 周。③如 HCV RNA 未转阴,但下降超过 2 个对数级,则继续治疗到 24 周。如 24 周时 HCV RNA 转阴,可继续治疗到 48 周;如果 24 周时仍未转阴,则停药观察。

(2)普通 IFN-α 联合利巴韦林治疗方案:IFN-α 3～5 MU,隔天 1 次,肌内或皮下注射,联合口服利巴韦林 1 000 mg/d,建议治疗 48 周。

(3)不能耐受利巴韦林不良反应者的治疗方案:可单用普通 IFN-α 复合 IFN 或 PEG-IFN,方法同上。

3.HCV RNA 基因为非 1 型和/或 HCV RNA 定量<$4×10^5$ U/mL 者

(1)聚乙二醇干扰素 α 联合利巴韦林治疗方案:聚乙二醇干扰素 α-2a 180 μg,每周 1 次,皮下注射,联合应用利巴韦林 800 mg/d,治疗 24 周。

(2)普通 IFN-α 联合利巴韦林治疗方案:IFN-α 3 MU,每周 3 次,肌内或皮下注射,联合应用利巴韦林800～1 000 mg/d,治疗 24～48 周。

(3)不能耐受利巴韦林不良反应者的治疗方案:可单用普通 IFN-α 或聚乙二醇干扰素 α。

四、丁型病毒性肝炎

丁型病毒型肝炎是由于丁型肝炎病毒(HDV)与 HBV 共同感染引起的以肝细胞损害为主的传染病,呈世界性分布,易使肝炎慢性化和重型化。

(一)病因

HDV 感染呈全球性分布。意大利是 HDV 感染的发现地。地中海沿岸、中东地区、非洲和南美洲亚马孙河流域是 HDV 感染的高流行区。HDV 感染在地方性高发区的持久流行,是由 HDV 在 HBsAg 携带者之间不断传播所致。除南欧为地方性高流行区之外,其他发达国家 HDV 感染率一般只占 HBsAg 携带者的 5% 以下。发展中国家 HBsAg 携带者较高,有引起 HDV 感染传播的基础。我国各地 HBsAg 阳性者中 HDV 感染率为 0～32%,北方偏低,南方较高。活动性乙型慢性肝炎和重型肝炎患者 HDV 感染率明显高于无症状慢性 HBsAg 携带者。

1.传染源

主要是急、慢性丁型肝炎患者和 HDV 携带者。

2.传播途径

输血或血制品是传播 HDV 的最重要途径之一。其他包括经注射和针刺传播,日常生活密切接触传播,以及围生期传播等。我国 HDV 传播方式以生活密切接触为主。

3.易感人群

HDV 感染分两种类型:①HDV/HBV 同时感染,感染对象是正常人群或未接受 HBV 感染的人群。②HDV/HBV 重叠感染,感染对象是已受 HBV 感染的人群,包括无症状慢性 HBsAg 携带者和乙型肝炎患者,他们体内含有 HBV 及 HBsAg,一旦感染 HDV,极有利于 HDV 的复制,所以这一类人群对HDV 的易感性更强。

(二)诊断要点

我国是 HBV 感染高发区,应随时警惕 HDV 感染。HDV 与 HBV 同时感染所致急性丁型肝炎,仅凭临床资料不能确定病因。凡无症状慢性 HBsAg 携带者突然出现急性肝炎样症状、重型肝炎样表现或迅速向慢性肝炎发展者,以及慢性乙型肝炎病情突然恶化而陷入肝衰竭者,均应想到 HDV 重叠感染,及时进行特异性检查,以明确病因。

1.临床表现

HDV 感染一般只与 HBV 感染同时发生或继发于 HBV 感染者中,故其临床表现部分取决于HBV 感染状态。

(1)HDV 与 HBV 同时感染(急性丁型肝炎):潜伏期为 6～12 周,其临床表现与急性自限性乙型肝炎类似,多数为急性黄疸型肝炎。在病程中可先后发生两次肝功能损害,即血清胆红素和转氨酶出现两个高峰。整个病程较短,HDV 感染常随 HBV 感染终止而终止,预后良好,很少向重型肝炎、慢性肝炎或无症状慢性 HDV 携带者发展。

(2)HDV 与 HBV 重叠感染:潜伏期为 3～4 周。其临床表现轻重悬殊,复杂多样。①急性肝炎样丁型肝炎:在无症状慢性 HBsAg 携带者基础上重叠感染 HDV 后,最常见的临床表现形式是急性肝炎样发作,有时病情较重,血清转氨酶持续升高达数月之久,或血清胆红素及转氨酶升高呈双峰曲线。在 HDV 感染期间,血清 HBsAg 水平常下降,甚至转阴,有时可使 HBsAg 携带状态结束。②慢性丁型肝炎:无症状慢性 HBsAg 携带者重叠感染 HDV 后,更容易发展成慢性肝炎。慢性化后发展为肝硬化的进程较快。早期认为丁型肝炎不易转化为肝癌,近年来在病理诊断为原发性肝癌的患者中,HDV 标志阳性者可达 11％～22％,故丁型肝炎与原发性肝癌的关系不容忽视。

(3)重型丁型肝炎:在无症状慢性 HBsAg 携带者基础上重叠感染 HDV 时,颇易发展成急性或亚急性重型肝炎。在"暴发性肝炎"中,HDV 感染标志阳性率高达 21％～60％,认为 HDV 感染是促成大块肝坏死的一个重要因素。按国内诊断标准,这些"暴发性肝炎"应包括急性和亚急性重型肝炎。HDV 重叠感染易使原有慢性乙型肝炎病情加重。如有些慢性乙型肝炎患者,病情本来相对稳定或进展缓慢,血清 HDV 标志转阳,临床状况可突然恶化,继而发生肝衰竭,甚至死亡,颇似慢性重型肝炎,这种情况国内相当多见。

2.实验室检查

近年丁型肝炎的特异诊断方法日臻完善,从受检者血清中检测到 HDAg 或 HDV RNA,或从血清中检测抗-HDV,均为确诊依据。

(三)鉴别要点

应注意与慢性重型乙型病毒型肝炎相鉴别。

(四)规范化治疗

丁型病毒性肝炎以护肝对症治疗为主。近年研究表明,IFN-α 可能抑制 HDV RNA 复制,经治疗后,可使部分病例血清 DHV RNA 转阴,所用剂量宜大,疗程宜长。目前 IFN-α 是唯一可供选择的治疗慢性丁型肝炎的药物,但其疗效有限。IFN-α 90×10^5 U。每周 3 次,或者每天 50×10^5 U,疗程1年,能使40％～70％的患者血清中 HDV RNA 消失,但是抑制 HDV 复制的作用很短暂,停止治疗后 60％～97％的患者复发。

五、戊型病毒性肝炎

戊型病毒型肝炎原称肠道传播的非甲非乙型肝炎或流行性非甲非乙型肝炎,其流行病学特点及临床表现颇像甲型肝炎,但两者的病因完全不同。

(一)病因

戊型肝炎流行最早发现于印度,开始疑为甲型肝炎,但回顾性血清学分析,证明既非甲型肝炎,也非乙型肝炎。本病流行地域广泛,在发展中国家以流行为主,发达国家以散发为主。其流行特点与甲型肝炎相似,传染源是戊型肝炎患者和阴性感染患者,经粪-口传播。潜伏期末和急性期初传染性最强。流行规律大体分两种:一种为长期流行,常持续数月,可长达 20 个月,多由水源不断污染所致;另一种为短期流行,约 1 周即止,多为水源一次性污染引起。与甲型肝炎相比,本病发病年龄偏大,16~35 岁者占 75%,平均 27 岁。孕妇易感性较高。

(二)诊断要点

流行病学资料、临床特点和常规实验室检查仅做临床诊断参考,特异血清病原学检查是确诊依据,同时排除 HAV、HBV、HCV 感染。

1.临床表现

本病潜伏期 15~75 天,平均 6 周。绝大多数为急性病例,包括急性黄疸型和急性无黄疸型肝炎,两者比例约为 1∶13。临床表现与甲型肝炎相似,但其黄疸前期较长,症状较重。除淤胆型病例外,黄疸常于一周内消退。戊型肝炎胆汁淤积症状(如灰浅色大便、全身瘙痒等)较甲型肝炎为重,大约 20% 的急性戊型肝炎患者会发展成淤胆型肝炎。部分患者有关节疼痛。

2.实验室检查

用戊型肝炎患者急性期血清 IgM 型抗体建立 ELISA 法,可用于检测拟诊患者粪便内的 HEAg,此抗原在黄疸出现第 14~18 天的粪便中较易检出,但阳性率不高。用荧光素标记戊型肝炎恢复期血清 IgG,以实验动物 HEAg 阳性肝组织做抗原片,进行荧光抗体阻断实验,可用于检测血清戊型肝炎抗体(抗-HEV),阳性率 50%~100%。但本法不适用于临床常规检查。

用重组抗原或合成肽原建立 ELISA 法检测血清抗-HEV,已在国内普遍开展,敏感性和特异性均较满意。用本法检测血清抗-HEV-IgM,对诊断现症戊型肝炎更有价值。

(三)鉴别要点

应注意与 HAV、HBV、HCV 相鉴别。

(四)规范化治疗

急性期应强调卧床休息,给予清淡而营养丰富的饮食,外加充足的 B 族维生素及维生素 C。

HEV ORF2 结构蛋白可用于研制有效疫苗,并能对 HEV 株提供交叉保护。HEV ORF2 蛋白具有较好的免疫原性,用其免疫猕猴能避免动物发生戊型肝炎和 HEV 感染。该疫苗正在研制,安全性和有效性正在评估。

六、护理措施

(1)甲、戊型肝炎进行消化道隔离;急性乙型肝炎进行血液(体液)隔离至 HBsAg 转阴;慢性乙型和丙型肝炎患者应分别按病毒携带者管理。

(2)向患者及家属说明休息是肝炎治疗的重要措施。重型肝炎、急性肝炎、慢性活动期应卧床休息;慢性肝炎病情好转后,体力活动以不感疲劳为度。

(3)急性期患者宜进食清淡、易消化的饮食,蛋白质以营养价值高的动物蛋白为主 1.0~1.5 g/(kg·d);慢性肝炎患者宜高蛋白、高热量、高维生素易消化饮食,蛋白质 1.5~2.0 g/(kg·d);重症肝炎患者宜低脂、低盐、易消化饮食,有肝性脑病先兆者应限制蛋白质摄入,蛋白质摄入

＜0.5 g/(kg・d)；合并腹水、少尿者，钠摄入限制在0.5 g/d。

(4)各型肝炎患者均应戒烟和禁饮酒。

(5)皮肤瘙痒者及时修剪指甲，避免搔抓，防止皮肤破损。

(6)应向患者解释注射干扰素后可出现发热、头痛、全身酸痛等"流感样综合征"，体温常随药物剂量增大而增高，不良反应随治疗次数增加而逐渐减轻。发热时多饮水、休息，必要时按医嘱对症处理。

(7)密切观察有无皮肤淤点瘀斑、牙龈出血、便血等出血倾向；观察有无性格改变、计算力减退、嗜睡、烦躁等肝性脑病的早期表现。如有异常及时报告医师。

(8)让患者家属了解肝病患者易生气、易急躁的特点，对患者要多加宽容理解；护理人员多与患者热情、友好交谈沟通，缓解患者焦虑、悲观、抑郁等心理问题；向患者说明保持豁达、乐观的心情对于肝脏疾病的重要性。

七、应急措施

(一)消化道出血

(1)立即取平卧位，头偏向一侧，保持呼吸道通畅，防止窒息。

(2)通知医师，建立静脉液路。

(3)合血、吸氧、备好急救药品及器械，准确记录出血量。

(4)监测生命体征的变化，观察有无四肢湿冷、面色苍白等休克体征的出现，如有异常，及时报告医师并配合抢救。

(二)肝性脑病

(1)如有烦躁，做好保护性措施，必要时给予约束，防止患者自伤或伤及他人。

(2)昏迷者，平卧位，头偏向一侧，保持呼吸道通畅。

(3)吸氧，密切观察神志和生命体征的变化，定时翻身。

(4)遵医嘱给予准确及时的治疗。

八、健康教育

(1)宣传各类型病毒性肝炎的发病及传播知识，重视预防接种的重要性。

(2)对于急性肝炎患者要强调彻底治疗的重要性及早期隔离的必要性。

(3)慢性患者、病毒携带者及家属采取适当的家庭隔离措施，对家中密切接触者鼓励尽早进行预防接种。

(4)应用抗病毒药物者必须在医师的指导、监督下进行，不得擅自加量或停药，并定期检查肝功能和血常规。

(5)慢性肝炎患者出院后避免过度劳累、酗酒、不合理用药等，避免反复发作，并定期监测肝功能。

(6)对于乙肝病毒携带者禁止献血和从事饮食、水管、托幼等工作。

(龙　璇)

第五节　结核性脑膜炎

结核性脑膜炎简称结脑,是中枢神经系统结核病最常见的类型,是结核分枝杆菌经血液循环或直接途径侵入蛛网膜下腔,引起软脑膜、蛛网膜进而累及脑神经、脑实质、脑血管和脊髓的疾病。早期患者多有发热、乏力、食欲缺乏、恶心、头痛等,可有畏光、易激动、便秘、尿潴留;中期出现脑膜刺激征,表现头痛、呕吐、颈项强直等,当颅内压增高时可出现剧烈头痛、喷射性呕吐、意识障碍、昏迷等;脑实质受损时可出现偏瘫、四肢徐动、震颤;脊髓受损时可出现双下肢肌力下降、尿潴留、尿失禁、便秘结、便失禁等;晚期严重颅内压升高可致脑疝。治疗上采用以有效抗结核药物为主,糖皮质激素应用,降颅压控制脑水肿,促进脑细胞代谢、改善脑功能的综合性治疗措施。

一、一般护理

(1)执行内科一般护理常规。

(2)保持病室清洁、安静,光线柔和,减少周围环境的不良刺激。

(3)保持患者情绪稳定,勿过于激动。减少探视,治疗、护理操作尽量集中进行。

(4)体位的护理,安静卧床休息,避免多次翻动患者颈部及突然改变其体位,颅压增高的患者床头宜抬高 15°～30°,以加速静脉回流,减轻脑水肿。昏迷患者平卧位,头偏向一侧。卧床时间根据病情而定,一般在脑膜刺激症状消失、高颅压缓解、脑脊液改变明显好转后可逐渐起床活动。

(5)重症患者做好皮肤、口腔、会阴护理,落实预防压疮、口腔感染、泌尿系统感染等的护理措施。

二、饮食护理

保证每天的入量和营养需求,给予高热量、清淡、易消化的食物,不能自行进食者给予肠内、肠外营养。保持排便通畅,必要时给缓泻剂或小量灌肠。颅压高者忌用大量溶液灌肠。

三、用药护理

(一)抗结核药物

抗结核药物是治疗结核性脑膜炎的关键,结核性脑膜炎化疗应遵循三个原则。

(1)早期、联合、适量、规律、全程的结核病化疗原则。

(2)尽量选用具有杀菌作用和通过血-脑脊液屏障良好的药物。

(3)注意观察药物不良反应,及时作出调整及相应处理。由于结核性脑膜炎所在部位及病理变化的特殊性,结核性脑膜炎化疗药品剂量一般比肺结核剂量偏大,个别药品宜静脉给药,疗程更长,不适合采用间歇给药方式。在制订化疗方案时,必须考虑药品对血-脑脊液屏障通透性的因素。异烟肼(H,INH)、吡嗪酰胺(Z,PZA)、环丝氨酸(Cs)可通过正常血-脑脊液屏障达到有效药品浓度;利福平(R,RFP)不能或不易通过正常的血-脑脊液屏障,但可透过炎症血-脑脊液屏障达到有效治疗浓度;链霉素(S,SM)、乙胺丁醇(E,EMB)和对氨基水杨酸钠(PAS)难以透过血-脑脊液屏障,即使对炎症血-脑脊液屏障的通透性也有争议。因 HRZ 疗效确切,为必选药品,总疗程不少于1年。治疗期间向患者讲解服药的方法及注意事项、不良反应等，鼓励并督导患者遵嘱按时按量规律服药，完成疗程。并注意观察疗效和不良反应。

(二)应用脱水剂

应用脱水剂治疗，可提高血浆渗透压，造成血液与脑组织、脑脊液间的压力差，使脑组织、脑脊液的水分向血液转移，再经肾脏排出达到脱水的目的，从而使脑水肿减轻，脑体积缩小，颅内压降低。常用20％甘露醇静脉滴注，注意血管的选择和滴速，一般250 mL在15～30分钟滴完，用药后2～3小时达高峰，可维持4～6小时，需要时6小时可重复使用。用药过程中注意观察患者心、肾功能，同时注意防止药液外渗。

(三)糖皮质激素

糖皮质激素的应用，结核性脑膜炎在强力、有效抗结核治疗基础上合并应用激素治疗已被广泛采纳，对降低病死率、减少后遗症、消除中毒症状，恢复已受损的血-脑脊液屏障等方面有明显疗效。激素用于结核性脑膜炎治疗，可减少脑膜的炎症渗出，促进脑和脑膜的炎症消散和吸收，防止纤维组织增生；减轻继发的动脉内膜炎和脑软化及神经根炎；减轻炎症反应，抑制结缔组织增生，减轻粘连和瘢痕形成；减轻脑水肿，抑制脑脊液分泌，减少脑室系统脑脊液的容量，使高颅压得到控制。对于急性期患者多用大剂量短程地塞米松疗法，在给药方式上因患者多有呕吐、食欲缺乏等症状，服药后不能保证吸收，故以静脉输注为宜。成人起始剂量一般为20～30 mg/d，根据临床症状、脑压、脑脊液生化变化情况酌情减量，并由静脉转为口服，总疗程1～2个月。应用糖皮质激素要严格遵医嘱给药，并督导患者服用，不可随意增药、减药，以免发生反跳现象。

(四)鞘内注药

鞘内注药，适用于较重病例，有意识障碍者；脑脊液蛋白定量明显增高者，高颅压(颅内压＞250～300 mmH$_2$O)等。在全身用药的基础上选用鞘内注药，常用药物地塞米松5 mg，异烟肼100 mg，每周2～3次。护理人员应配合医师做好注药前的准备和注药的配合，操作过程要严格按无菌要求，注药前可缓慢回抽脑脊液稀释后，再缓慢注入。同时密切观察患者的面色、意识、生命体征变化。

四、并发症护理

(一)意识障碍

结核性脑膜炎并高颅压时，由于颅内压增高，脑灌注降低，导致大脑皮质、脑干网状结构缺血、缺氧，从而引起不同程度的意识障碍，严重时可致昏迷。一旦发生昏迷，需采取积极有效的抢救及治疗护理措施，密切观察。

(二)脑疝

脑疝是颅内压增高的严重后果，是结核性脑膜炎死亡的主要原因之一。需密切观察患者病情变化，防止并及时发现颅内压增高所致脑疝。治疗护理中要避免屏气、剧烈咳嗽、便秘、尿潴留等导致颅内压增加的诱因，如患者出现剧烈头痛、喷射性呕吐，嗜睡、谵妄、昏迷等意识障碍是颅内压增高的表现，需遵嘱及时给予降颅压处理，防止发生脑疝。

(三)脑实质损害

注意患者肢体活动情况，有无偏瘫、四肢手足徐动、震颤、抽搐等脑实质损害的表现，要落实患者安全防护措施，防止损伤，遵嘱给予脑代谢活化剂治疗。

(四)发热

发热患者对症处理,高热时注意保护头部,必要时给冰帽或冰袋。

(五)水、电解质紊乱

患者由于意识障碍、进食减少、呕吐、中枢性高热等原因,在脱水治疗时,可并发水、电解质紊乱,最常见的是低钾血症、低钠血症。需注意观察其临床表现,记录出入量,动态监测电解质,遵嘱给予口服或静脉补钾及钠盐。

五、病情观察

(一)生命体征

密切观察患者生命体征的变化,头痛的性质、程度、部位、持续时间及频次,两侧瞳孔的大小及变化,意识与表情,呕吐的性质及内容物,肢体活动情况,肌力的变化等。

(二)抽搐

观察患者有无抽搐,抽搐的次数、部位、性质、持续时间,进行抽搐护理常规操作。

(三)颅内压

观察患者颅内压的变化,有无脑膜刺激征及颅内压增高表现,如剧烈头痛,喷射性呕吐,颈肌强直,克氏征、布氏征阳性,皮肤感觉过敏,对听觉和视觉刺激过敏等。

(四)脑脊液

行腰椎穿刺的患者,注意观察脑脊液流出的速度、脑压,穿刺中患者的面色、意识、呼吸、脉搏的变化。

(五)不良反应

观察患者应用抗结核药物的不良反应。

六、行脑室或腰大池引流患者的护理

(1)做好引流前的护理评估和用物准备及穿刺中的配合。

(2)做好管路护理,预防管路脱出,保持引流装置的无菌并妥善固定。一般脑室引流瓶(袋)入口处应高于外耳道 10~15 cm;当患者改变体位时,遵医嘱相应调整引流管口高度,使颅内压维持在正常水平。

(3)保持引流管通畅,防止引流装置扭曲、受压、打折等,搬运患者时将引流管夹闭;控制引流速度和引流量,防止引流过多、过快导致低颅压性头痛、呕吐,观察引流液的量、颜色、性状并准确记录。

(4)保持置管部位的贴膜清洁干燥,定时更换。观察置管部位皮肤有无发红、肿胀或穿刺点渗漏等异常现象,发现异常及时通知医师给予处理。

(5)引流期间注意观察患者颅内高压症状的改善情况,有无脑出血、感染等并发症发生。

七、健康指导

(1)宣教疾病知识,使患者及家属认识本病及严重程度,积极配合治疗与护理,提高依从性。

(2)合理安排休息与活动,保证睡眠。注意营养,增强机体抗病能力,避免情绪波动及呼吸道感染。

(3)在应用抗结核药物过程中如出现皮疹、胃肠不适、巩膜黄染、耳鸣、视物模糊、关节疼痛等不良反应时及时就诊。

(4)坚持规律、全程应用抗结核药物的重要性,不可自行减药、停药,取得患者及家属的主动配合完成疗程,防止病情反复。

(5)指导患者及家属肢体运动功能锻炼方法。

(6)遵嘱定期复查,以便了解病情变化,及时调整治疗方案。

(龙　璇)

第六节　喉　结　核

喉结核乃耳鼻咽喉结核中最常见者。原发性较少见,多为继发性。本病好发于 20～30 岁的青年男性,然而随着老年性肺结核发病率的增高,喉结核的发病年龄也有增高趋势。

一、病因及发病机制

喉结核多由肺结核继发而来,因肺结核咳出之带菌的痰液黏附于喉部黏膜或黏膜皱褶处,结核菌在此经微小创口或腺管开口侵入黏膜深处,并在该处繁殖而致病。

二、病理

喉结核基本病变主要为渗出、溃疡和增生 3 种类型。

(一)渗出型

渗出型浸润黏膜局限性充血、水肿,黏膜下有淋巴细胞浸润,形成结节。

(二)溃疡型

结核结节中央发生干酪样坏死,形成结核性溃疡,常伴有继发性感染。其特点是溃疡周围有不整齐的潜行边缘。病变发展可侵及喉软骨膜,发生软骨膜炎。

(三)增生型

晚期浸润病灶纤维组织增生,病情好转时,可呈瘢痕愈合,部分病灶形成结核瘤。

三、护理评估

(一)健康史

询问患者有无结核疾病史、吸烟史及家族成员中有无结核病患者。

(二)临床表现

1.喉部不适

早期表现不典型,可有喉部烧灼、干燥等不适。

2.声嘶

声嘶开始较轻,以后逐渐加重,晚期可完全失声。

3.喉痛

说话和吞咽时加重,软骨膜受累时疼痛加剧。喉部病变广泛者,可因肉芽或增生性病变组织,以及黏膜水肿等引起喉阻塞,出现吸入性呼吸困难。

（三）辅助检查

1.细菌学检查

细菌学检查包括痰液集菌涂片查抗酸杆菌，细菌培养等。

2.影像学检查

胸部 X 线平片，但应警惕少数患者肺部亦可无阳性发现，或仅有钙化灶或陈旧性病灶。

3.喉镜检查

喉镜检查可见黏膜肿胀或充血或苍白，可有虫蚀状溃疡，溃疡底部为肉芽及白膜，会厌及杓会厌襞可增厚、水肿。喉部结核性肉芽肿或结核球等增生性病变。

（四）心理-社会状况

因此病主要表现为声嘶和喉痛，患者易误认为喉部恶性肿瘤，家属与患者往往表现出恐惧与焦急，担心预后和生活质量。因此，护士应评估患者对疾病认知程度及情绪状况，受教育水平。了解患者的饮食习惯，生活和工作环境，有无结核病史，有无经常过度疲劳、受寒潮湿、营养不良等。

（五）治疗要点

1.全身抗结核药物治疗

常用药物有异烟肼、链霉素、利福平、乙胺丁醇和对氨基水杨酸钠等。但应注意早期、适量、联合用药，病情轻者两种药物，重者三种或四种药物联合应用。

2.局部治疗

可用生理盐水、异烟肼、地塞米松及糜蛋白酶做雾化吸入。

3.支持疗法

注意全身和喉部休息，减少说话，增加营养。

4.手术治疗

出现喉阻塞者，必要时做气管切开术。

5.适当使用糖皮质激素

在强有力的抗结核药物控制下，糖皮质激素对减轻过强的变态反应，改善重症患者的症状，促进病灶吸收等方面，具有明显的辅助作用。

四、常见的护理诊断/护理问题

（一）焦虑

焦虑与担心疾病预后有关。

（二）有窒息的危险

窒息危险与喉黏膜水肿，喉肉芽及组织增生有关。

（三）有感染的危险

感染危险与气管切开术后切口易被感染，机体抵抗力低有关。

4.知识缺乏

缺乏疾病相关知识和自我保健知识。

五、护理措施

（一）多与患者交流

患者住院期间因声嘶无法用语言交流，护理人员应多巡视病房，告知患者噤声，指导用肢体语言表达需求和情感,也可使用简单的手语并准备纸笔做书面交流。护士应多与患者交谈,了解其心理变化,及时解决需求。

(二)基础护理

结核活动期,患者可有低热、盗汗等症状,责任护士应重视基础护理,使患者舒适。

(三)气管切开护理

若疾病较重需气管切开应做好气管切开的护理。

(四)消毒隔离

严格做好消毒隔离措施,患者使用过的雾化器具应严格一人一用,专人专用。防止交叉感染。使用抗结核药物因严格按医嘱用药,并注意观察药物疗效及不良反应。

(五)饮食

喉结核是慢性消耗性疾病,患者往往有进食障碍、营养不良,应给予高蛋白、高热量、高维生素、易消化的清淡饮食,忌辛辣刺激性食物,同时禁烟酒等。不能进食者,可遵医嘱给予静脉补充高营养,如脂肪乳剂、氨基酸、清蛋白等。

(六)教育

进行患者或家属相关知识教育。

(七)规范用药

规范应用抗结核药物,应按时、规律,严格按医嘱用药,避免患者漏服或拒服。仔细观察药物的不良反应,如听力、血压、血糖、肝肾功能。如有异常,及时就医。

(龙　璇)

第七节　颈部淋巴结结核

颈部淋巴结结核80%见于儿童及青壮年,女性多于男性,30岁以上者比较少见。结核分枝杆菌多由扁桃体或口腔龋齿侵入,少数继发于肺或支气管的结核病变。近年来由于非结核分枝杆菌的出现,其发病率有升高的趋势。

一、病因及发病机制

空气中的结核分枝杆菌从口腔、鼻咽部侵入,在口、咽、鼻腔黏膜下淋巴结内形成病灶,通过淋巴管到达淋巴结,大多引起颌下及颈上淋巴结结核。肺部原发性结核灶可经淋巴或血行播散至两侧颈淋巴结;肺门淋巴结结核可经纵隔淋巴结上行感染,主要累及锁骨上或颈下淋巴结。

二、病理

结核分枝杆菌通过上呼吸道或随食物在口腔或鼻咽部,最常见的是扁桃体,引起原发病灶。口腔部原发病灶往往很快愈合,在临床上不易发现。结核分枝杆菌通过淋巴管的传播往往首先在淋巴结周围引起炎症,逐渐向中心蔓延,淋巴结可发生干酪样坏死以致液化,终至穿破淋巴结包膜,感染深部组织;或穿破皮肤形成慢性经久不愈的瘘管。淋巴结周围的炎症使邻近的淋巴结相互粘连成为不规则的肿块。如干酪样物液化后完全排出,伤口可逐渐愈合结疤。继发肺内结核者,其他浅表淋巴结亦可同时受累,病变主要为增生性,很少发生干酪样坏死。

三、护理评估

(一)健康史
了解患者有无口腔(龋齿)、扁桃体等部位的慢性炎症,有无肺、支气管等器官的结核病病史。

(二)临床表现
1.全身症状

轻者仅有淋巴结肿大而无全身症状;重者可伴有体质虚弱、食欲减退或消瘦、低热、盗汗、乏力等症状,并可同时有肺、支气管等器官的结核病病史。

2.局部症状

局部临床表现最初可在下颌下或颈侧发现单个或多个成串的淋巴结,缓慢肿大、较硬,无疼痛,与周围组织无粘连。病变继续发展,肿大淋巴结相互粘连,形成串珠状,轻压痛,若继发感染压痛较明显。炎症波及周围组织时,肿大淋巴结可发生干酪样坏死,彼此粘连成团或与皮肤粘连活动度较差,但皮肤表面并没有通常炎症的特征即红肿、热及明显压痛,扪之有波动感,此种液化现象称为冷脓肿或寒性脓肿。脓肿破溃后形成经久不愈的溃疡或瘘管。

(三)辅助检查
1.间接喉镜、后鼻镜检查

有时可发现喉结核及鼻咽结核等结核病史。

2.结核菌素试验

结核菌素试验尤其是小儿患者,有助于本病的诊断。

3.结核抗体、血沉检查

结核抗体、血沉检查有助于本病的诊断。

4.胸部 X 线检查或 CT 扫描

胸部 X 线检查或 CT 扫描可发现有无肺结核。

5.病理检查

细针抽吸活检或淋巴结切除行病理学活组织检查可明确诊断。细针抽吸活检是目前对颈部淋巴结结核诊断的首选活检方法。

(四)并发症
寒性脓肿当机体抵抗力下降的时候,结核菌素在淋巴结内大量的繁殖,此时肿大淋巴结可发生干酪样坏死,坏死组织液化形成寒性脓肿。脓肿破溃后可形成溃疡或瘘管。

(五)心理-社会状况
因轻者仅有淋巴结肿大而无全身症状,患者多不予重视,出现症状时多为中晚期。淋巴结结核病程长,用药种类多,疗效慢,且淋巴结破溃后具有传染性,故患者精神压力大,容易因为遭受病痛的折磨而产生焦虑、悲观、恐惧等一系列情绪反应。因此,护士必须安慰患者,做好心理护理,介绍结核病知识,并告诉患者坚持早期、规律、联合、适量、全程用药,可避免耐药菌株产生,确保疗效,消除患者的不良心理因素,积极配合治疗护理,树立战胜疾病的信心。同时注意与患者家属的沟通,了解家属的顾虑,消除家属的焦虑情绪,使患者在最佳状态下接受治疗方案。

(六)治疗要点
结核性淋巴结炎的治疗原则以全身、规则、联合、全程督导抗结核治疗为主,局部治疗为辅。

1.药物治疗

常用抗结核药物包括异烟肼、利福平、吡嗪酰胺、乙胺丁醇、链霉素等。常用的短期标准化疗方案为2HRZ/4HR,异烟肼常用量每次300 mg/d,利福平常用量每次450～600 mg/d,吡嗪酰胺每次1.5～2.0 g/d。局部可用异烟肼50～100 mg加入0.25%普鲁卡因5～10 mL中作病灶周围环形封闭,隔天一次或每周两次。

2.手术摘除

对于局限的、可移动的结核性淋巴结或虽属多个淋巴结但经药物治疗效果不明显者,可予手术摘除。诊断尚不肯定,为了排除肿瘤,也可摘除淋巴结送病理检查。

3.穿刺抽脓

对已化脓的淋巴结结核或小型潜在的冷脓肿,皮肤未破溃者可以施行穿刺抽脓,同时注入异烟肼50～100 mg,隔天一次或每周两次。每次穿刺时应从脓肿周围的正常皮肤进针,以免造成脓肿破溃或感染扩散。

四、常见的护理诊断/护理问题

(一)焦虑

焦虑与颈部淋巴结结核病程长,用药种类多,疗效慢,且淋巴结破溃后具有传染性有关。

(二)知识缺乏

患者缺乏疾病预防与康复的相关知识。

(三)急性疼痛

急性疼痛与肿大淋巴结相互粘连,炎症波及周围组织有关。

(四)有感染的危险

有感染的危险与机体抵抗力下降有关。

(五)潜在并发症

潜在并发症如寒性脓肿等。

五、护理措施

(一)心理护理

淋巴结结核病程长,用药种类多,疗效慢,且淋巴结破溃后具有传染性,患者精神压力大,常产生焦虑、悲观、恐惧等一系列情绪反应。护士应注意多与患者沟通,及时发现其心理变化,给予相应的指导,加强健康宣教,介绍结核病知识,并告诉患者坚持早期、规律、联合、适量、全程用药,可避免耐药菌株产生,确保疗效。使其消除焦虑、悲观心理,正视现实,增强患者战胜疾病的信心及生活的勇气,以积极的心态面对疾病,配合治疗护理,树立战胜疾病的信心。

(二)病情观察

注意观察患者体温的变化,体温高达38.5 ℃以上时,可给予温水浴并鼓励患者多饮水,注意卧床休息。对颈部左侧软化淋巴结定期给予穿刺排脓及局部抗结核治疗,对破溃流脓处每天给予消毒及异烟肼换药。

(三)药物不良反应的观察

抗结核药物治疗疗程长,并采用联合用药,治疗过程中易发生不良反应,如肝损害、周围神经炎、听神经损害等。要随时观察患者有无厌油、恶心、食欲缺乏、耳鸣、耳聋等症状,每月复查肝肾功能、血常规、尿酸。

（四）消毒隔离

室内每天用紫外线早晚各照射 1 小时，被褥、书籍放在日光下暴晒 2 小时，被单、毛巾、衣服等可在煮沸消毒后洗涤。换药敷料、脓液焚烧处理。

（五）饮食护理

结核病是一种慢性消耗性疾病，因此向患者讲解营养对恢复健康的重要意义，给予高热量、高蛋白、高维生素的食物，以增强抵抗力，促进机体修复能力，使病灶愈合。

（龙　璇）

第八节　肺　结　核

肺结核是结核分枝杆菌引起的肺部慢性传染性疾病。结核分枝杆菌可侵及全身几乎所有脏器，但以肺部最为常见。目前，全球近 20 亿人受结核分枝杆菌的感染。有 2 000 万人患结核病，每年新发患者达 800 万～1 000 万人。每年 300 万人死于结核病，结核病成为传染病的头号杀手。如不立即采取有效的控制措施，今后 10 年将有 3 亿健康人受结核分枝杆菌感染，9 000 万人发生结核病，3 000 万人死于结核病。我国结核病疫情属世界上 22 个高流行国家之一，全国有 5 亿以上人口受结核分枝杆菌感染，活动性肺结核病患者 600 余万，其中传染性肺结核病患者达 200 余万，每年有 113 万新结核病患者发生，还有大量肺外结核病患者存在，每年因结核病死亡者达 25 万，结核病在我国仍然是一个危害人民健康的严重公共卫生问题。

一、病因与发病机制

（一）结核分枝杆菌

结核分枝杆菌属分枝杆菌，分为人型、牛型、非洲型和鼠型 4 类，其中引起人类结核病的主要为人型结核分枝杆菌，少数为牛型结核分枝杆菌感染。结核分枝杆菌的生物学特性如下。

1.抗酸性

结核分枝杆菌耐酸，染色呈红色，可抵抗盐酸酒精的脱色作用，故又称抗酸杆菌。

2.生长条件与速度

结核分枝杆菌为需氧菌，其适宜温度为 37 ℃左右，适合酸碱度为 pH 6.8～7.2。生长缓慢，增殖一代需 14～20 小时，在培养基上 4～6 周才能繁殖成明显的菌落。

3.抵抗力强

结核分枝杆菌对干燥、酸、碱、冷的抵抗力较强，在阴湿环境下能生存数月。结核分枝杆菌对紫外线比较敏感，阳光下曝晒 2～7 小时，病房常用紫外线灯消毒 30 分钟均有明显杀菌作用。75％乙醇接触 2 分钟或煮沸 1 分钟均能被杀灭。将痰吐在纸上直接焚烧是最简易的灭菌方法。除污剂或合成洗涤剂对结核分枝杆菌完全不起作用。

4.菌体结构复杂

结核分枝杆菌的菌壁含有类脂质、蛋白质和多糖类三种复合成分。在人体内蛋白质可引起变态反应、中性粒细胞和大单核细胞浸润。菌体类脂质能引起单核细胞、上皮样细胞和淋巴细胞浸润而形成结核结节,多糖类则引起某些免疫反应。

(二)传播途径

飞沫传播是肺结核最重要的传播途径。传染源主要是痰中带菌的肺结核病患者,尤其是未经治疗者。在咳嗽、打喷嚏或高声说笑时痰沫中附着结核分枝杆菌,接触者直接吸入带菌飞沫而感染。痰滴可以较长时间飘浮于空气中,吸入后可进入肺泡腔,或带菌痰滴飘落于地面或其他物品上,干燥后随尘埃被吸入呼吸道引起感染。次要感染途径是经消化道感染,如饮用消毒不彻底的牛奶,因牛型结核分枝杆菌污染而发生感染,与患者共餐或食用带菌食物而引起肠道感染。其他感染途径,如通过皮肤、泌尿生殖系统等,均很少见。由呼吸道之外入侵的结核分枝杆菌,可在初感染时,或感染后病灶恶化或复燃时经淋巴、血行而传播至肺脏。

(三)人体的反应性

1.免疫力

人体对结核分枝杆菌的免疫力分非特异性免疫力(先天或自然免疫力)和特异性免疫力(后天性免疫力)两种。后者是通过接种卡介苗或感染结核分枝杆菌后所获得的免疫力,其免疫力强于自然免疫。但两者对防止结核病的保护作用都是相对的。机体免疫力强可防止发病或使病情减轻,而营养不良、婴幼儿、老年人、糖尿病、硅沉着病、艾滋病及使用糖皮质激素、免疫抑制剂等使人体免疫功能低下时,容易受结核分枝杆菌感染而发病,或使原已稳定的病灶重新活动。结核病的免疫主要是细胞免疫。

2.变态反应

结核分枝杆菌侵入人体后4~8周,身体组织对结核分枝杆菌及其代谢产物所发生的敏感反应称为变态反应,为Ⅳ型(迟发型)变态反应,可通过结核菌素试验来测定。

二、临床症状

早期结核病无自觉症状,在健康检查时发现。常见的症状主要有呼吸道症状和全身中毒症状。

(一)呼吸道症状

1.咳嗽

咳嗽是肺结核的重要早期症状,也是排除气道分泌物的生理反应。持续2周治疗不愈的咳嗽,应做痰结核分枝杆菌检查及胸部X线检查。如咳嗽伴有血痰、低热、盗汗与易疲倦则高度提示肺结核病的可能。传染性肺结核和具有空洞的肺结核患者咳嗽频率比较高。

2.咳痰

早期肺结核病患者常无痰,当结核病进展出现干酪坏死空洞形成或合并感染时痰量才逐渐增多。痰是检查结核分枝杆菌的有利条件。但当患者化学治疗后,咳痰减少、消失,患者可能无痰。

3.血痰或咯血

咯血是肺结核病患者常见的症状,发生率为20%~90%。肺结核病变进展、空洞壁、支气管内膜结核侵及血管时,可出现血痰或小量咯血。空洞内壁小动脉溃破可造成大咯血,导致致死性咯血。

4.呼吸困难

一般肺结核病患者无呼吸困难,当气管受压、肺不张、病变广泛严重影响肺功能时,患者才感到呼吸费力。突然发作呼吸困难和胸痛时,应想到并发自发性气胸或肺栓塞。

5.胸痛

一般胸痛部位较固定,并为持续性胸痛。深呼吸或大声说笑、咳嗽时胸痛加剧,说明胸膜已受到结核病的影响。如疼痛部位不固定,为游走性,疼痛与呼吸、咳嗽无关,大多为神经反射引起的疼痛。

(二)全身症状

结核病的早期可出现周身不适、疲倦、无力与盗汗。发热是早期活动性结核病的主要症状之一,轻症患者多为低热,病变恶化,合并感染或重症患者可有寒战高热。结核病患者发热特点是,长期午后低热,次日晨前退热,亦称"潮热"。食欲缺乏、恶心、腹胀、便秘或腹泻、体重下降。重者长期厌食,慢性消耗导致恶病质。月经失调、闭经及面部潮红等自主神经紊乱症状。

三、诊断

(一)结核病的诊断

诊断依据为常见的临床症状和体征、肺结核接触史结合痰结核分枝菌检查、影像学检查、纤维支气管镜检查、结核菌素试验多可作出诊断。

1.原发型肺结核

原发型肺结核为原发结核感染所致的临床病症,包括原发综合征及胸内淋巴结结核。多见于儿童或初进城市的成人。X线胸片表现为哑铃型阴影,即原发病灶、引流淋巴管炎和肿大的肺门淋巴结,形成典型的原发综合征。

2.血行播散型肺结核

血行播散型肺结核包括急性血行播散型肺结核(急性粟粒型肺结核)及亚急性、慢性血行播散型肺结核。急性粟粒型肺结核常见于婴幼儿和青少年,大量结核分枝杆菌在较短时间内,多次侵入血循环,血管通透性增加,结核分枝杆菌进入肺间质,并侵犯肺实质,形成典型的粟粒大小结节。起病急,有全身毒血症状,常伴发结核性脑膜炎。X线显示双肺满布粟粒状阴影,大小、密度和分布均匀。若人体抵抗力较强,少量结核分枝杆菌分批经血液循环进入肺部,病灶常大小不均匀、新旧不等,在双上、中肺野呈对称性分布,为亚急性或慢性血行播散型肺结核。

3.继发性肺结核

继发性肺结核是成人中最常见的肺结核类型,病程长,易反复。临床症状视其病灶性质、范围及人体反应性而定。

(1)浸润型肺结核:浸润渗出性结核病变和纤维干酪增殖病变多发生在肺尖和锁骨下。X线显示为片状、絮状阴影,可融合形成空洞。渗出性病变易吸收,纤维干酪增殖病变吸收很慢,可长期无变化。

(2)空洞性肺结核:空洞由干酪渗出病变溶解形成,洞壁不明显、有多个空腔,形态不一。空洞性肺结核多有支气管播散,患者痰中经常排菌。

(3)结核球:干酪样坏死灶部分消散后,周围形成纤维包膜,或空洞的引流支气管阻塞,空洞内干酪样物质不能排出,凝成球形病灶,称"结核球"。

(4)干酪样肺炎:发生于免疫力低下、体质衰弱、大量结核分枝杆菌感染的患者,或有淋巴结支气管瘘,淋巴结内大量干酪样物质经支气管进入肺内。大叶性干酪样肺炎X线呈大叶性密度均匀的磨玻璃状阴影,逐渐出现溶解区,呈虫蚀样空洞,可有播散病灶,痰中能查出结核分枝杆

203

菌。小叶性干酪样肺炎的症状和体征比大叶性干酪样肺炎轻,X线呈小叶斑片播散病灶,多发生在双肺中下部。

(5)纤维空洞性肺结核:肺结核未及时发现或治疗不当,使空洞长期不愈,出现空洞壁增厚和广泛纤维化,随机体免疫力的高低,病灶吸收、修复与恶化交替发生,形成纤维空洞。X线胸片可见一侧或两侧有单个或多个纤维厚壁空洞,多伴有支气管播散病灶和明显的胸膜肥厚。由于肺组织广泛纤维增生,造成肺门抬高,肺纹理呈下垂样,纵隔向患侧移位,健侧呈代偿性肺气肿。

4.结核性胸膜炎

临床上已排除其他原因引起的胸膜炎,包括结核性干性胸膜炎,结核性渗出性胸膜炎和结核性脓胸。

5.其他肺外结核

其他肺外结核按部位及脏器命名,如骨关节结核、结核性脑膜炎、肾结核、肠结核等。

6.菌阴肺结核

菌阴肺结核为3次痰涂片及1次痰培养阴性的肺结核。

(二)鉴别诊断

详见表7-1。

表 7-1　咯血与呕血的鉴别

鉴别项目	咯血	呕血
病因	肺结核,肺癌,支气管扩张等	消化性溃疡,肝硬化,胃癌等
出血前症状	咽喉痒感,胸闷,咳嗽等	上腹不适,恶心呕吐等
出血方式	咯出	呕出,可为喷射状
血的颜色	鲜红	棕黑色或暗红色
血中混有物	痰,泡沫	食物残渣,胃液
酸碱反应	碱性	酸性
黑便	无,若咽下血液较多时间可有	有,可为柏油样便,呕血停止后可持续数天
痰的性状	痰中常带血	无痰

四、治疗

确诊的结核病患者应及时给予抗结核药物治疗、合理的化疗是治愈患者,消除传染源,控制流行的最有效措施。严格执行在医务人员直接面视下督导化疗(DOTS)是化疗成功的关键。DOTS方案是指专门针对肺结核患者实施的一种非住院性的全面监督化学治疗方法,目的是保证患者的规律用药以提高治疗效果。DOTS方案一方面是一项较重要的医疗措施,另一方面也是将现代卫生管理系统的各个方面有效结合在一起的重要方法,主要包括五项基本要素:政府的规划与承诺、痰涂片发现患者、短程化疗、建立正规药物供应系统和建立监督和评价系统。应用化学治疗的原则是早期、联合、适量、规律和全程用药。

五、护理

(一)一般护理

制订合理的休息与活动计划,肺结核活动期以卧床休息为主,可适当离床活动。恢复期可适当增加户外活动,项目以较缓慢柔和,不过分激烈,能使全身得到活动,如散步、打太极拳等,加强体质锻炼,提高机体的抗病能力。散步应先在平坦的道路上进行,最初每次走 10~20 分钟,每天一次或隔天一次,适应以后可增至每天两次、时间可延长到 20~30 分钟。打太极拳时应先练习简化太极拳,一开始只学半套拳,每天上下午各练一次,每次 20 分钟,然后逐渐进展到练习全套拳,时间也可增至 30 分钟,每个疗程 3 个月。部分轻症患者在坚持化疗的同时,可进行正常工作,但应避免劳累和重体力劳动。保证充足的睡眠和休息,劳逸结合。

(二)心理护理

在肺结核的诊断和治疗过程中,患者可能会产生一系列复杂的心理问题,其中最常见的负性情绪是焦虑和抑郁,其发生率分别为 37.78% 和 66.67%。因此加强对患者及家属的心理咨询和卫生宣传,使之了解只有坚持合理、全程化疗,患者才可完全康复。帮助患者增进机体免疫功能,树立信心,尽快适应环境,消除焦虑、抑郁心理,充分调动人体内在的自身康复能力,使患者积极配合治疗,处于接受治疗的最佳心理状态。

(三)用药护理

督促患者按医嘱服药,观察药物不良反应,发现异常及时与医师沟通。对个别不能自理的患者须由家属帮助辨认药、数药,保管药物与监督服药。对于老年患者将服药行为与日常生活相联系,如与饮食联系,设置闹钟提醒服药时间,早、中、晚设置不同颜色的药瓶,同时要求家属共同参与并实施督导。抗结核用药时间较长,患者往往难以坚持,只有加强访视宣传,督促用药,取得患者合作,才能保证治疗计划的顺利完成。过早停药或不规则服药是治疗失败的主要原因。药物常见不良反应与处理如下。

1.胃肠道反应

观察恶心、呕吐发生的时间、频率与进食的关系,应用放松技术,如深呼吸转移患者的注意力,减少恶心、呕吐的发生。患者呕吐时应协助坐起或侧卧,头偏向一侧,呕吐后给予漱口,必要时遵医嘱给予止吐药。观察生命体征和失水征象,及时的补充电解质和水分,恶心、呕吐严重者,通过静脉输液给予纠正。

2.变态反应

(1)发热反应:对体温的升高给予合理的解释,告诉患者这是药物引起的,不是原发疾病没有控制,消除患者的疑虑和恐惧。每 4 小时测体温一次,体温过高者给予物理降温或药物降温,注意水、电解质的补充,做好皮肤和口腔护理。

(2)皮疹:向患者讲解导致皮疹的有关知识,介绍配合治疗和护理的方法,保持局部皮肤清洁、干燥,每天温水清洗,禁用肥皂水和酒精,床铺保持清洁平整,衣服勤换洗,避免局部压伤、碰撞和损伤。皮疹消退,脱皮不完全者,可用消毒剪刀修剪,忌撕扯,以防出血和感染。皮疹消退皮肤干燥者,可涂润肤露润滑皮肤。穿刺时避开皮疹处。

3.肝功能损害

转氨酶增高者要卧床休息,以减轻肝脏负担,利于肝细胞恢复。遵医嘱给予保肝治疗,定期复查肝功能。

4.血尿酸增高

用药期间要多饮水,必要时服碳酸氢钠,嘱患者定期复查血尿酸。继发痛风的患者要绝对卧床休息,抬高患肢,避免受累关节负重,根据医嘱使用抑制尿酸合成和促进尿酸排泄药物。

(四)饮食指导

蛋白质的补充,因蛋白质除产生热量外,还能增加机体的抗病能力及修复能力。每天摄入新鲜蔬菜和水果以补充维生素,食物中的维生素 C 有减轻血管渗透性的作用,可以保证渗出病灶的吸收,B 族维生素对神经系统及胃肠神经有调节作用。避免烟、酒、辛辣的刺激性食物。增加进食兴趣,注意食物合理搭配,保证色、香、味俱佳,保证摄入足够的营养。患者如无心、肾功能障碍,应补充足够的水分,既保证机体代谢的需要,又有利于体内毒素的排泄。血尿酸增高者避免进食含嘌呤高的食物,如动物内脏、虾类等海味以及肉汤类食物,不食太浓或刺激性强的调味品,指导患者进食碱性食物,如牛奶、鸡蛋、马铃薯、各类蔬菜、柑橘类水果。

(五)咯血的护理

1.咯血的定义

咯血是指喉及喉以下呼吸道或肺组织的出血,经口腔咳出者。包括痰中带血、血痰或者大量咯血。

2.咯血量

每天咯血量小于 100 mL 为小量咯血,每天咯血量 100～500 mL 为中等量咯血,每天咯血量 500 mL 以上或一次咯血量大于 300 mL 为大量咯血。

3.护理

(1)小量咯血患者亦应静卧休息为主,减少活动,向患侧卧位,一般要求患者在咯血停止后继续卧床休息 5～7 天,再逐渐下床活动,宜进少量温或凉的流质或半流质饮食,多饮水,多食含纤维素食物,以保持大便通畅,避免排便时腹压增加而引起再度咯血。

(2)中到大量咯血应需绝对的卧床休息,胸部放置冰袋,护理时尽量减少翻动,取平卧位,头偏向一侧,对已知病变部位取患侧卧位,防止病灶向健侧扩散,同时有利于健侧肺的通气功能。大量咯血者暂禁食,可通过静脉营养支持。保持病室安静,避免不必要的交谈。安慰患者,消除精神紧张,使之有安全感。告诉患者咯血时不能屏气,以免诱发喉头痉挛,血液引流不畅形成血块,导致窒息。保持呼吸道通畅,嘱患者轻轻将气管内存留的血咳出。

(3)如有窒息征象,立即将患者上半身拖向床下,提起患者下半身或使患者取 45°～90°患侧倾斜、头低脚高体位。用开口器张开患者紧闭的牙关,用舌钳拉出舌体,使患者头部后仰,轻拍背部,迅速排除气道和口咽部的血块,必要时用吸痰管进行机械吸引,并做好气管插管或气管切开的准备与配合工作,以解除呼吸阻塞。

(六)健康指导

(1)早期发现患者并登记管理,及时给予合理化疗和良好护理。

(2)加强结核病的预防和宣传,如注意个人卫生,不可面对他人打喷嚏或咳嗽,严禁随地吐痰。

(3)给未受过结核分枝杆菌感染的新生儿、儿童及青少年接种卡介苗,使人体产生对结核分枝杆菌的获得性免疫力,减轻感染后的发病与病情。

(4)为预防传染,餐具、痰杯应煮沸消毒或用消毒液浸泡消毒,同桌共餐时使用公筷。

(5)被褥、书籍在烈日下曝晒 6 小时以上。

(6)外出时应戴口罩。

(7)密切接触者应去医院进行有关检查。

(龙　璇)

第九节　传染性单核细胞增多症

一、概述

传染性单核细胞增多症主要是由 EB 病毒原发感染所致的急性传染病。典型临床三联征为发热、咽峡炎和淋巴结肿大,可合并肝脾大,外周淋巴细胞及异型淋巴细胞增高。病程常呈自限性。治疗主要包括抗病毒治疗及对症治疗,多数预后良好,少数可出现嗜血综合征等严重并发症。

二、护理

(一)一般护理

(1)执行内科一般护理常规。

(2)卧位与休息:取舒适卧位,绝对卧床休息。

(3)高热护理:以物理降温为主,药物降温为辅。

(4)皮疹护理:做好生活护理,保持皮肤清洁,每天温水清洗皮肤,禁用肥皂水擦洗,衣被保持清洁、平整及干燥。

(二)隔离预防措施

在标准预防的基础上,执行接触隔离。

(三)饮食护理

宜进食高热量、高蛋白、高维生素、易消化的清淡流质饮食或半流质饮食。

(四)用药护理

遵医嘱应用抗病毒药物治疗,早期应用更昔洛韦,观察药物疗效。

(五)并发症护理

1.咽喉部溶血性链球菌感染

密切观察患者咽部、扁桃体、腭垂充血肿胀情况,加强口腔护理,遵医嘱应用抗生素治疗,观察药物疗效。

2.急性肾炎

密切观察患者尿液的性质、量,水肿表现。

3.脾破裂

密切观察患者有无剧烈腹痛、血压急剧下降等。嘱患者卧床休息,避免剧烈活动或按压腹部。如出现脾破裂应立即通知医师处理。

(六)病情观察

(1)密切观察患者体温、脉搏、呼吸、血压变化。

(2)密切观察患者淋巴结肿大情况及有无粘连及压痛。

(3)密切观察患者有无咽痛及咽峡炎症状,患者咽部、扁桃体、腭垂充血肿胀情况。

(4)密切观察患者皮疹情况,包括出疹时间、形态、出疹顺序及消退。

(5)密切观察患者有无肝大、脾大情况,有无黄疸,有无疼痛及压痛,触诊时动作要轻柔。

(七)健康指导

(1)疾病预防指导:病毒在口咽部上皮细胞内增殖,唾液中含有大量病毒,因此避免经口密切接触,患者呼吸道分泌物宜用含有效氯 500 mg/L 的消毒液浸泡消毒。

(2)休息与活动:嘱患者卧床休息,避免过早活动,以免引起并发症的发生。

(3)饮食护理:宜进食高热量、高蛋白、高维生素、易消化的食物。

(4)出院后定期复查。

(龙　璇)

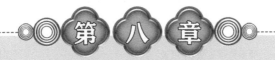

第八章

老年病护理

第一节 老年期痴呆

一、概述

老年期痴呆是指发生在老年期由大脑的退行性病变、脑血管性病变和脑外伤、肿瘤、感染、中毒或代谢障碍等病因所致的以痴呆为主要临床表现的一组疾病。老年期痴呆是脑功能障碍而产生的获得性智能损害综合征。主要包括阿尔茨海默病(Alzheimer's disease,AD,简称老年性痴呆)、血管性痴呆(vascular dementia,VD)、混合性痴呆和其他类型痴呆,如帕金森病、酒精依赖、外伤等引起的痴呆。其中以 AD 和 VD 为主,占全部痴呆的 70%～80%。AD 是一组病因未明的原发性退行性脑变性疾病。AD 起病可在老年前期(早老性痴呆),但老年期的(老年性痴呆)发病率更高。VD 是指由各种脑血管病导致脑循环障碍后引发的脑功能降低所致的痴呆。VD大都在 70 岁以后发病,在男性、高血压和/或糖尿病患者、吸烟过度者中较为多见。如能控制血压和血糖、戒烟等,一般能使进展性血管性痴呆的发展有所减慢。研究表明,老年期痴呆的发病可能与下列因素有关。①遗传因素:早发家族性 AD(FAD)与第 1、14、21 号染色体存在基因异常有关,65%～75%散发 AD 及晚发 FAD 与第 19 号染色体 *ApoEε4*(载脂蛋白 ε4)基因有关。②神经递质乙酰胆碱减少,影响记忆和认知功能。③免疫功能障碍:老年斑中淀粉样蛋白原纤维中发现有免疫球蛋白存在。④慢性病毒感染。⑤铝的蓄积。⑥高龄。⑦文化程度低。

二、护理评估

(一)健康史

评估患者有无 AD 的发病因素。询问患者有无脑外伤、心脑血管疾病、糖尿病、既往卒中史、吸烟等。

(二)身体状况

AD 和 VD 在临床上均有构成痴呆的记忆障碍和精神症状的表现,但二者又在多方面存在差异,见表 8-1。

表 8-1　AD 与 VD 的鉴别

	AD	VD
起病	隐袭	起病迅速
病程	缓慢持续进展,不可逆	呈阶梯式进展
认知功能	可出现全面障碍	有一定的自知力
人格	常有改变	保持良好
神经系统体征	发生在部分患者中,多在疾病后期发生	在痴呆的早期就有明显的脑损害的局灶性症状体征

此外,VD 的临床表现除了构成痴呆的记忆障碍及精神症状外,还有脑损害的局灶性神经精神症状,如偏瘫、感觉丧失、视野缺损等,并且 VD 的这些临床表现与病损部位、大小及发作次数关系密切。

AD 则根据病情演变,一般分为三期。

1.第一期(遗忘期,即初期)

(1)首发症状为记忆减退,尤其是近期记忆减退明显,不能学习和保留新信息。

(2)语言能力下降,不能用合适的词语表达思维内容,甚至出现孤立性失语。

(3)定向力障碍,空间定向不良,易于迷路。

(4)抽象思维和判断能力受损。

(5)情绪不稳,情感幼稚,易激惹,偏执、急躁、缺乏耐心、易怒等。

(6)认知能力障碍,人格改变,如主动性减少、活动减少、孤僻、自私、对周围环境兴趣减少、对人缺乏热情,敏感多疑。本期能保持日常生活自理能力,一般不需特别照顾。病程可持续 1～3 年。

2.第二期(混乱期,即中期)

(1)完全不能学习和回忆新信息,远期记忆受损但未完全丧失。

(2)注意力不集中。

(3)定向力进一步丧失,常去向不明或迷路,并出现失语、失认、失用、失写、失计算。

(4)日常生活能力下降,如洗漱、梳头、进食、穿衣及大小便等需别人协助。

(5)人格进一步改变,如兴趣更加狭窄,对人冷漠,甚至对亲人漠不关心,言语粗俗,无故打骂家人,缺乏羞耻感和伦理感,行为不顾社会规范,不修边幅,不知整洁,将他人之物据为己有,争吃抢喝类似孩童,随地大小便,当众裸体,甚至发生违法行为。

(6)行为紊乱,如精神恍惚,无目的的翻箱倒柜;收藏废物,视为珍宝,怕被盗窃,东藏西藏;无目的徘徊,甚至出现攻击行为;动作日渐减少,端坐一隅,呆若木鸡。本期患者不能独立生活,需要特别照顾,是护理照管中最困难的时期,多在起病后的 2～10 年。

3.第三期(极度痴呆期,即末期)

(1)生活完全不能自理,卧床不起,大小便失禁。

(2)智能完全丧失。

(3)无自主运动,缄默不语,不会吞咽,成为植物人状态。常因吸入性肺炎、压疮、泌尿系统感染等并发症而死亡。本期多在发病后的 8～12 年。

(三)心理-社会状况

1.心理方面

老年痴呆患者大多数时间限制在家里,常感到孤独、寂寞、羞愧、抑郁,甚至有自杀行为。

2.社会方面

痴呆患者患病时间长、自理缺陷、人格障碍,需家人付出大量时间和精力进行照顾,常给家庭带来很大的烦恼,也给社会添加了负担,尤其是付出与效果不成正比时,有些家属会失去信心,甚至冷落、嫌弃老年人。

(四)辅助检查

1.影像学检查

对于 AD 患者,CT 或 MRI 显示有脑萎缩,且进行性加重;正电子发射体层摄影(PET)可测得大脑的葡萄糖利用和灌流在大脑某些区域(在疾病早期阶段的顶叶和颞叶,以及后期阶段的额前区皮层)有所降低。对 VD 患者,CT 或 MRI 检查发现有多发性脑梗死,或多发性腔隙性脑梗死,多位于丘脑及额颞叶,或有皮质下动脉硬化性脑病表现。

2.心理测验

简易智能精神状态检查量表(MMSE)、长谷川痴呆量表可用于筛查痴呆;韦氏记忆量表和临床记忆量表可测查记忆;韦氏成人智力量表可进行智力测查。

采用 Hachinski 缺血量表(表 8-2)可对 AD 和 VD 进行鉴别。

表 8-2 Hachinski 缺血量表

临床表现	分数	临床表现	分数
1.突然起病	2	8.情感脆弱	1
2.病情逐步恶化	1	9.高血压病史	1
3.病程有波动	2	10.卒中发作史	2
4.夜间意识模糊明显	1	11.合并动脉硬化	2
5.人格相对保存完整	1	12.神经系统局灶症状	2
6.情绪低落	1	13.神经系统局灶性体征	2
7.躯体性不适的主诉	1		

注:Hachiski 法评定:满分为 18 分,≤4 分为 AD,≥7 分为 VD。

三、护理诊断

(一)记忆受损

记忆受损与记忆进行性减退有关。

(二)自理缺陷

自理缺陷与认知行为障碍有关。

(三)思维过程紊乱

思维过程紊乱与思维障碍有关。

(四)语言沟通障碍

语言沟通障碍与思维障碍有关。

(五)照顾者角色紧张

照顾者角色紧张与老年人病情严重和病程的不可预测及照顾者照顾知识欠缺、身心疲惫有关。

四、护理目标

(1)患者能最大限度地保持记忆力和沟通能力,能满意地使用改变后的方式进行交流。

(2)患者在最大限度上恢复和达到自理,日常生活自理能力提高,能较好地发挥残存功能,生活质量提高,患者恢复最佳活动功能,身体活动能力增强。患者能保持良好的营养状态。

(3)家庭照顾者能应对患者的各种变化,提供良好的照顾。

五、护理措施

(一)日常生活护理及照顾指导

1.饮食护理

(1)饮食要清淡,品种多样化,保证蛋白质的供应,多食富含维生素、纤维素的食物,少食动物脂肪类食物。

(2)饮食要低盐、低糖,节制饮食,不可过饱,防止暴饮暴食。戒烟、适量饮酒。

(3)进餐定时、定量,与家人共同进餐。偏食的患者,注意平衡膳食。

(4)患者进餐困难时,可协助进餐,亦可使用特别设计的碗筷,方便患者使用,必要时予以喂食。食物尽量简单,防止噎食及呛咳、误咽。

(5)避免铝的摄入。

(6)定时饮水。

2.穿衣

(1)患者衣物尽量简单、宽松、柔软。选用不系带的鞋子。

(2)避免太多纽扣,以拉链取代纽扣,以弹性裤带取代皮带。

(3)说服患者接受合适的衣着,并给予鼓励。

3.睡眠

生活有规律,保证足够的睡眠,坚持午睡,看电视时间不宜过长。

(二)自我照顾能力的训练

对于轻、中度痴呆患者,应尽可能给予自我照顾的机会,并进行生活技能训练,如反复练习洗漱、穿、脱衣服,用餐,如厕等,以提高老年人的自尊。应理解老年人的动手困难,鼓励并表扬其尽量自理的行为。

(三)专人护理

患者完全不能自理时应专人护理,注意营养的补充,防止感染等并发症的发生。

(四)用药护理

老年痴呆的药物治疗以口服为主,胆碱酯酶抑制剂在疾病的早期阶段可改善记忆和学习能力,银杏叶提取物可改善 AD 或 VD 患者的记忆丧失与其他症状,积极治疗脑血管疾病以预防和缓解 VD 症状。护理老年痴呆患者用药应注意以下几点。

(1)初、中期患者常忘记服药、服错药,或服药后再次服用,所以患者服药时必须有人协助其将药全部服下,以免遗忘或错服。痴呆患者常不承认自己有病,或因幻觉、多疑而认为服用的是毒药,常拒绝服药。此时需耐心说服,向患者解释,可以将药研碎拌在饭中吃下,对拒绝服药的患者,一定要看着患者把药吞下,防止患者在无人看管时将药吐掉。

（2）重症患者吞咽困难,不宜吞服片剂,最好研碎后溶于水中服用,昏迷患者可由胃管给药。

（3）痴呆老年人服药后常不能诉说不适,要细心观察患者有何不良反应,及时报告医师,调整给药方案。

（4）药品管理:对伴有抑郁症、幻觉和自杀倾向的痴呆老年人,一定要把药品管理好,放到患者拿不到或找不到的地方。

(五)智能康复训练

1.记忆训练

鼓励患者回忆过去的生活经历,帮助其认识目前生活中的人和事,以恢复记忆并减少错误判断;鼓励患者参加一些力所能及的社交活动,通过动作、语言、声音、图像等信息刺激,提高记忆力。对于记忆障碍严重者,通过编写日常生活活动安排表、制订作息计划、挂放日历等,帮助记忆。对容易忘记的事或经常出错的程序,设立提醒标志,以帮助记忆。

2.智力训练

如拼图游戏,归纳和分类图片、实物、单词,由易到难的数字概念和计算能力训练等。

3.理解和表达能力训练

在讲述一件事情后,提问让患者回答,或让其解释一些词语的含义。

4.社会适应能力的训练

结合日常生活常识,训练患者自行解决日常生活中的问题。

(六)安全护理

1.生活环境固定

尽量避免变更患者的生活环境,当患者要到陌生地时,应有他人陪同,直至患者熟悉了新的环境和路途。

2.佩戴标志

患者外出时最好有人陪同或佩戴写有患者姓名和电话的卡片或手镯,以免丢失。

3.防止意外

老年痴呆患者常可发生跌倒、烫伤、烧伤、误服、自伤或伤人等意外。应将患者的日常生活用品置于患者方便之处。地面要做防滑处理,以防跌伤骨折。去除烫伤、烧伤、误服、自伤或伤人等危险因素。

(七)心理护理

1.陪伴关心老年人,消除孤独、寂寞感

鼓励家人经常陪伴患者,给予老年人各方面必要的帮助,陪老年人外出散步,或参加一些学习和力所能及的社会、家庭活动,使之感到家庭的温馨和生活的快乐。遇到患者情绪悲观时,应耐心询问原因,解释,安慰,给予支持、鼓励。

2.维护患者的自尊,尊重患者的人格

耐心倾听,回答询问时语速要缓慢,使用简单、直接、形象的语言;多鼓励、赞赏、肯定患者在自理和适应方面作出的任何努力,切忌使用刺激性语言。

(八)照顾者的支持指导

教会照顾者和家属自我放松方法,合理休息,寻求社会支持,适当利用家政服务机构和社区卫生服务机构及医院和专门机构的资源,组织有痴呆患者的家庭进行相互交流,相互联系与支持。

(九)健康指导

1.早期预防痴呆

老年痴呆的预防应从中年做起。

(1)积极用脑、劳逸结合,保护大脑,保证充足睡眠,注意脑力活动多样化。

(2)培养广泛的兴趣爱好和开朗性格。

(3)培养良好的卫生饮食习惯,合理膳食,低盐饮食,选择富含锌、锰、硒、锗类的健脑食物,如海产品、贝壳类、鱼类、乳类、豆类、坚果类等,适当补充维生素 E。

(4)戒烟限酒,预防脑动脉硬化。

(5)不用铝制炊具。

(6)积极防治高血压、脑血管病、糖尿病等慢性病。

(7)按摩或针灸有补肾填精助阳、防止衰老和预防痴呆的效果。

(8)某些药物可引起中枢神经系统不良反应,包括精神错乱和倦怠,尽可能避免使用镇静剂、抗胆碱能药物、抗组胺制剂、抗精神病药物等。

2.早期发现痴呆

大力开展科普宣传,普及有关老年痴呆的预防知识和痴呆早期症状即轻度认知障碍和记忆障碍知识。全社会参与防治痴呆,让公众掌握痴呆早期症状的识别。重视对痴呆前期的及时发现,鼓励凡有记忆减退主诉的老年人应及早就医,以利于及时发现介于正常老化和早期痴呆之间的轻度认知损伤,对老年痴呆做到早期诊断和干预。

六、护理评价

通过治疗和护理干预后,患者的认知能力有所提高;能最大限度地保持社交能力和日常生活自理能力,生活质量有所提高;家庭照顾者的压力减轻,能主动照顾患者。

(苏　鸣)

第二节　老年人咯血

一、疾病简介

咯血是指喉部以下的呼吸器官出血,经咳嗽动作从口腔出。咯血首先须与口腔、咽、鼻出血鉴别。口腔与咽部出血易观察到局部出血灶。鼻腔出血多从前鼻孔流出,常在鼻中隔前下方发现出血灶,诊断较易。有时鼻腔后部出血量较多,可被误诊为咯血,如用鼻咽镜检查见血液从后鼻孔沿咽壁下流,即可确诊。大量咯血还须与呕血相鉴别。前者常有肺结核、肺癌、支气管扩张、心脏病等病史,出血前有咳嗽、喉部痒感、胸闷感,咯出血液为鲜红色,混有泡沫痰,一般无柏油样便;后者常有消化性溃疡、胃溃疡、胃癌等病史,出血前有上腹部不适、恶心、呕吐等症状,呕出血液为棕黑色或暗红色、有时为鲜红色,混有食物残渣、胃液,有柏油样便,可在呕血停止后仍持续数天。

二、主要表现

(一)年龄

青壮年咯血多见于肺结核、支气管扩张症、风湿性心瓣膜病二尖瓣狭窄等。40 岁以上有长期大量吸烟史(纸烟 20 支/天×20 年以下)者,要高度警惕支气管肺癌。

(二)咯血量

大量咯血主要见于肺结核空洞、支气管扩张症,支气管肺癌的咯血主要表现为持续或间断痰中带血,少有大咯血。

(三)颜色与性状

肺结核、支气管扩张症咯血颜色鲜红;铁锈色血痰主要见于肺炎菌大叶性肺炎和肺泡出血;砖红色胶冻样血痰主要见于肺炎克雷伯杆菌肺炎。二尖瓣狭窄咯血一般为暗红色,左心衰竭肺水肿时咳浆液性粉红色泡沫样血痰。

(四)咯血的伴随症状

1.咯血伴发热

咯血伴发热见于肺结核、肺炎、肺脓肿。

2.咯血伴胸痛

咯血伴胸痛见于肺结核、肺梗死、支气管肺癌等。

3.咯血伴呛咳

咯血伴呛咳见于支气管肺癌、支原体肺炎。

4.咯血伴脓痰

咯血伴脓见于支气管扩张症、肺脓肿、肺结核空洞等。

5.咯血伴皮肤黏膜出血

咯血伴皮肤黏膜出血应考虑血液病、流行性出血热、肺出血型钩端螺旋体病。

6.咯血伴杵状指(趾)

咯血伴杵状指(趾)见于支气管扩张症、肺脓肿、支气管肺癌。

7.咯血伴黄疸

须注意钩端螺旋体病、大叶性肺炎、肺梗死等。

三、治疗要点

(1)镇静、休息:小量咯血无需特殊处理,仅需休息、对症治疗。中量以上咯血需卧床休息,患侧卧位或平卧位。对精神紧张、恐惧不安者,应解除其顾虑,必要时可给予少量镇静药。咳嗽剧烈的大咯血者,可适当给予镇咳药,但禁用吗啡,以免过度抑制咳嗽引起窒息。

(2)加强护理,密切观察中量以上咯血者,应定时测量血压、脉搏和呼吸。鼓励轻咳,将血液咳出,以免滞留于呼吸道内。保持呼吸道畅通,保持大便通畅。

(3)大咯血应开放静脉,备血,必要时补充血容量。

(4)止血药的应用。①垂体后叶素:能收缩肺小动脉,使局部血流减少、血栓形成而止血。②酚妥拉明:通过直接扩张血管平滑肌,降低肺动静脉压而止血。③普鲁卡因:有扩张血管和镇静作用。④止血药。氨基己酸(6-氨基己酸):抑制纤溶酶原激活为纤溶酶,从而抑制纤维蛋白溶解。酚磺乙胺(止血敏):增强血小板和毛细血管功能。卡巴克络(安络血):增强毛细血管对损伤的抵抗力。维生素 K:促进肝脏合成凝血酶原,促进凝血。纤维蛋白原:可在凝血酶作用下形成许多纤维蛋白单体,后者在凝血因子ⅩⅢ的作用下形成纤维蛋白,促进止血。云南白药:0.3～0.5 g,每天 3 次,口服。

(5)类固醇皮质:具有非特异性抗感染作用,减少血管通透性,可短期少量应用。

四、护理措施

(一)病情观察

(1)患者的呼吸、血压、脉搏、心率、神志、尿量、皮肤及甲床色泽,及时发现休克。

(2)咯血颜色和量,并记录。

(3)止血药物的作用和不良反应。

(4)窒息的先兆症状:咯血停止、发绀、自感胸闷、心慌、大汗淋漓、喉痒有血腥味及精神高度紧张等情况。

(二)护理要点

(1)宜卧床休息,保持安静,避免不必要的交谈。及时清除血污物品,保持床单位整洁。

(2)护士应向患者做必要的解释,使其放松身心,配合治疗,鼓励将血轻轻咯出。

(3)一般静卧休息,使小量咯血自行停止。大咯血患者应绝对卧床休息,减少翻动,协助患者取患侧卧位,头侧向一边,有利于健侧通气,对肺结核患者还可防止病灶扩散。

(4)保证静脉通路通畅,并正确计算每分钟滴速。

(5)准确记录出血量和每小时尿量。

(6)应备齐急救药品及器械。如止血剂、强心剂,呼吸中枢兴奋剂等药物。此外应备开口器、金属压舌板、舌钳、氧气筒或氧气枕、电动吸引器等急救器械。

(7)药物应用。①止血药物:咯血量较大者常用垂体后叶素 50 U 加入 10%葡萄糖 40 mL 缓慢静脉推注,或用垂体后叶素加入葡萄糖氯化钠中静脉滴注。注意观察用药不良反应。高血压,冠心病,孕妇禁用。②镇静剂:对烦躁不安者常用镇静剂,如地西泮 5～10 mg 肌内注射。禁用吗啡、哌替啶,以免抑制呼吸。③止咳剂:大咯血伴剧烈咳嗽时可用少量止咳药。

(8)咯血者暂禁食,小咯血者宜进少量凉或温的流质饮食,避免饮用浓茶、咖啡、酒等刺激性饮料,多饮水及多食富含纤维素食物,以保持大便通畅。便秘时可给缓泻剂以防诱发其咯血。

(9)窒息的预防及抢救配合:①应向患者说明咯血时不要屏气,否则易诱发喉头痉挛,如出血引流不畅形成血块,将造成呼吸道阻塞。应尽量将血轻轻咯出,以防窒息。②准备好抢救用品如吸痰器、鼻导管、气管插管和气管切开包。③一旦出现窒息,开放气道是抢救的关键一环,上开口器立即挖出口腔、鼻腔内血凝块,用吸引器吸出呼吸道内的血液及分泌物。④迅速抬高患者床脚,使成头低足高位。⑤如患者神志清楚,鼓励患者用力咳嗽,并用手轻拍患侧背部促使支气管内淤血排出。⑥如患者神志不清则应速将患者上半身垂于床边并一手托扶,另一手轻拍患侧背部。⑦清除患者口、鼻腔内之淤血。用压舌板刺激其咽喉部,引起呕吐反射,使能咯出阻塞咽喉部的血块,对牙关紧闭用开口器及舌钳协助。⑧如以上措施不能使血块排出,则应立即用吸引器吸出淤血及血块,必要时立即行气管插管或气管镜直视下吸取血块。气道通畅后,若患者自主呼吸未恢复,应行人工呼吸,给高流量吸氧或按医嘱应用呼吸中枢兴奋剂。

五、保健

(1)向患者讲解保持大便通畅的重要性。

（2）不要过度劳累,避免剧烈咳嗽。

（3）适当锻炼,避免剧烈运动。

（苏　鸣）

第三节　老年人心包炎

一、疾病简介

心脏外面有脏层和壁层两层心包膜,如它们发生炎症改变即为心包炎,可使心脏受压而舒张受限制。心包炎可分为急性和慢性两类,慢性心包炎较严重的类型是缩窄性心包炎。

二、主要表现

症状可能为原发性疾病如感染时的发冷、发热、出汗、乏力等症状所掩盖。心包炎本身的症状有以下几方面。

(一)心前区疼痛

主要见于炎症变化的纤维蛋白渗出阶段。心前区疼痛常于体位改变、深呼吸、咳嗽、吞咽、卧位尤其当抬腿或左侧卧位时加剧,坐位或前倾位时减轻。疼痛通常局限于胸骨下或心前区,常放射到左肩、背部、颈部或上腹部,偶向下颌,左前臂和手放射。右侧斜方肌嵴的疼痛系心包炎的特有症状,但不常见。

(二)心脏压塞的症状

可出现呼吸困难、面色苍白、烦躁不安、发绀、乏力、上腹部疼痛、水肿甚至休克。

(三)心包积液对邻近器官压迫的症状

肺、气管、支气管和大血管受压迫引起肺淤血,肺活量减少,通气受限制,加重呼吸困难,使呼吸浅而速。常自动采取前卧坐位,使心包渗液向下及向前移位,以减轻压迫症状。气管受压可产生咳嗽和声音嘶哑。食管受压可出现咽下困难症状。

(四)全身症状

心包炎本身亦可引起发冷、发热、心悸、出汗、乏力等症状,与原发疾病的症状常难以区分。

三、治疗要点

治疗原发病,改善症状,解除循环障碍。

(一)一般治疗

急性期应卧床休息,呼吸困难者取半卧位,吸氧,胸痛明显者可给予镇痛剂,必要时可使用可待因或哌替啶。加强支持疗法。

(二)病因治疗

结核性心包炎给予抗结核治疗,用药方法及疗程与结核性胸膜炎相同,也可加用泼尼松每天15～30 mg,以促进渗液的吸收减少粘连。风湿性者应加强抗风湿治疗。

(三)解除心包压塞

大量渗液或有心包压塞症状者,可施行心包穿刺术抽液减压。

四、护理措施

(一)病情观察

(1)疼痛:急性心包炎主要表现为心前区尖锐的剧痛或沉重的闷痛。可放射至左肩,疼痛可随呼吸或咳嗽加剧。应十分重视的主诉并及时给予处理。

(2)呼吸困难:为急性心包性渗液时最突出症状,为慢性缩窄性心包炎最主要症状。护理人员应密切观察呼吸频率及节律,及时与医师联系。

(3)当出现心包压塞征象时可出现静脉压升高,动脉压降低,严重者可出现休克。由于渗液积聚还可出现体循环淤血征,如肝-颈回流征阳性、胸腹水,面部及下肢水肿。常有奇脉,并注意有无心律失常发生。

(二)护理要点

1.休息与卧位

应卧床休息,取半卧位,认真做好一级护理。

2.饮食

给予高热量、高蛋白、高维生素饮食。

3.高热护理

及时做好降温处理,及时更换衣裤,定时测量体温并做好记录。

五、保健

(1)加强个人卫生,预防各种感染。

(2)遵医嘱及时、准确地使用药物并定时随访。

（苏　鸣）

第四节　老年人心肌病

一、疾病简介

心肌病通常指病因不能明确的心肌疾病,称特发性心肌病,主要为扩张型心肌病、肥厚型心肌病、限制型心肌病和致心律失常型心肌病。其中以扩张型心肌病和肥厚型心肌病较为常见。病因明确的或断发于全身疾病的为特异性心肌病。心肌病分类如下。

(一)特异性心肌病

特异性心肌病指伴有特异性心脏病或特异性系统性疾病的心肌疾病。

1.缺血性心肌病

缺血性心肌病表现为扩张型心肌病伴收缩功能损伤,而不能以冠状动脉病变或缺血损伤的范围来解释。

2.瓣膜性心肌病

瓣膜性心肌病表现为心室功能障碍而超过了其异常负荷。

3.高血压性心肌病

高血压性心肌病常表现为左心室肥大伴扩张型或限制型心肌病心力衰竭的特点。

4.炎症性心肌病

炎症性心肌病为心肌炎伴心功能不全。已知的炎症性心肌病有特异性、自身免疫性及感染性。

5.代谢性心肌病

(1)内分泌性:如甲状腺功能亢进、减退,肾上腺皮质功能不全,嗜铬细胞瘤,肢端肥大症和糖尿病。

(2)家族性累积性和浸润性疾病:如血色病、糖原累积病、Hurler 综合征、Refsum 综合征、Neimann-Pick 病、Hand-Christian 病、Fabry-Anderson 病及 Morquio-Ullrich 病。

(3)缺乏性心肌病:如钾代谢紊乱、镁缺乏症、营养障碍(如恶性营养不良、贫血、维生素 B_1 缺乏症及硒缺乏症)。

(4)淀粉样变性:如原发性、继发性、家族性及遗传性心脏淀粉样变,家族性地中海热及老年性淀粉样变。

6.全身系统疾病

全身系统疾病包括结缔组织病,如系统性红斑狼疮、结节性多动脉炎、风湿性关节炎、硬皮病和皮肌炎;浸润和肉芽肿,如结节病及白血病。

7.肌营养不良

肌营养不良包括 Duchenne 肌营养不良、Becker 肌营养不良、强直性肌营养不良。

8.神经肌肉病变

神经肌肉病变包括遗传性共济失调、Noonan 综合征及着色斑病。

9.过敏及中毒反应

过敏及中毒反应包括对乙醇、儿茶酚胺、蒽环类药物、放射线等损害的反应。酒精性心肌病有可能为过量饮酒,现今尚不能确定乙醇是致病性还是条件性作用,也尚无确切的诊断标准。

10.围生期心肌病

可首次在围生期发病,可能为一组不同的疾病。

(二)特发性心肌病

心肌病是指伴有心功能障碍的心肌疾病,可分为扩张型心肌病、肥厚型心肌病、限制型心肌病和致心律失常型心肌病。

1.扩张型心肌病

左心室或双侧心室扩张及收缩功能障碍,可以是特发性、家族性或遗传性、病毒性和/或免疫性、酒精性或中毒性,以及并发于已知的心血管疾病,但其心功能损伤程度不能以异常负荷或缺血损伤的范围来解释。组织学改变是非特异性的。临床表现通常伴有心力衰竭,且呈进行性,常有心律失常、血栓栓塞及猝死,并可发生在病程中的任何一期内。

2.肥厚型心肌病

特点为左心室或右心室肥厚,通常是非对称性,并侵及室间隔。典型者左心室容量正常或减低,常有收缩期压力阶差。家族性通常为常染色体显性遗传,本病由肌质网收缩蛋白基因突变所致。典型形态学改变为心肌细胞肥大和排列紊乱,周围疏松结缔组织增多。多发生心律失常及早年猝死。

3.限制型心肌病

其特点为一侧或两侧心室有限制充盈及舒张期容量减少,其收缩功能正常或接近正常,心室壁增厚,可能伴增生的间质纤维化。可以是特发性的或伴发于其他疾病(如淀粉样变性,伴或不伴嗜酸性粒细胞增多症的心内膜心肌病)。

4.致心律失常型右心室心肌病

其特点为右心室心肌进行性被纤维脂肪组织所代替,初始为局限性,逐渐发展为全右心受累,有时左心室也受累,而室间隔相对不受侵犯。多为家族性,属常染色体显性遗传及不完全性外显,有时为隐性型。表现为心律失常,常可猝死,尤其是年轻患者。

5.不定型心肌病

不定型心肌病包括不能分入任何组织的少数患者(如弹力纤维增生症,未侵及心肌,收缩功能有障碍,只有轻度扩张,线粒体受波及)。

有些疾病可表现为一型以上的心肌病(如淀粉样变、高血压)。心律失常和传导系统疾病可以为原发性心肌异常,现尚未归入心肌病内。

二、主要表现

(一)扩张型心肌病

扩张型心肌病又称充血性心肌病,病理上以心肌变性、纤维化、心腔扩张为突出,其主要特征是心肌收缩功能障碍,进而发生心功能不全。患者容易合并各种心律失常及栓塞,甚或发生猝死。多有心悸、气急、胸闷、心前区憋痛不适等症状。重者出现水肿、端坐呼吸、肝大伴压痛等充血性心力衰竭的表现。

(二)肥厚型心肌病

肥厚型心肌病以心肌非对称性肥厚、心室腔缩小为特征。可有心悸、气促、胸闷胸痛、劳力性呼吸困难等症状。重者发生头晕及晕厥。伴有流出道梗阻时,在起立时或运动中常诱发眩晕,甚至有神志丧失的表现。

(三)限制型心肌病

限制型心肌病以心内膜纤维增生为主,致使心脏的收缩及舒张功能都受影响。以右心回流障碍、右心衰竭显著,可出现心悸、呼吸困难、水肿、颈静脉怒张、肝大及腹水等表现。

三、治疗要点

(一)病因防治

积极处理各种病毒感染。

(二)促进心肌代谢

给予肌苷、大剂量维生素 C 和极化液等。

(三)控制心力衰竭

应用利尿剂及强心苷,剂量宜由小至大,逐步增加。

(四)纠正心律失常

根据不同类型的心律失常选抗心律失常药物。

四、护理措施

(一)心理护理

及时了解和家属的心理状态,根据存在的不同心理状态,给予相应的心理疏导,介绍有关注意事项、关心体贴询问病情,主动了解需要,用热情和蔼的态度取得他们的信任,使其解除思想顾虑和精神紧张,以最佳的精神状态接受和配合治疗。同时还应注意在情绪稳定期间及时给予保健指导,讲解出院后的饮食、休息及注意事项。

(二)生活护理

建立良好的护患关系,满足生活上的必要需求。饮食给予低盐、低脂、清淡易消化吸收的食物,补充适量纤维素、新鲜水果蔬菜,进食量不可过饱,以防增加心脏负担。便秘时适当口服缓泻剂,告诫切忌屏气用力,以免加重心脏的负担,诱发心肌缺血,教育在排便时呼气或含服硝酸甘油,每天按肠蠕动方向按摩腹部数次,以促进排便。

(三)高危因素的护理

1.晕厥的治疗和护理

晕厥是猝死的先兆,应引起临床重视。临床护理不容忽视,护士应详细询问有无晕厥发作史,了解晕厥发生的次数、每次持续的时间、与体位的关系及发作前是否有前驱症状,如面色苍白、恶心、呕吐、头晕、眼黑、出冷汗等。嘱适当卧床休息,避免剧烈活动、情绪激动,协助做好生活护理。外出检查时由专人陪送。避免因心率加快、心肌收缩加重梗阻,导致脑供血下降发生晕厥。同时,肥厚型心肌病多服用β受体阻滞剂普萘洛尔和钙通道阻滞剂维拉帕米等,负性肌力药物抑制心肌收缩,减轻流出道阻塞。护士要注意观察上述药物对血压和心率的不良影响,避免晕厥的发生。

2.猝死的预防及护理

肥厚型心肌病在发生猝死前往往尚未明确诊断或新近确诊而不易预知,而猝死仅为首发的临床表现。护理上应密切注意的自觉症状,注意心率和心律的变化,尤其是任何室性心律失常的发生。值班护士应熟练掌握除颤器的使用和紧急心肺复苏。对各种心电图变化、心律失常的图形能准确判断,以便尽早做好抢救准备工作,争取抢救时间。

3.心律失常的护理

评估心律失常可能引起的临床症状,如心悸、乏力、胸闷、头晕、晕厥等,注意观察和询问这些症状的程度、持续时间以及给日常生活带来的影响。定期测量心率和心律。及时进行心电监护,密切观察有无心律失常的发生。其次为高度房室传导阻滞、三束支传导阻滞。多数传导阻滞可恢复,必要时安置起搏器。护士应掌握心电图机的使用方法,在心律失常突然发作时及时描记心电图并标明日期和时间。如需持续心电监测的,应注意观察发作次数、持续时间、治疗效果等情况。必要时准备好急救药品、抢救设备,及时给予急救。教育注意劳逸结合,生活规律,保持情绪稳定,避免摄入刺激性食物,如咖啡、浓茶、烈性酒、可乐等;心动过缓应避免屏气用力动作,如用力排便等,以免因兴奋迷走神经而加重心动过缓。

4.心力衰竭的护理

尚未发生心力衰竭的要避免劳累,注意预防呼吸道感染,戒烟、酒。一旦发生心力衰竭应注意充分休息,给予低盐或无盐、高维生素易消化饮食,宜少食多餐,合理补给维生素 B_1 及维生素 C,低钾适当增加蔬菜、瓜果、肉汤及橘子汁等。给予氧气吸入,严密观察患者生命体征变化、呼吸困难程度、咳嗽、咯痰情况及肺内啰音变化。遵医嘱服药,用药过程中密切观察的面色、心率、心律、血压、尿量、神志等变化,使用利尿剂时,应严格记录出入量,监测电解质变化情况,如低钾、低钠等;使用血管扩张剂要控制输液速度并监测血压,做好护理记录,延缓病情恶化。

肥厚型心肌病的进展缓慢,但如病情进展迅速或心室舒张末期血压过高则预后较差。除严格、持续合理安排活动量、坚持治疗外,还应注意保持情绪稳定,避免剧烈运动、持重、屏气动作,以减少猝死的发生。此外,对直系亲属进行超声心动图检查可及早发现病情。

五、保健

(1)积极治疗可能导致心肌病的原发病。

(2)根据心功能情况,适当活动,但切忌不可过累,应多休息,病情严重时应卧床休息。

(3)饮食宜清淡,有心力衰竭时应控制钠、水摄入,生活规律,避免受寒而诱发疾病加重。

(苏　鸣)

第五节　老年人冠状动脉粥样硬化性心脏病

一、疾病概念

冠状动脉粥样硬化性心脏病指冠状动脉粥样硬化使管腔狭窄或阻塞,导致心肌缺血、缺氧而引起的心脏病,为动脉粥样硬化导致器官病变的最常见类型。它和冠状动脉功能性改变即冠状动脉痉挛一起,统称冠状动脉性心脏病(coronary heart disease,CHD),简称冠心病,亦称缺血性心脏病。本病可分为五种临床类型:无症状性心肌缺血型、心绞痛型、心肌梗死型、缺血性心肌病型、猝死型。其中以心绞痛及心肌梗死型较常见。

二、流行病学资料

冠状动脉粥样硬化性心脏病在老年人中普遍存在并随着年龄的增长进行性加重。尸解发现,50 岁以上的个体半数以上至少存在一支冠状动脉的明显狭窄,狭窄的严重程度和数量随着年龄增加。性别与心血管的关系在 65 岁以后逆转,65 岁以前,男性心血管病发病率高于女性,65 岁以后女性超过男性,半数以上的急性心肌梗死发生在 65 岁以上和女性患者。

三、临床表现与并发症

(一)心绞痛型的临床表现

1.症状

心绞痛以发作性胸痛为主要临床表现,疼痛的特点如下。

(1)部位:主要在胸骨体上段或中段之后,可波及心前区,常放射至左肩,或至颈、咽或下颌部。

(2)性质:胸痛常为压迫、发闷或紧锁性,也可有烧灼感,但不尖锐,不像针刺或刀扎样痛,偶伴濒死的恐惧感。发作时,患者往往不自觉地停止原来的活动,直至症状缓解。

（3）诱因：发作常由体力劳动或情绪激动所激发，饱食、寒冷、吸烟、心动过速、休克等亦可诱发。

（4）持续时间：疼痛出现后常逐步加重，然后在 3～5 分钟逐渐消失，一般在停止原来诱发症状的活动后缓解。舌下含用硝酸甘油也能在几分钟之内使之缓解。

2.体征

心绞痛发作时常见心率增快、血压升高，表情焦虑、皮肤冷或出汗，有时出现第四或第三心音奔马律。缺血发作时可有暂时性心尖部收缩期杂音。可有第二心音逆分裂或出现交替脉。部分患者可出现肺部啰音。

（二）心肌梗死型的临床表现

1.症状和体征

典型的症状为剧烈的、胸骨后压榨性或紧缩性疼痛，可放射至左臂，常伴有濒死感。这种不适类似于心绞痛，但其程度更高，持续时间更长（常大于 20 分钟），且休息和硝酸甘油不能缓解。疼痛可放射至颈、颌、背、肩、右臂和上腹部。

2.伴随症状

可包括出汗、呼吸困难、乏力、头昏、心悸、精神错乱、消化不良、恶心或呕吐。

（三）心绞痛并发症

心律失常、心肌梗死、心力衰竭。

（四）心肌梗死的并发症

乳头肌功能失调或断裂、心脏破裂、室壁瘤、栓塞、心肌梗死后综合征。

四、治疗原则

（一）心绞痛的治疗

治疗有两个主要目的，一是预防心肌梗死和猝死，改善预后；二是减轻症状和缺血发作，提高生活质量。

1.一般治疗

发作时立刻休息，一般患者在停止活动后症状即可消除。平时应尽量避免各种确知的诱发因素，如过度的体力活动、情绪激动、饱餐等，冬天注意保暖。调节饮食，特别是一次进食不宜过饱，避免油腻饮食，禁绝烟酒。调整日常生活与工作量；减轻精神负担；保持适当的体力活动，以不致发生疼痛症状为度；治疗高血压、糖尿病、贫血、甲状腺功能亢进等相关疾病。

2.药物治疗

药物治疗首先考虑预防心肌梗死和死亡，其次是缓解症状、减轻缺血及改善生活质量。

（1）抗心绞痛和抗缺血治疗：①硝酸酯类药物，这类药物能降低心肌需氧，同时增加心肌供氧，从而缓解心绞痛；②β肾上腺素受体阻滞剂，机制是阻断拟交感胺类对心率和心收缩力的刺激作用，减慢心率、降低血压，减低心肌收缩力和耗氧量，从而缓解心绞痛的发作；③钙通道阻滞剂，本类药物可抑制心肌收缩，减少心肌氧耗；扩张冠状动脉，解除冠状动脉痉挛，改善心内膜下心肌的供血；扩张周围血管，降低动脉压，减轻心脏负荷；还降低血黏度，抗血小板聚集，改善心肌的微循环。

（2）预防心肌梗死和死亡的药物治疗：①抗血小板治疗，抗血小板治疗可抑制血小板在动脉粥样硬化斑块上的聚集，防止血栓形成；②降脂药物，降脂药物在治疗冠状动脉粥样硬化中起重要作用。他汀类药物可以使动脉粥样硬化斑块消退,显著延缓病变进展,减少不良心血管事件;③血管紧张素转换酶抑制剂,ACEI能逆转左室肥厚、血管增厚,延缓动脉粥样硬化进展,能减少斑块破裂和血栓形成,另外有利于心肌供氧/氧耗平衡和心脏血流动力学,并降低交感神经活性。

(二)心肌梗死的治疗

1.阿司匹林和口服抗血小板治疗

除非患者有明确的阿司匹林过敏史,所有急性心肌梗死患者都应立即给予阿司匹林治疗。

2.吸氧

对所有怀疑急性心肌梗死的患者均给予鼻导管吸氧。对有严重肺水肿或心源性休克的患者应给予面罩吸氧或气管插管给氧。

3.硝酸甘油

在考虑给予再灌注治疗前,应舌下含服硝酸甘油(0.4 mg)以判断ST段的抬高是否为冠状动脉痉挛所致。

4.再灌注治疗

急性心肌梗死的首要治疗目标是尽快给予再灌注治疗。所有症状发生12小时内就诊、有ST段抬高或新发左束支传导阻滞的心肌梗死患者均应考虑给予再灌注治疗。

五、护理干预

(一)心绞痛

1.活动与休息

心绞痛发作时应立即停止正在进行的活动,休息片刻即可缓解。

2.心理护理

安慰患者,解除紧张不安情绪,以减少心肌耗氧。

3.疼痛观察

评估患者疼痛的部位、性质、程度、持续时间,给予心电监护,描记疼痛发作时的心电图,严密监测生命体征变化,观察患者有无面色苍白、大汗、恶心、呕吐等。

4.用药护理

心绞痛发作时给予患者舌下含服硝酸甘油,用药后注意观察患者胸痛变化情况,如服药后3~5分钟仍不缓解可重复使用。用药过程中,注意观察药物不良反应,避免血压过低。

5.减少或避免诱因

疼痛缓解后,与患者一起分析引起心绞痛发作的诱因,如过劳、情绪激动、寒冷刺激等。注意调节饮食,禁烟酒。保持排便通畅,切忌用力排便,以免诱发心绞痛。

(二)心肌梗死

1.饮食与休息

起病后4~12小时内给予流质饮食,以减轻胃扩张。随后过渡到低脂、低胆固醇清淡饮食,提倡少食多餐。发病12小时内应绝对卧床休息,保持环境安静,限制探视。

2.给氧

遵医嘱给予氧疗,以增加心肌氧的供应,减轻缺血和疼痛。

3.心理护理

疼痛发作时应有专人陪伴,允许患者表达内心感受,给予心理支持,鼓励患者战胜疾病的信心。将监护仪的报警声尽量调低,以免影响患者休息。

4.止痛治疗的护理

遵医嘱给予吗啡或哌替啶止痛,注意有无呼吸抑制等不良反应。

5.活动

急性期 24 小时内绝对卧床休息,若病情稳定无并发症,24 小时后可允许患者坐床边椅。指导患者进行腹式呼吸、关节被动与主动运动,逐渐过渡到床边活动。

6.排便

避免屏气用力排便,若出现排便困难,应立即告知医护人员,必要时应用缓泻剂或开塞露。

7.急性期严密心电监护

监测电解质和酸碱平衡状况,因电解质紊乱和酸碱失衡时更容易并发心律失常。准备好急救药物和抢救设备,随时准备抢救。

六、延续护理

延续性护理通常是指从医院到家庭的护理延续,包括经由医院制订的出院计划、转诊、患者回归家庭或社区后的持续性随访和指导。

(一)成立延续护理管理小组

老年冠心病患者的延续性护理团队由患者的主治医师、责任护士、临床药师等组成,保证小组成员对延续护理的积极性,并进行规范化培训。

(二)确定延续护理的方式

患者出院前,准确、详细记录患者的相关信息,建立随访资料档案。老年冠心病延续性护理小组旨在为老年患者提供全方面的家庭护理指导,包括用药指导、饮食指导、康复指导、运动指导、病情自我监测指导等。由小组成员在出院后 2 周之内采用电话回访的形式实施。

(三)延续护理的主要内容

1.心绞痛

(1)合理膳食:宜摄入低热量、低脂、低胆固醇、低盐饮食,多食蔬菜、水果和粗纤维食物如芹菜、糙米等,避免暴饮暴食,注意少量多餐。

(2)控制体重:在饮食治疗的基础上,结合运动和行为治疗等综合治疗。

(3)适当运动:运动方式以有氧运动为主,注意运动的强度和时间因病情和个体差异而不同,必要时在医师指导下进行。

(4)戒烟限酒。

(5)减轻精神压力:逐渐改变性急易怒的性格,保持平和的心态,可采取放松技术或与他人交流的方式缓解压力。

(6)避免诱发因素:告知患者及家属过劳、情绪激动、饱餐、寒冷刺激等都是心绞痛发作的诱因,应注意尽量避免。

(7)病情自我监测指导:教会患者及家属心绞痛发作时的缓解方法,胸痛发作时应立即停止活动或舌下含服硝酸甘油。如服用硝酸甘油不缓解或心绞痛发作比以往频繁、程度加重、疼痛时间延长,应立即到医院就诊,警惕心肌梗死的发生。

(8)用药指导:指导患者出院后遵医嘱服药,不要擅自增减药量,自我监测药物的不良反应。外出时随身携带硝酸甘油以备急需。

(9)定期复查:告知患者应遵医嘱定期到医院复查心电图、血糖、血脂等。

2.心肌梗死

除心绞痛患者延续护理内容外,还应注意以下几点。

(1)饮食调节:急性心肌梗死恢复后的所有患者均应采用饮食调节,即低饱和脂肪和低胆固醇饮食。

(2)戒烟:戒烟是心肌梗死后的二级预防的重要措施,研究表明急性心肌梗死后继续吸烟再梗死和死亡危险性增高22%～47%,积极劝导患者戒烟,并实施戒烟计划。

(3)心理指导:心肌梗死后患者焦虑情绪多来自对今后工作能力和生活质量的担心,应予以充分理解并指导患者保持乐观、平和的心情,正确对待自己的病情。

(4)康复指导:建议患者出院后进行康复训练,适当运动可以提高患者的心理健康水平和生活质量、延长存活时间。运动中以达到患者最大心率的60%～65%的低强度长期锻炼是安全有效的。运动方式包括步行、慢跑、太极拳、骑自行车、游泳、健美操等,每周运动3～4天,开始时每次10～15分钟,逐渐延长到每天30分钟以上,避免剧烈活动、竞技性活动、活动时间过长。个人卫生活动、家务劳动、娱乐活动等也对患者有益。

(5)用药指导:指导患者遵医嘱用药,告知药物的作用和不良反应,并教会患者自行监测脉搏,定期门诊随诊。若胸痛发作频繁、程度加重、时间延长、服用硝酸酯类药物疗效下降时,提示急性心血管事件,应及时就医。

(6)照顾者指导:心肌梗死是心脏性猝死的高危因素,应教会家属心肺复苏的基本技术以备急用。

七、居家护理

(一)心绞痛

(1)按医嘱用药治疗:告知患者药物治疗的重要性,不可随意增减药量,外出随身携带硝酸甘油等药物以备急用。硝酸甘油见光易分解,应避光保存。

(2)植入支架患者,应定时来院复诊。

(3)保持乐观的心态:保持健康的生活方式,开朗乐观的心情,避免情绪激动。

(4)改变不良生活方式:保证充足睡眠、劳逸结合。戒烟限酒。

(5)监测血压:每天监测血压两次,保持收缩压在16.0～18.7 kPa(120～140 mmHg)。

(6)饮食指导:养成良好的饮食习惯,细嚼慢咽,避免饱餐。

(7)适当身体锻炼:运动时间选择上午10点或下午2点,运动方式为步行、慢跑、太极拳等。

(8)身体不适及时就医:因老年患者疼痛反应迟钝,居家出现牙疼、咽部发紧、胃痛、肩痛、上臂发麻等情况,应高度警惕为心绞痛的不典型表现,应及时就医。

(9)避免各种诱发因素:防止受凉和感冒,避免过劳和情绪激动、饱餐、排便用力。积极治疗高血压、高血脂、糖尿病等。

(二)心肌梗死

1.提高服药依从性

指导患者出院后遵医嘱服药,自我检测药物的不良反应,不要擅自调整药量,随身携带硝酸甘油、速效救心丸等药物以备急用。

2.病情自我监测,按时随诊

监测血压、心率,不适症状,若出现心绞痛或心肌梗死症状,应及时就医。定期复查,监测心电图、血糖、血脂等结果。

3.改变生活方式

日常饮食保证低盐低脂,避免饱餐,戒烟限酒,控制体重,根据自身情况适度运动,以慢走、太极拳等有氧运动为主。

4.避免诱发因素

包括:①不搬过重的物品,避免屏气用力诱发心肌梗死;②保持心情愉悦,避免情绪激动;③不在饱餐或饥饿时洗澡,水温与体温相当,洗澡时间不宜过长;④注意气候变化,随着气温变化增减衣物。

5.家庭简易急救

(1)心肌梗死先兆识别:如患者在家中自觉心前区剧烈、持久疼痛,向手臂或肩部放射,伴随恶心呕吐黑矇等症状,或出现胃部不适、牙痛等症状,可能为心肌梗死先兆,应引起患者及家属重视。

(2)简易应急措施:立即停止任何体力活动、平息激动情绪,拨打120,服用硝酸甘油或速效救心丸等急救药物,缓慢坐靠沙发休息,尽量减少不必要的体位变动,以减轻心肌耗氧,在救援到来之前可做深呼吸、用力咳嗽动作,效果类似于胸外按压,是有效的自救方法。

(苏 鸣)

第六节 老年人慢性肺源性心脏病

一、疾病简介

患有多年慢性支气管炎的中老年人可并发阻塞性肺气肿,常可出现逐渐加重的呼吸困难,初时往往在活动后气短,渐至休息时也感气促,在寒冷季节常因呼吸道感染使症状加重,甚至发生发绀或呼吸衰竭。由于长期反复咳嗽使肺泡膨胀、压力增高、肺泡周围毛细血管受压而阻力加大,加重了心脏负担,久之可导致肺源性心脏病。

肺源性心脏病是老年常见病。简单地说就是肺源性心脏病的简称,慢性支气管炎反复发作,支气管黏膜充血、水肿,大量黏液性渗出物阻塞小气道,气道不通畅,造成肺泡间隔断裂,影响气体交换功能,就会出现肺气肿。由于支气管炎不断发作,甚至引起支气管周围炎和肺炎,炎症波及附近的肺动脉和支气管动脉,致使这些动脉的管壁增厚、管腔变得狭窄,就会引起肺动脉压力增高,进而引起右心室和右心房肥大。发展成为阻塞性肺气肿,最后导致肺源性心脏病。支气管炎→肺气肿→肺源性心脏病,这就是本病演变的3个阶段。

二、主要表现

(一)原有肺部疾病的表现

有长期的咳嗽、咯痰、气促和哮喘等症状和肺气肿体征,如桶状胸,肺部叩诊呈高清音,肺下界下移。听诊呼吸音减弱或有干湿性啰音,心浊音界不易叩出,心音遥远,某些患者可伴有杵状指。

(二)心脏受累的表现

肺部疾病累及心脏的过程是逐渐的长期的,早期仅为疲劳后感到心悸气短,以及肺动脉高压及右心室肥大,如肺动脉第二心音亢进。剑突下有较明显的心脏搏动。叩诊可能肺动脉及心浊音界扩大,但多数因伴有肺气肿而不易查出,随病程进展逐渐出现心悸,气急加重,或有发绀。后期可出现右心衰竭的表现,如颈静脉怒张、肝大和压痛、下肢水肿和腹水。心悸常增快,可有相对性二尖瓣关闭不全,在三尖瓣区或剑突下可闻及收缩期吹风样杂音,或心前区奔马律。

(三)呼吸衰竭的表现

病变后期如继发感染,往往出现严重的呼吸困难、咳喘加重。白黏痰增多或咳黄绿色脓痰,发绀明显,头痛,有时烦躁不安,有时神志模糊,或嗜睡,或谵语,四肢肌肉抖动即所谓“肺性脑病”;其原因是血氧减少,二氧化碳潴留中毒,酸碱平衡失调,电解质紊乱及脑组织 pH 下降等一系列内环境紊乱所致。

三、治疗要点

(一)基础疾病和发病诱因的治疗

在治疗肺实质性疾病引起的肺源性心脏病时,应积极有效地控制感染。根据临床表现和痰细菌培养及药物敏感试验结果合理选用抗生素。感染细菌不明确时应使用兼顾球菌和杆菌的抗菌药物。保持呼吸道通畅,鼓励咯痰,气道局部湿化或用祛痰药排痰,应用支气管扩张药,包括 β 受体激动药、茶碱及抗胆碱药物等。合理实施氧疗,合并呼吸衰竭伴中度以上二氧化碳潴留的宜用持续性控制性给氧,以达到既能将血氧含量提高到生命安全水平,又能避免二氧化碳过度升高对呼吸的抑制。氧流量通常控制在 0.8~1.5 L/min,使氧分压调整在 6.7~8.0 kPa(50~60 mmHg);往往病情愈重,氧流量控制愈严格。若在前述治疗过程中神志状态恶化,呼吸明显抑制,咳嗽反射减弱,二氧化碳分压>10.7 kPa(80 mmHg)时,可试用呼吸兴奋药。对其效果尚有不同的看法。常用药物的疗效依次为多沙普仑、香草酸二乙胺、氨苯噻唑、巴豆丙酰胺及尼可刹米。重症呼吸衰竭经保守治疗 12~24 小时无效时,应及时实施机械通气治疗。经鼻腔插管比经口腔或气管切开有更多的优点,已被普遍应用。在治疗肺血管病引起的肺源性心脏病时,对肺血栓形成或栓塞宜应用口服抗凝药(如华法林)或肺动脉血栓摘除术治疗;活动性肺血管炎需抗炎或服用肾上腺皮质激素。

(二)肺动脉高压的降压治疗

降低肺动脉压为一辅助治疗,常用的血管扩张药有钙通道阻滞剂(硝苯地平)、肼屈嗪、肾上腺能受体阻断药(酚苄明、酚妥拉明、妥拉唑林、哌唑嗪)、硝酸盐制剂及血管紧张素转换酶抑制剂(后者只用于缺氧性肺源性心脏病)。血管扩张药可产生某些不良反应,特别在重症,可引起低血压、低氧加重、矛盾性肺动脉压升高,甚至猝死,因此,应在密切监护下使用。

(三)心力衰竭的治疗

与一般心力衰竭的治疗基本相同,可慎用地高辛,使用利尿药、血管扩张药和血管紧张素转换酶抑制剂(卡托普利、依那普利)等。当并存有重度呼吸衰竭时,应侧重于使呼吸通畅,注意防止过度利尿引起排痰困难。

(四)稳定期的康复治疗

康复治疗的目的是稳定情绪,逆转的心理和心理病理状态,并尽可能提高心肺功能和生活质量。常用的疗法如下。

1.教育

对及其家庭成员进行有关肺源性心脏病的卫生常识教育和医护指导,以调动战胜疾病的主动精神。

2.长期家庭氧疗

每天吸氧至少 15 小时以上,长期坚持。这不仅能降低肺动脉压力,增加心排血量,缓解症状,增强体质,改善预后,甚至可使增厚的肺血管改变逆转。

3.中药扶正固本、活血化瘀治疗

常用的药物有黄芪、党参、白术、防风、茯苓、麦冬、五味子、紫河车、丹参、当归、川芎等。

4.预防感冒、及时控制肺部感染

可用肺炎球菌疫苗和流感病毒疫苗预防肺内感染,也可试服黄芪或间歇注射核酪以提高机体的免疫功能。继发于病毒感染的呼吸道细菌感染以流感嗜血杆菌、肺炎链球菌及部分革兰阴性杆菌最为常见,因此,应及时选用对这些细菌比较敏感的抗生素进行治疗。

5.改善心肺功能

常用的药物有肾上腺能受体激动药和茶碱类药物,部分可试用皮质激素。其他尚有气功疗法、呼吸治疗及物理治疗等。

四、护理措施

(一)心理护理

因长期患病,对治疗失去信心,护士应经常与谈心,解除对疾病的忧虑和恐惧,增强与疾病斗争的信心;同时要解决实际困难,使其安心治疗。

(二)生活护理

心肺功能代偿良好时,可让适当参加体能锻炼,但不易过度活动,还应注意休息。当出现呼吸困难、发绀、水肿等症状加重时、心肺功能失代偿时,应绝对卧床休息或半坐卧位,抬高床头减轻呼吸困难,给低流量持续氧气吸入,生活上满足需求,做好生活护理,加强巡视病情。

(三)基础护理

病室保持整洁、光线充足,经常开窗,空气对流,温湿度要适当。对长期卧床应预防压疮发生,保持皮肤清洁,每 4 小时按摩受压部位或给气垫床,骨突部位给棉垫圈或气圈,每天早晚用温水擦洗臀部,经常为翻身,更换衣服。保证营养供给,做好口腔护理,防止口腔溃疡、细菌侵入,必要时用复方硼砂溶液漱口。减少院内感染,提高护理质量。

(四)饮食指导

肺源性心脏病是慢性疾病,应限制钠盐摄入,鼓励进高蛋白、高热量、多维生素饮食,同时忌辛辣刺激性食物,戒烟、酒,出汗多时应给钾盐类食物,不能进食者可行静脉补液,速度不宜过快,以减轻心脏负担。

(五)控制感染

控制呼吸道感染是治疗肺源性心脏病的重要措施。应保持呼吸道通畅,可给氧气吸入,痰多时可行雾化吸入,无力排痰者及时吸痰,协助患者翻身;按医嘱给抗生素,注意给药方法和用药时间,输液时应现用现配,以免失去疗效;做好 24 小时出入量记录,对于全身水肿,注射针眼处应压迫片刻,以防感染。用利尿剂时,需观察有无水电解质紊乱及给药效果。

(六)密切观察病情,提高对病情的观察能力

要认真观察神志、发绀,注意体温、脉搏、呼吸、血压及心率变化,输液速度不宜过快,一般以 20~30 滴/分为宜,以减轻心脏负担。护士夜间加强巡视,因肺源性心脏病的死亡多发生夜间 0~4 时,询问病情要详细,观察有无上消化道出血及肺性脑病的征象,警惕晚期合并弥散性血管内凝血,发现情况及时报告医师,所以护士在抢救治疗肺源性心脏病中起着重要作用。

五、保健

(1)严寒到来时,要及时增添衣服,尽量避免着凉,不能让自己有畏寒感,外出时更要注意穿暖。因一旦受凉,支气管黏膜血管收缩,加之肺源性心脏病免疫功能低下,很容易引起病毒和细菌感染。一般先是上呼吸道,而后蔓延至下呼吸道,引起肺炎或支气管肺炎。此外,脚的保暖对肺源性心脏病也十分重要,不可忽视。

(2)多参加一些户外活动,接触太阳光。天气晴朗时早上可到空气新鲜处如公园或树林里散散步,做一些力所能及的运动,如打太极拳、做腹式呼吸运动,以锻炼膈肌功能,并要持之以恒。出了汗及时用干毛巾擦干,并及时更换内衣。研究结果表明,长期坚持力所能及的运动,可提高机体免疫功能,能改善肺功能。运动量以不产生气促或其他不适为前提。避免到空气污浊的地方去。

(3)保持室内空气流通。早上应打开窗户,以换进新鲜空气。在卧室里烧炭火或煤火尤其是缺乏排气管时,对肺源性心脏病不利,应尽量避免。

(4)生活要有规律。每天几点钟起床,几点钟睡觉,何时进餐,何时大便,何时外出散步,都要有规律。中午最好睡睡午觉。心情要舒畅,家庭成员要和睦相处。肺源性心脏病由于长期受疾病折磨,火气难免大些,应尽量克制,不要发脾气。

(5)吸烟者要彻底戒烟,甚至不要和吸烟者一起叙谈、下棋、玩牌等,因被动吸烟对肺源性心脏病同样有害。有痰要及时咳出,以保持气道清洁。

(6)要补充营养。肺源性心脏病多有营养障碍,消瘦者较多,但又往往食欲不好。原则上应少食多餐,还可适当服一些健胃或助消化药。不宜进食太咸的食品。

(7)肺源性心脏病并发下呼吸道感染的表现往往很不典型,发热、咳嗽等症状可能不明显,有时仅表现为气促加重、痰量增多或痰颜色变浓。这都应及时到医院就诊,不要耽误。

(8)自己不要滥用强心、利尿和普萘洛尔类药物。因用药不当可加重病情,甚至发生意外。

(9)有条件者可进行家庭氧疗,这对改善缺氧,提高生活质量和延长寿命都有所裨益。

(10)为提高机体免疫功能,在严寒到来之前可肌内注射卡介苗注射液,每次 1 mL,每周 2 次,共 3 个月。这样可减少感冒和上呼吸道感染发生。

(苏　鸣)

第七节　老年人低血压

一、疾病简介

什么是低血压？无论是由于生理或病理原因造成血压收缩压低于 13.3 kPa(100 mmHg)，那就会形成低血压，平时我们讨论的低血压大多为慢性低血压。慢性低血压据统计发病率为 4% 左右，老年人群中可高达 10%。慢性低血压一般可分为 3 类：①体质性低血压，一般认为与遗传和体质瘦弱有关，多见于 20～50 岁的妇女和老年人，轻者可无如何症状，重者出现精神疲惫、头晕、头痛，甚至昏厥。夏季气温较高时更明显。②直立性低血压是从卧位到坐位或直立位时，或长时间站立出现血压突然下降超 2.7 kPa(20 mmHg)，并伴有明显症状。这些症状包括头昏、头晕、视力模糊、乏力、恶心、认识功能障碍、心悸、颈背部疼痛。直立性低血压与多种疾病有关，如多系统萎缩、糖尿病、帕金森病、多发性硬化病、围绝经期障碍、血液透析、手术后遗症、麻醉、降压药、利尿药、催眠药、抗精神抑郁药等，或其他如久病卧床，体质虚弱的老年人。③继发性低血压是由某些疾病或药物引起的低血压，如脊髓空洞症、风湿性心脏瓣膜病、降压药、抗抑郁药和慢性营养不良症、血液透析患者。

二、主要表现

病情轻微症状可有头晕、头痛、食欲缺乏、疲劳、脸色苍白、消化不良、晕车船等；严重症状包括直立性眩晕、四肢冷、心悸、呼吸困难、共济失调、发音含糊，甚至昏厥，需长期卧床。这些症状主要因血压下降，导致血液循环缓慢，远端毛细血管缺血，以致影响组织细胞氧气和营养的供应，二氧化碳及代谢废物的排泄。尤其影响了大脑和心脏的血液供应。长期如此使机体功能大大下降，主要危害包括视力、听力下降，诱发或加重老年性痴呆，头晕、昏厥、跌倒、骨折发生率大大增加。乏力、精神疲惫、心情压抑、忧郁等情况经常发生，影响了患者生活质量。据国外专家研究显示，低血压可能导致脑梗死和心肌梗死。直立性低血压病情严重后，可出现每当变换体位时血压迅速下降，发生晕厥，以致被迫卧床不起，另外诱发脑梗死、心肌缺血、给患者、家庭和社会带来严重问题。

三、治疗要点

低血压轻者如无任何症状，无须药物治疗。主要治疗为积极参加体育锻炼，改善体质，增加营养，多喝水，多吃汤，每天食盐略多于常人。重者伴有明显症状，必须给予积极治疗，改善症状，提高生活质量，防止严重危害发生。近年来推出 α 受体激动剂管通，具有血管张力调节功能，可增加外周动、静脉阻力，防止下肢大量血液瘀滞，并能收缩动脉血管，达到提高血压，加大脑、心脏等重要脏器的血液供应，改善低血压的症状，如头晕、乏力、易疲劳等症状。其他药物还有麻黄碱、双氢麦角碱、氟氢可的松等，中药治疗等效果和不良反应有待进一步考察。

四、护理措施

（1）适当增加食盐用量，同时多饮水，较多的水分进入血液后可增加血容量，从而可提高血压。

（2）增加营养，吃些有利于调节血压的滋补品，如人参、黄芪、生脉饮等。此外，适当喝些低度酒也可提高血压。

（3）加强体育锻炼，提高机体调节功能。体育锻炼无论对高血压或低血压都有好处。

（4）为防止晕倒，老年低血压平时应注意动作不可过快过猛，从卧位或坐位起立时，动作应缓慢一点。排尿性低血压还应注意，在排尿时最好用手扶住一样较牢固的东西，以防摔倒。

（5）药物治疗，可选用米多君、哌甲酯、麻黄碱等升压药及三磷腺苷、辅酶 A、B 族维生素及维生素 C，以改善脑组织代谢功能。

五、保健

（1）平时养成运动的习惯，均衡的饮食，培养开朗的个性，及足够的睡眠。所以低血压的人，应过规律的生活。

（2）低血压入浴时，要小心防范突然起立而晕倒，泡温泉也尽量缩短时间。

（3）对血管扩张剂、镇静降压药等慎用。

（4）有直立性低血压的人可以穿弹性袜。夜间起床小便或早晨起床之前先宜活动四肢，或伸一下懒腰，这样活动片刻之后再慢慢起床，千万不要一醒来就猛然起床，以预防短暂性大脑缺血。也可以在站立之前，先闭合双眼，颈前屈到最大限度，而后慢慢站立起来，持续 10 秒后再走动，即可达到预防直立性低血压的目的。

（苏　鸣）

第八节　老年人贫血

一、疾病简介

贫血是老年人临床常见的症状。随着年龄的增加，贫血发病率也会上升，因为老年人的某些生理特点与贫血的发生也有一定的关系。老年人贫血主要是缺铁性贫血和慢性疾病性贫血，其次为营养性巨幼细胞贫血。在经济条件较差的人群中易发生营养性贫血。老年人贫血的发生较为缓慢、隐蔽，常会被其他系统疾病症状所掩盖。如心悸、气短、下肢水肿及心绞痛等症状在贫血及心血管疾病时均可出现，临床上多考虑为心血管疾患而忽视了贫血的存在。实际上，也可能是贫血加重了心血管的负担，使原有的心脏病症状加重。此外，贫血时神经精神症状常较为突出，如淡漠、无欲、反应迟钝，甚至精神错乱，常被误诊为老年精神病。

贫血是一种症状，造成贫血的原因比较复杂，对老年人贫血应该寻找出造成贫血的真正原因。老年人贫血常见原因是营养不良或继发于其他全身性疾病。再生障碍性贫血及溶血性贫血不多见。营养不良性贫血中以缺铁性贫血最常见。食物缺铁，吸收不良或慢性失血均可造成铁的缺乏。老年人咀嚼困难,限制饮食,胃酸缺乏,吸烟喝酒,饭后饮茶等都可造成铁吸收障碍。慢性失血以胃溃疡出血、十二指肠溃疡出血、消化道肿瘤出血、痔疮、鼻出血及钩虫感染为常见。继发性贫血的常见原因是老年人肿瘤、肾炎和感染。有些药物如某些降糖、氯霉素、抗风湿药、利尿药等,除可直接对骨髓造血功能影响外,还可通过自身免疫机制造成溶血性贫血。

二、主要表现

老年人贫血进展缓慢,其症状、体征与贫血本身及由引起贫血的原发病共同所致,其表现与贫血的程度、发生的进度、循环血量有无改变有关。

(一)皮肤黏膜

皮肤黏膜苍白最为常见,苍白程度受贫血程度、皮内毛细血管的分布、皮肤色泽、表皮厚度以及皮下组织水分多少的影响。苍白比较明显的部位有睑结膜、口唇、甲床、手掌及耳轮。

(二)肌肉

主要表现为疲乏无力,是由于骨骼肌缺氧所致。

(三)循环系统

表现为活动后心悸、气短,严重贫血可出现心绞痛、贫血性心脏病、心脏扩大乃至心力衰竭。

(四)呼吸系统

表现为气短和呼吸困难。

(五)中枢神经系统

缺氧可致头昏、头痛、耳鸣、眼花、注意力不集中及记忆力减退、困倦、嗜睡乃至意识障碍。

(六)消化系统

常见食欲减退、腹胀、恶心、腹泻、便秘、消化不良等。

三、治疗要点

老年人贫血的治疗原则与年轻人相同,首先针对病因。一般用药原则是针对性强,尽量单一用药,剂量要充足,切忌盲目混合使用多种抗贫血药。老年人贫血一般多为继发性贫血,当然是要以治疗原发病为主,只有治好了原发病,贫血症状才有可能得到纠正。

四、护理措施

(一)休息

可视贫血的严重程度及发生速度而定,对严重贫血并伴有临床症状的,要采取适当休息,限制下床活动,卧床或绝对卧床休息。对有一定代偿能力的,要给予一定的关照。休息的环境应清洁、安静、舒适、阳光充足,空气流通。温湿度适宜,并与感染隔离。

(二)病情观察

观察体温、脉搏、呼吸、血压情况的变化,及可能合并出现的出血与感染的早期临床表现,及时处理。

(三)营养

应给予高热量、高蛋白、高维生素及含无机盐丰富的饮食。通过适当调整饮食以协助改善胃肠道症状。

(四)症状护理

心悸、气短应尽量减少活动,降低氧的消耗,必要时吸氧。头晕系脑组织缺氧所致,应避免突然变换体位,以免造成晕厥后摔倒受伤。有慢性口腔炎及舌炎时应注意刷牙,用复方硼砂溶液定时漱口,口腔溃疡时可贴溃疡药膜。

(五)皮肤毛发护理

定期洗澡、擦澡、保持皮肤和毛发清洁。

(六)心理护理

耐心、细致地做好思想工作,关心体贴,解除的各种不良情绪反应及精神负担,增强战胜疾病的信心。心力衰竭或烦躁、易怒、淡漠、失眠,面色、手掌和黏膜苍白。

五、保健

(1)平时应注意膳食的均衡,食物中应有充足的新鲜蔬菜、肉类、奶类及蛋类制品,菠菜、芥蓝菜、黑木耳、桂圆、红枣、海带、猪肝富含铁质食物,经常调配食用,对预防营养不良性贫血有较好的作用。对已查明正在治疗原发病的贫血老人,有辅助配合治疗的效果。

(2)对老年人来讲,许多急性、慢性疾病,特别是常见的感染性疾病都可引起继发性贫血,如肿瘤、慢性支气管炎、结核、胆囊炎、肾盂肾炎、前列腺肥大、尿路感染、糖尿病及慢性肝炎或肝硬化等。因此,积极有效地预防这些疾病,一旦患有疾病应及时进行治疗,不让疾病长期不愈,就可减少继发性贫血的发生率。

(苏　鸣)

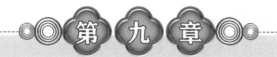

第九章

手术室护理

第一节　手术室护理的发展趋势

手术室护理的发展趋势必将呈现更显著的专业特性,体现在知识特性、技能特性和专业自主性等多个方面。手术室护理人员要具备更丰富、更全面的专业知识,以便为临床工作提供依据和指导。手术室护理人员应掌握更多技能和方法,配合手术的顺利进行,为患者提供全方位的围术期护理,同时发现问题、解决问题,不断提高护理质量。手术室护理将不断专业化、独立化,在外科治疗领域承担起独特的功能和作用。

一、完善围术期护理的职能

自 1975 年美国手术室护理协会(AORN)和美国护理协会(ANA)共同出版了《手术室护理实施基准》,即明确了手术室护理工作已经转向围术期的护理。患者在护士眼中不再是分离的器官,而是整体的人;手术室护理不再是简单的准备和传递器械,而是包括了术前、术中和术后整个过程,给予患者生理和心理全方位的支持和照顾。

近年来,许多医院实行了包括术前访视、术中配合和术后随访 3 个环节的工作模式,并根据患者的实际情况制订具体的、个性化的整体护理措施,取得了良好的效果。其中,术前访视成为非常重要的环节之一,并受到越来越多的重视。术前访视的内容主要为患者手术相关信息的收集、各种手术注意事项的宣教,以及手术室护士与患者的熟悉和沟通。形式主要为口头讲解,配合知识图片和文字说明,以及手术室现场的参观等。通过有效的术前访视,缓解了手术患者的心理压力,增加了患者对手术室护士的信任和配合,能够帮助患者顺利渡过手术期。在术前访视的实施过程中,还需要进一步统一术前访视的程序,增加专科化知识内涵,提高护患沟通技巧,达到最佳的护理效果。

术后随访是手术室护理工作的延伸,其方式和内涵也不断发展。其中,由手术室或者麻醉科的护理人员在术后进入病房,了解患者精神状况、切口、有无发热及其他异常情况,询问患者疼痛及其他的感受,是否有疑问或者心理困惑等,并进行健康教育,解决存在的问题。同时,对于手术室护理工作的满意度调查也可借助这种方式开展。通过术后随访,可以进一步了解和掌握相关工作的现状,发现问题,提出调整和改进策略,以细化患者手术护理满意度专项工作,促进手术室优质护理工作的开展,提高护理质量。

二、加强多学科间的团队协作

手术室作为医疗诊疗工作的重要部门,是医院进行多科协作、集中治疗的特殊科室。手术团队是指手术医师、麻醉师及手术室护士。团队成员从准备手术、术前核对、到术中配合及术后随访,都必须密切联系,相互合作。手术室护士不再是"外科医师助手"的角色,而是逐渐转变为"手术合作者"的角色。通过有效的团队协作,有效缩短手术时间,提高手术效率。加强成员间的相互理解和沟通,把团队的任务化为自己的任务,增强凝聚力和战斗力。降低医疗不良事件的发生,整合现有资源,相互支持,以灵活积极、集思广益的方法解决复杂的问题。

手术室护士的参与意识和团队概念应逐步加强,不再是被动、盲目、机械地传递手术器械,而是主动积极地参与手术,包括术前的病例讨论和方案制订,术中突发情况的处理以及术后辅助支持工作。在与医师的协作中,如何相互信任、有效沟通、建立自信心是关键。手术室护士需要不断学习新知识、新技术、新设备,掌握手术进展,满足医师需求。在与麻醉医师的协作中,除了分工明确,还需发展多种形式的相互配合,包括麻醉前患者的安抚、麻醉中体位的配合、监测中各项指标的观察、手术中相关情况的沟通,进一步保证手术顺利、安全地进行。在与护理人员、实习学员及其他工作人员的相互协作中,需增强、主动意识,相互尊重,以诚相待,取长补短,相互补充,将手术室护理工作作为一个整体来完成。

总之,手术医疗工作是一个共同整体,手术医师、护士、医技人员和其他辅助人员、行政人员共同合作,缺一不可。作为一个团队,需探讨和建立以患者为中心的"共同目标",加强"领头雁"的领导和协调作用。在科技不断发展、患者法律意识不断增强的现状下,无论临床、科研和教学工作都要求大家整合团队优势,发挥团队精神,充分调动全体人员的积极性和创造性,使手术室护理工作更为整体化和系统化。

三、拓展和细化专科护理内涵

随着现代外科医疗分科越来越细,在手术室也出现了各个不同专业领域的专科护士。手术室专科护士是指在特定的外科领域能深入掌握相关知识和技能,熟练配合各个专科领域的特殊手术,如骨科专科护士、神经外科专科护士、心脏外科专科护士、泌尿外科专科护士等。手术室护士的专科化是配合手术技术不断发展、器械设备迅速更新的必然趋势;在一些医院试行手术室护士专科化的经验证明,专科化的护理使护士能够更快熟悉高、新仪器的使用和保养,更快掌握各种特殊手术的配合技巧,更好了解外科医师的习惯和方法,使手术配合更为默契,提高了护理工作质量,增加了医护合作的满意度。

手术室专科护士的运作模式和培训方式目前尚未统一;各家医院正在积极摸索和探讨中。对于专科护士的培养,需采取阶段式、分层次的计划,建立多种形式结合的培训课程,迅速地提高专业技能,以应对专科知识不断细化和深入、手术方式不断创新、各种专科仪器设备更新换代的发展现状。在运作模式上,需建立完整的认证、考核、奖励机制,从而规范地培养和使用专科护士,确保其工作效果,鼓励更多的护士努力学习钻研技术,促进手术室护理专科化、专业化的进程。

在专科护士的培养和使用中,还需要解决好"专才"和"通才"的问题,以全科轮转和专科提升交替进行的方式排班,以最大限度节约人力资源,保证护士既能完成各种应急情况的处置和急诊手术的任务，又能在专科层面提供更优质的服务。

四、继续强化手术室风险管理机制

手术室是一个比较复杂的环境，随处可能存在安全隐患。手术安全是医疗质量的重要环节之一。手术虽然分大小，但风险无处不在。在2007—2010年发布的"患者安全目标"中，将手术安全作为重要内容，其中包括严格执行查对制度、提高患者身份识别的准确性、严格防止手术患者、手术部位错误等。

风险管理机制是一套循环的科学方法，包括对潜在的危险因素进行识别、评估，采取正确行动的一系列过程。手术室护理人员应该不断强化风险意识，防患于未然，最大限度保证患者及其他人、财、物的安全。对于任何一台手术，护理人员均应采取严谨的工作态度，严格执行各项规章制度和操作规范，做到细致入微，严禁马虎从事。手术室护士要以科学的工作态度，加强观察和总结，开展调查和研究，发现手术室护理工作的特点、难点，引进和采用先进的方法，才能从根本上发现和解决安全隐患。

手术室应急处置预案，并进行培训和演习具有重要的意义。手术室突发各种意外情况时，如停水、停电、失火、有害物质泄漏等，应根据事先制订和演练的应急预案立即处置。对于手术患者突发的重大病情变化，如患者心搏骤停、大出血、变态反应等，应根据医疗指南迅速采取有效急救措施。因此，预案的制订应科学、实用，有预见性，并简明、易懂、易记、易操作，经过反复演习和培训，做到分工清楚，各司其职，人人掌握，才能最大限度减少突发事件的危害，保护生命及财产的安全。

五、实现多种方式的教学和培训

手术室教学工作是保持专业可持续发展的重要环节。一直以来，手术室带教多采取"师徒式"的传统模式。由于手术室工作性质和环境较为特殊，涉及理论知识面广，操作专科性强，无菌技术要求高，加上工作节奏快，造成了手术室教学工作的困难。另外，随着手术室护理专业的发展，对于专业自主性、评判性思维、综合运用知识解决问题能力等的培养越来越重视，给传统教学方式带来更大的挑战。因此，需要发展多种科学、有效的教学和培训方式，以迅速提高年轻护士及实习学生的工作能力，帮助他们尽快进入工作角色，承担起手术室护理的重任。

临床能力的培训是教学工作的重点。除了各个单项的操作技能，还应特别注重模拟情景下的训练，结合有条件时的实地演练，使接受培训的对象能够感受到真正的场景和氛围，并能综合、灵活运用多种技能，理解护理的动态性和现实的多变性，实现与临床工作的无缝衔接。

各种"软技能"，即非技术技能，主要包括合作、领导、管理、情景以上和决策等能力，也是手术室护士非常重要的培训内容之一。护理软技能反映个人的基本素质和经验的积累、表达。具体的培训内容包括合作技能、沟通技能、礼仪规范、观察思维、心理素质等，通过概念的建立、意识和态度的改变、具体方法的传授、模拟训练和演示等，使手术室护士不但具备扎实的理论知识和技术能力，还善于团队协作、调节人际关系、组织协调、自我管理，建立护士良好的内外兼修的形象。

（宋　辉）

第二节　手术室护士职责

现代科学技术的发展,对我们的护理职业提出了更高的要求。另一方面创新的许多科学仪器和新设备,扩大了手术配合工作范围同时也增加工作难度,因此手术室护士必须有热爱本职工作和广泛的知识和技术,才能高标准地完成各科日益复杂的手术配合任务。

一、手术室护士应具备的素质

护理人员在工作中应不断提高个人素质,加强对护理职业重要意义的认识,把护理工作看作是光荣的神圣的职业。因此,要努力做到以下几点。

(一)具有崇高的医德和奉献精神

一名护士的形象,通过它的精神面貌和行动表现出内在的事业品德素质,胜过一个护士的经验和业务水平所起的作用,也可能给患者带来希望、光明和再生。所以,护士要具备高尚的医德和崇高的思想,具有承受压力、吃苦耐劳、献身的精神,并有自尊、自爱、自强的思想品质。为护理科学事业的发展做出自己的贡献,无愧于白衣天使的光荣称号。

(二)树立全心全意为患者服务的高尚品德

手术室的工作和专业技术操作都具有独特性。要求手术室护士必须自觉的忠于职守、任劳任怨,无论工作忙闲、白班夜班都要把准备工作、无菌技术操作、贯彻各种规章制度等认真负责地做好。对患者要亲切、和蔼、诚恳,不怕脏、不怕累、不厌烦,使患者解除各种顾虑,树立信心,主动与医护人员配合,争取早日康复。

(三)要有熟练的技能和知识更新

随着医学科学的发展,特别是外科领域手术学的不断发展,新的仪器设备不断出现,因而护理工作范围也日益扩大,要求也越来越高。护理工作者如无广泛的有关学科的基本知识,对今天护理的工作复杂技能就不能理解和担当。所以今天作为一名有远大眼光的护士,必须熟悉各种有关护理技能的基本知识,才能达到最高的职业效果。护理学亦成为一门专业科学,因此,作为一名手术室护士,除了伦理道德修养外,还应有基础医学、临床医学和医学心理学等新知识。努力学习解剖学、生理学、微生物学、化学、物理学,以及各种疾病的诊断和治疗等知识,特别是外科学更应深入学习。此外,还要了解各种仪器的基本结构、使用方法,熟练掌握操作技能。只有这样,才能高质量完成护理任务。

二、手术室护士长应具备的条件

护理工作范围极广,有些工作简单、容易,有些工作却很复杂,需要有高度的判断力和精细的技术、熟练的技巧。今天的护理工作,一个人已不能独当重任,而需要即分工又协作来共同完成。因此,必须有一名护士长,把每个护理人员的思想和行为统一起来,才能使人的积极性、主动性和创造性得到充分发挥,团结互助,共同完成任务。护士长应具备的条件归纳如下。

(一)有一定的领导能力及管理意识

有一整套工作方法和决策能力。善于出主意想办法,提出方案,做出决定,推动下级共同完成,并具有发现问题、分析问题的能力,了解存在问题的因素,掌握本质,抓住关键,分清轻重缓急,提出中肯意见。出现无法协商的问题时能当机立断,勇于负责。有创新的能力,对新事物敏感,思路开阔,能提出新的设想。要善于做思想工作。能否适时的掌握护士的心理动向,并进行针对性的思想教育,使之正确对待个人利益和整体利益的关系,不断提高思想水平,是提高积极性和加强凝聚力最根本的问题。

(二)有一定组织能力和领导艺术

管理是一门艺术,也是一门科学。首先处理好群体间人际关系。护士长需要具有丰富的才智和领导艺术,才能胜任手术室护士护理管理任务。具体要求如下。

(1)护士长首先应把自己置身于工作人员之中,经常想到自己与护士之间只是分工的不同,而无地位高低之分。要有民主作风,虚心听取护士的意见,甚至批评意见,认真分析,不埋怨、不沮丧,不迁怒于人,有助于建立自己的威信。

(2)护士长首先想到的是人,是护士和工作人员,而不是自己,不管是关心任务完成情况,还要关心她们的生活、健康、思想活动及学习情况等。都使每个护士和工作人员亲身感到群体的温暖,对护士长产生亲切感。

(3)护士长要善于调动护士的积极性,培养集体荣誉感,善于抓典型,树标兵,运用先进榜样推动各项手术室工作,充分调动护士群体的积极性,护士长的领导作用才能得到体现。

(三)有较高的素质修养

手术室护士长应较护士具备更高的觉悟和更多的奉献精神。科里出现的问题应主动承担责任,实事求是向上级反映,不责怪下级。凡要求护士做到的,首先自己要做到,严格要求自己,树立模范行为,才能指挥别人。要注意廉洁,不要利用工作之便谋私,更不能要患者的礼物,注意自身形象。此外,要做到知识不断更新,经常注意护理方面的学术动态,接受新事物,在这方面应较护士略高一筹,使护士感到护士长是名副其实的护理业务带头人。

三、手术室护士的分工和职责

(一)洗手护士职责

(1)洗手护士必须有高度的责任心,对无菌技术有正确的概念。如有违反无菌操作要求者,应及时提出纠正。

(2)术前了解患者病情,具体手术配合,充分估计术中可能发生的意外,术中与术者密切配合,保证手术顺利完成。

(3)洗手护士应提前30分钟洗手,整理无菌器械台上所用的器械、敷料、物品是否完备,并与巡回护士共同准确清点器械、纱布脱脂棉、缝针,核对数字后登记于手术记录单上。

(4)手术开始时,传递器械要主动、敏捷、准确。器械用过后,迅速收回,擦净血迹。保持手术野、器械台的整洁、干燥。器械及用物按次序排列整齐。术中可能有污染的器械和用物,按无菌技术及时更换处理,防止污染扩散。

(5)随时注意手术进行情况,术中若发生大出血、心脏骤停等意外情况,应沉着果断及时和巡回护士联系,尽早备好抢救器械及物品。

(6)切下的病理组织标本防止丢失,术后将标本放在10%甲醛溶液中固定保存。

(7)关闭胸腹腔前,再次与巡回护士共同清点纱布及器械数,防止遗留在体腔中。

(8)手术完毕后协助擦净伤口及引流管周围的血迹,协助包扎伤口。

(二)巡回护士职责

(1)在指定手术间配合手术,对患者的病情和手术名称应事先了解,做到心中有数,有计划的主动配合。

(2)检查手术间各种物品是否齐全、适用。根据当日手术需要落实补充、完善一切物品。

(3)患者接来后,按手术通知单核对姓名、性别、床号、年龄、住院号和所施麻醉等,特别注意对手术部位(左侧或右侧),不发生差错。

(4)安慰患者,解除思想顾虑。检查手术区皮肤准备是否合乎要求,患者的假牙、发卡和贵重物品是否取下,将患者头发包好或戴帽子。

(5)全麻及神志不清的患者或儿童,应适当束缚在手术台上或由专人看护,防止发生坠床。根据手术需要固定好体位,使手术野暴露良好。注意患者舒适,避免受压部位损伤。用电刀时,负极板要放于臀部肌肉丰富的部位,防止灼伤。

(6)帮助手术人员穿好手术衣,安排各类手术人员就位,随时调整灯光,注意患者输液是否通畅。输血和用药时,根据医嘱仔细核对,避免差错。补充室内手术缺少的各种物品。

(7)手术开始前,与洗手护士共同清点器械、纱布、缝针及线卷等,准确地登记于专用登记本上并签名。在关闭体腔或手术结束前和洗手护士共同清点上述登记物品,以防遗留体腔或组织内。

(8)手术中要坚守工作岗位,不可擅自离开手术间,随时供给手术中所需一切物品,经常注意病情变化。重大手术充分估计术中可能发生的意外,做好应急准备工作,及时配合抢救。监督手术人员无菌技术操作,如有违犯,立即纠正。随时注意手术台一切情况,以免污染。保持室内清洁、整齐、安静,注意室温调节。

(9)手术完毕后,协助术者包扎伤口,向护送人员清点患者携带物品。整理清洁手术间,一切物品归还原处,进行空气消毒,切断一切电源。

(10)若遇手术中途调换巡回护士,须做到现场详细交代,交清患者病情,医嘱执行情况,输液是否通畅,查对物品,在登记本上互相签名,必要时通知术者。

(三)夜班护士职责

(1)要独立处理夜间一切患者的抢救手术配合工作,必须沉着、果断、敏捷、细心地配合各种手术。

(2)要坚守工作岗位,负责手术室的安全,不得随意外出和会客。大门随时加锁,出入使用电铃。

(3)白班交接班时,如有手术必须现场交接,如患者手术进行情况和各种急症器械、物品、药品等。认真写好交接班本,当面和白班值班护士互相签名。

(4)接班后认真检查门窗、水电、氧气,注意安全。

(5)严格执行急症手术工作人员更衣制度和无菌技术操作规则。

(6)督促夜班工友清洁工作,保持室内清洁整齐,包括手术间、走廊、男女更衣室、值班室和办公室。

(7)凡本班职责范围内的工作一律在本班完成,未完不宜交班,特殊情况例外。

(8)早晨下班前,巡视各手术间、辅助间的清洁、整齐、安全情况。详细写好交接班报告,当面交班后签字方可离去。

(四)器械室护士职责

(1)负责手术科室常规和急症手术器械准备和料理工作,包括每天各科手术通知单上手术的准备供应,准确无误。

(2)保证各种急症抢救手术器械物品的供应。

(3)定期检查各类手术器械的性能是否良好,注意器械的关节是否灵活,有无锈蚀等,随时保养、补充、更新,做好管理工作,保证顺利使用。特殊精密仪器应专人保管,损坏或丢失时,及时督促寻找,并和护士长联系。

(4)严格执行借物制度,特殊精密仪器需取得护士长同意后,两人当面核对并签名后方能外借。

(5)保持室内清洁整齐,包括器械柜内外整齐排列,各科器械柜应贴有明显的标签。定期通风消毒。

(五)敷料室护士职责

(1)制订专人负责管理。严格按高压蒸汽消毒操作规程使用。定期监测灭菌效果。

(2)每天上午检查敷料柜1次,补充缺少的各种敷料。

(3)负责一切布类敷料的打包,按要求保证供应。

(六)技师职责

(1)负责对各种仪器使用前检查,使用时巡查,使用后再次检查其运转情况,以保证各种电器、精密仪器的正常运转。

(2)定期检查各种器械台、接送患者平车的零件和车轮是否运转正常,负责各种仪器的修理或送交技工室修理。

(3)坚守工作岗位,手术过程中主动巡视各手术间,了解电器使用情况。有问题时做到随叫随到随维修,协助器械组检查维修各种医疗器械。

(4)帮助护士学习掌握电的基本知识和各种精密仪器基本性能、使用方法与注意事项等。

(宋 辉)

第三节 手术室的操作流程

合理、准确、及时的安排并实施手术,直接影响到手术室工作质量、工作效率和手术患者的安全。手术室、麻醉科、手术科室必须共同努力,加强相互之间的有效沟通和协调,确保各个医疗环节正常进行,以达到提高医疗护理质量和工作效率的目的。

一、安排手术与人员

手术室护士长应合理安排择期手术与急诊手术,并保证手术室护士的配置满足手术需要。同时手术室护士每天应对次日行手术的患者进行术前访视。

(一)手术预约

1.择期手术预约

(1)手术预约:所有择期手术由手术科室医师提前向手术室预约,一般在手术前一天上午,按规定时间通过电脑预约程序完成。择期手术预约的具体内容包括：手术患者姓名、病区、床号、住院号、性别、年龄、术前诊断、拟定手术名称、手术切口类型、手术者包括主刀、第一助手、第二助手、第三助手、第四助手、参观人员、麻醉方式、手术特殊体位和用品等。

(2)手术房间安排：手术室护士长根据不同类型的手术，安排不同级别的手术间。安排原则为无菌手术与污染手术分室进行；若无条件时，应先进行无菌手术，后进行污染手术。安排手术时应注意以下事项：①护士长应在手术日前一天的规定时间内完成次日择期手术安排，并电脑确认提交后向全院公布信息，相关手术科室医师可由医院内网查询。②临时增加或更改择期手术顺序，手术科室医师需与手术室护士长和麻醉师协商后，决定手术时间，并及时更换手术通知单。③手术因故取消，手术科室医师应填写停刀通知单，及时与手术室护士长和麻醉师沟通。

2.急诊手术安排

急诊手术由急诊值班医师将急诊手术通知单填写完整(内容同择期手术)，送至手术室，由手术室护士长或手术室值班护士根据急诊手术患者病情的轻重缓急、手术的切口分类，与麻醉科进行沟通后予以及时安排。如遇紧急抢救，急诊值班医师可先电话通知手术室，同时填写急诊手术通知单；手术室负责人员接电话后，应优先予以安排并与麻醉科沟通，5分钟内答复急诊手术患者入室时间，做好一切准备工作，以争取抢救时间。

(二)手术人员安排与术前访视

1.手术室护士的配置和调配

为保证医疗活动的正常进行，需根据各医院的实际工作量合理进行人员配置，一般综合性医院手术室护士与手术台比例为(2.5～3.5)∶1，同时需遵循以下原则，结合动态调配，将每个人的能力发挥到极致，达到人尽其用，物尽其用。

(1)年龄结构配备：年龄结构合理，老、中、青三结合，根据各年龄的不同特点合理安排，建议采用1∶2∶1的比例。

(2)职称配备：各级职称结构合理，形成一个不同层次的合理梯队，中、初级职称的比例为(0～1)∶4；800张以上床位的医院或教学医院比例可调整为1∶3。

(3)专业能力配备：专业能力结构合理，根据从事本专业的年限和实际工作能力分高(10年以上)、中(5～10年)、低层次(5年以下)。

2.日间人员安排

手术前一天，在完成手术间安排后，麻醉科、手术室分别进行人员安排，按常规每台手术配备洗手护士和巡回护士各1名，特大手术如心脏手术、移植手术、特殊感染手术等，根据实际情况分别配备洗手护士和巡回护士各2名。根据不同的麻醉方式配备麻醉师1～2名。

3.夜间及节假日人员安排

除正常值班护士外，另设有备班，由第一值班护士根据手术需要进行人员统一调度安排；遇突发紧急事件时，向护士长汇报统一调配。

4.手术前访视

(1)访视目的：通过术前访视，对手术患者进行第一次身份核对和手术核对，同时对手术患者进行术前宣教和整体评估，了解手术患者心理需要，缓解其紧张和恐惧心理。

(2)访视方法及内容：手术前一天，由次日负责相关手术的巡回护士进行术前访视。手术室护士进入病房查看病史，核对术前知情同意书和手术医嘱，核对相关诊断报告和影像学资料，仔细查阅手术患者的一般生命体征、疾病史、手术史、过敏史、特殊化验指标(如乙肝、丙肝、梅毒、艾滋病等)、与输血相关的表单是否齐全等。与病房护士进行交流,了解手术患者的一般情况后与手术患者进行身份核对和术前宣教。与手术患者进行核对,包括:①开放式地询问手术患者姓名、年龄等基本信息;询问手术患者手术部位和手术方式,与病历核对。②核对身份识别腕带。③核对手术标识。为手术患者进行手术前宣教,内容包括手术室及手术流程简介;禁食、禁水情况;术日晨注意事项,包括病服反穿,不能穿内衣裤、去除饰物、假牙、隐形眼镜等,小便排空,如有体温异常、经期情况及时向手术医师说明;入手术室后需知,包括防止坠床的事宜、麻醉配合、可能遇到的护理问题及配合方法指导等;询问手术患者有无特殊需求。最后按术前访视单内容对手术患者进行评估,并正确填写。

5.手术资料汇总

每天实施的所有手术,应以手术科室为单位按手术类别(急诊、择期、日间手术),进行分类详细登记,每月汇总完成月报表交予医务处,同时保存原始资料。

二、转运和交接

(一)转运者及转运车要求

根据手术通知单,手术室工勤人员通过手术推车或平车的方式,前往病房接手术患者,外出接送手术患者时,必须严格按要求穿外出衣、换外出鞋,检查患者推车的完好性,并保持棉被清洁、整齐无破损。

(二)交接内容

到达病房后先核对手术患者的姓名、床号、住院号准确无误后,协助手术患者移动至患者推车上。病区护士应携带病历和手术所需物品护送手术患者至手术室,并与巡回护士在手术室门口半限制区进行交接,具体内容为:①根据病历内手术知情同意书和身份识别带核对手术患者姓名、病床号、住院号、拟手术名称、药物过敏史和血型。②检查手术标识是否准确无误。③确认禁食情况、肠道准备等术前准备均已完成,检查手术患者手术衣是否穿戴正确,是否已取下义齿、饰物等。④评估手术患者神志、皮肤情况、导管情况。⑤核对带入手术室的药物、影像学资料、腹带等特殊物品。交接核对无误后,病区护士与巡回护士一同填写《手术患者转运交接记录单》并签名。

此外,在转运途中,手术室护士应注意保证手术患者安全,推车者需站于手术患者头部,病历由参与护送的手术室护士或手术医师保管,他人不得随意翻阅,手术团队成员应保护手术患者的隐私。

(三)转运注意事项

(1)由病房进入手术室的手术患者须戴好手术帽进入限制区,步行进入手术室的当日手术患者,需在指定区域内更换衣、裤、鞋。

(2)工勤人员和巡回护士共同护送手术患者至指定手术间,分别站于手术室两侧,协助手术患者从患者推车缓慢转移至手术床上,呈仰卧位,垫枕。

(3)予手术患者膝盖处适当的约束保护,防止意外坠床。

(4)注意给予手术患者保暖措施,冬天可以使用保温毯。

(5)为减轻手术患者的紧张情绪,可根据手术患者的不同需求选择适当的音乐放松心情。

三、核对手术患者

为了防止发生手术患者错误、手术部位错误或操作/手术错误,手术团队必须对每一位进行手术的患者,按照美国医疗机构评审联合委员会(Joint Commission Accreditation of Healthcare Organizations,JCAHO)的规范要求进行术前核对。

(一)手术前确认程序

1.身份核对

根据 JCAHO 的标准,术前需要核对手术患者信息,要求至少采用两种以上信息,确保手术患者身份正确、有效,例如姓名、身份证号、住院号、生日和家庭地址,尤其需要注意,手术间号和床位号不能用作确认手术患者身份的信息来源。

确认手术患者身份时,要求有手术患者亲自参与,由手术患者自己说出自己的真实身份。对于可能服用镇静剂、听力障碍、身份无法确认的昏迷手术患者,可以通过核对身份识别腕带上的信息确认,包括姓名、住院号。

2.手术部位标识

手术患者进入手术室之前,必须做好手术相应部位标识。同一家医院须使用统一标识,以方便所有医务人员都能理解并达成共识。通常在手术患者清醒和有意识的状态下,由操作/手术医师亲自在手术患者身体相应手术部位用记号笔标注。

手术部位标识方法当前尚未统一规定,各医疗单位习惯有所不同。画箭头、画勾、画圆圈、画线等方法比较多用。许多医院均采用画箭头的方法,采用手术医师姓氏拼音第一个字母大写,并以箭头指向划刀的部位。通常不建议使用画交叉作为手术标识的方法,防止产生异议。

对有左右侧之分、多重结构(如手指、脚趾、病灶部位)、多平面部位(如脊柱)的手术部位做标识时,只在切口位置或附近做个标记,不要标识非手术部位,以防错误。当手术患者不能言语、昏迷或是儿童时,手术标识的标注需得到授权,派遣对手术患者情况熟悉、能够起到核对作用的家属,共同参与手术部位的核对和标识工作。

(二)"Time-out"核对程序的步骤

Time-out 意为"暂停",指在接下来的操作/手术之前,手术团队在操作/手术的地方(手术室、治疗室),必须全员参加的术前核对步骤。具体方法为:当主持的医师宣布"Time-out"开始时,手术团队中所有成员应停止自己手头的工作,仔细倾听核对,核对完毕,团队每位成员必须分别口头回答"核对正确",当主持的医师宣布"Time-out"结束,方可进行下面的工作。无论手术室工作多么繁忙、环境多么嘈杂,"Time-out"都应执行得清楚、简单和彻底,不受任何其他事情的干扰,从而澄清事实,避免错误。"Time-out"核对程序具体包括以下几个步骤。

1.麻醉实施前"Time-out"

麻醉开始前,往往可以是麻醉师或巡回护士主持,手术医师等所有手术团队成员共同完成并记录,主要项目如下。

(1)确认手术患者身份信息及主要病情(必须两种信息以上):核对手术患者姓名、住院号、身份证号;手术知情同意书等所有相关文书、影像学资料正确且齐全;拟手术部位和手术方式、手术标记均正确无误;完成手术野皮肤准备确认及全身皮肤评估;备齐手术所需的假体及体内植入物。

(2)确认麻醉相关情况:确认麻醉知情同意书及麻醉相关文书正确并齐全;确认完成麻醉设备术前安全检查;确认完成静脉液体通路;确认患者是否有明确药物过敏史,查看药物皮试结果,确认术前备血情况等。

2.手术实施前"Time-out"

手术划皮前,往往为巡回护士主持,手术医师、麻醉师等所有手术团队成员共同完成并记录,主要项目如下：

(1)再次确认手术患者身份信息及主要病情(必须两种信息以上)；核对手术患者姓名、住院号、身份证号；核对拟手术部位和手术方式、手术标记、手术体位均正确无误。

(2)手术团队内部沟通：由手术医师提前讲解手术关键步骤及注意事项,预计手术时间、失血量及是否需要特殊器械、仪器设备等；麻醉师讲解手术患者的并存疾病,以及可能导致的危险性增加、麻醉重点方面等；巡回护士向团队说明灭菌物品检查确认,仪器设备、植入物准备完成情况；术前及术中特殊用药情况以及手术医师是否需要相关影像资料等。

3.手术患者离开手术室前实施"Time-out"

巡回护士主持,手术医师、麻醉师共同完成手术后确认并记录,具体内容如下。

(1)第三次确认手术患者身份(必须两种信息以上)；核对手术患者姓名、住院号、身份证号。

(2)手术确认：确认实际手术实施方式、手术中物品清点、手术用药、正确的输血核查,再一次对皮肤状况进行评估,检查并确认各类管路固定牢固、衔接正确并保持通畅。明确手术患者去向(病房或监护室等)。

四、摆放手术体位

做到正确摆放手术体位,就可以充分暴露手术视野,同时保证能够维持手术患者正常的呼吸、循环功能,有效缩短手术时间,防止和减轻各种相关并发症的发生,是手术成功的基本保障之一,也是手术室护士必须正确掌握的最基本的操作技能之一。

(一)手术体位管理原则

(1)根据手术部位的不同,放置最佳的手术体位,使手术野充分暴露,便于医师的操作。

(2)应确保呼吸、循环功能不受干扰,有利于麻醉师术中观察以及静脉给药。

(3)避免肢体的神经血管受压、肌肉拉伤、皮肤受损等,保证手术患者安全。

(4)在确认手术患者被充分固定和支撑的同时,应尽可能地保持符合手术患者生理功能的舒适体位。

(5)应注意保护患者隐私,避免身体过分暴露。体位放置时各种物品(包括各类防护垫、固定带、护臂套、护脸胶布等)应准备充分。

(二)常见手术体位的应用范围和摆放方法

根据手术部位以及手术入路的需要分为5种常见手术体位,分别为仰卧位、侧卧位、俯卧位、膀胱截石位和坐位。

1.仰卧位

仰卧位适用于头、面、胸、四肢、腹部及下腹部手术,是外科手术中最常用的手术体位。

(1)摆放方法：①放置搁手板,将双臂放于搁手板上,外展<90°,防止臂丛神经受损,手心朝上,远端关节高于近端关节；亦可根据手术需要,使双臂自然放于身体两侧,用事先横放于手术患者背部的小单卷裹固定双手。遇神经外科额、颞、顶及颅前窝等手术,可用小单将身体包裹,并用约束带固定,松紧适宜。②根据手术患者腰前凸深度,放置厚薄合适的软垫,维持腰部正常生理曲线。③膝关节腘窝部垫一软垫,使双腿自然弯曲,以达到放松腹部肌肉,增加手术患者舒适度的目的。④双下肢伸直,使头、颈、躯干、下肢呈一直线摆放,用约束带固定于膝关节上2 cm左右,松紧以平插入一掌为宜。⑤双足跟部放置脚圈,减少局部受压。

(2)注意事项：①注意麻醉头架和器械托盘摆放的位置,避免影响手术患者呼吸、循环功能和麻醉师的观察。②肝、脾手术,如脾切除术、肝右叶切除术等,可根据手术需要在术侧垫一软垫,抬高并暴露术野。③胸部前切口手术,如乳腺癌根治术,将患侧上肢外展置于托手器械台上,外展<90°,调整托手器械台高度与手术床高度一致,并于术侧垫一软垫,充分暴露术野。④前列腺及膀胱手术,可根据手术需要,在手术患者骶尾部垫一软垫,既有利于暴露术野又分散了骶尾部的压力。⑤颅脑手术时,头部必须略高于躯体3～5 cm,有利于静脉回流,避免脑充血导致颅内压增高。

2.侧卧位

侧卧位主要分为90°侧卧位和半侧卧位,90°侧卧位适用于胸外科(如肺、食管)、泌尿外科(肾脏、输尿管等)和脑外科(颞部肿瘤、桥小脑角区肿瘤)手术;半侧卧位适用于胸腹联合切口及前胸部手术。

(1)90°侧卧位摆放方法:①待手术患者麻醉后,将手术患者身体呈一直线从仰卧位转成90°侧位,患侧朝上。②放置头圈于手术患者头下,使眼睛和耳朵处于头圈的空隙中。③90°侧卧位搁手架分为上下两层,患侧上肢放置于上层,健侧上肢放置于下层,并分别予以固定,手指稍露,便于观察末梢血液循环。④于健侧腋下(即胸部下方第4、5肋处)放置胸枕,其厚度以手术患者健侧臂丛神经及血管不受压为宜。⑤下腹部和臀部分别用一个髂托固定。⑥根据手术方式调整双腿伸直弯曲与否,并用约束带固定髋关节或膝关节。双腿间和踝部分别夹一软枕,避免骨隆突处受压。

(2)半侧卧位摆放方法:半侧卧位是指使手术患者侧转成30°～40°体位。首先将手术患者健侧上肢放置于搁手板上,外展<90°。患侧上肢用护臂套保护后屈曲固定于麻醉头架上,高度适宜,避免外展及牵拉过度。患侧肩、胸、腰背部放置适当的软垫或半侧卧位专用斜坡式软垫。健侧腋下平乳头处和/或髂前上棘处用1～2个髂托固定。双下肢用约束带固定,腘窝部垫一软垫。双足跟部放置脚圈,减少局部受压。

(3)注意事项:①将手术患者从仰卧位翻转成侧卧位的过程中,必须保持手术患者头、颈、躯干呈一直线,呈"滚筒式"翻转。②上肢搁手架应可调节高度和角度,使双上肢外展均不超过90°,并呈抱球状。③开颅手术放置侧卧位时,应使手术患者背侧尽量靠近床的边缘,并向前俯,必须注意身体的背部和四脚固定架之间要加衬垫,防止压伤。④手术患者导尿管及深静脉穿刺管应从空隙中穿出,保证引流通畅;电极板应粘贴于患侧下肢的大腿、小腿或臀部。

3.俯卧位

俯卧位适用于后颅窝、颈椎后路、脊柱后入路、腰背部等手术。

(1)摆放方法:①待手术患者麻醉后,将手术患者呈一直线从仰卧位缓慢转换为俯卧位,转换体位时使双臂紧贴于身体两侧,避免肩肘关节意外扭曲受伤。②将手术患者头部移出手术床,直接放置于头托上或固定于头架上,调整头托或头架位置及高度,保证手术部位突出显露的同时呼吸通畅。③双上肢平放于身体两侧,中单固定,约束带加固,或将双上肢自然弯曲置于头旁两侧搁手架上。④胸部垫一大软垫,尽量靠上,于髂嵴两侧各垫一小方垫;或将两个中圆枕呈外八字形斜垫于两锁骨至肋下,将一中圆枕横垫于耻骨联合和髂嵴下,呈三角形,使胸腹部呈悬空状,保持呼吸运动不受限和静脉回流通畅。⑤双侧膝盖下各垫一小软圈,两小腿胫前横置一软枕,使手术患者小腿呈自然微曲,增加舒适度。双足背下垫一小方软枕,避免足背过伸引起足背神经损伤。双腿用约束带固定。

(2)注意事项:①头部需妥善固定于头托或头架上,使用头托者必须注意前额、眼睛、耳朵、下颚、颧骨等处的保护,可选择凝胶头托或在放置体位前在前额、颧骨等易受压处给予防压疮透明敷贴,防止压疮发生。②放置俯卧位时应使用适当体位垫,使胸腹部悬空,避免受压,保持呼吸通畅和静脉回流。③男性手术患者注意避免阴茎和阴囊受压,女性手术患者注意避免乳房受压。④肥胖的手术患者,应注意两侧手臂的固定和保护,避免术中手臂意外滑落或由于固定约束过紧造成压伤。

4.膀胱截石位

膀胱截石位适用于会阴部及经腹会阴直肠手术。

(1)摆放方法:①将搁脚架分别置于手术床的两侧,根据手术患者大腿的长度及手术方式调节搁脚架的高度和方向。②手术患者呈仰卧位,待麻醉后,脱去长裤,套上棉质裤套,下移手术患者身体,直至其尾骨略超过手术床背板下沿。③将手术患者屈髋屈膝,大腿外展成 60°～90°,分别缓慢置于搁脚架上,根据不同手术方式调节大腿间的角度及前屈角度,并用约束带固定双脚。④卸下或摇下手术床尾部 1/3 部分,根据手术需要,可于臀部下方置一软垫,减轻局部压迫,便于操作。⑤将一侧上肢置于身体旁,用小单包裹固定,另一侧上肢置于搁手板上,外展<90°。

(2)注意事项:①大腿前屈的角度应根据手术需要调整,经腹会阴手术,搁脚架与手术台成 70°左右,单纯会阴部手术成 105°左右,腹腔镜下左半结肠癌、乙状结肠癌和直肠癌根治术,双腿不要过度分开,股髂关节、膝关节屈曲成 150°～170°。②两侧搁脚架必须处于同一水平高度。③放置截石位必须注意保护双侧腘窝,在腘窝下应置平整的薄软垫,并且避免其外侧面受硬物挤压,防止腓总神经损伤。④手术结束恢复原体位时候,动作应轻柔,先把一条腿从搁脚架上放下,这样患者循环状态不会有明显改变,避免导致直立性低血压。⑤对于有骨盆、股骨颈骨折史的手术患者,可通过抬高骶尾部使盆腔尽可能得到伸展。在放置和恢复位置时需尽量当心,尽可能让髋关节、膝关节同时移动,使髋关节不出现旋转,特别是外旋及外展。⑥放置截石位过程中,应注意手术患者的保暖,并且注意保护手术患者的隐私。⑦需进行肠道灌洗的直肠手术,应在手术患者臀下铺置防水巾,防止冲洗液浸湿床单,引起压疮发生。

5.坐位

坐位适用于后颅手术。

(1)摆放方法:①双腿选择合适的防栓袜或缠弹力绷带,避免栓塞的形成,防止深静脉血栓,甚至肺栓塞的发生。②双膝下垫一长圆枕,使两腿稍有弯曲,防止下肢过伸。③静脉通路通常建立于手术患者的左上肢,妥善固定,同时需保持静脉通路的通畅,外接延长管,方便于术中加药。④两臂套上护臂套,以防电刀灼伤。让双手指稍露,有利于在术中观察末梢循环。双手下分别放置长圆枕上并予以固定。⑤卸下手术床头板,双手抱住手术患者头部,床背慢慢抬起,直至床背成 90°。⑥儿童或坐高较低者,臀下垫软方枕若干,使手术切口及消毒范围高于床背。⑦安置头架,并固定于手术床,调整手术床位置。⑧手术患者前胸与头架之间垫大方枕予以保护,并用约束带固定于床背。

(2)注意事项:①穿防栓袜前,评估手术患者腿的长度和小腿最粗段的周长,选择合适的防栓袜。穿防栓袜前应先抬高双下肢,然后再穿。②为防止直立性低血压,床背抬高速度尽量放慢,在整个过程中,需密切监测各项指标,如有血压下降或心率减慢等,应立即停止体位变动。③体位安放完毕后,再次仔细检查头架的各个关节是否拧紧,检查手术患者身体的各个部位是否已妥善固定;检查导尿管和深静脉穿刺管是否通畅,集尿袋可挂于手术患者左侧床边,以便观察术中的尿量。④手术结束后手术患者仍须保持坐位姿势送回病房,为保证安全,须将手术患者头部固定在床头。

五、协助实施麻醉与术中监测

作为手术室中的重要主体,麻醉师和手术室护士两者之间的相互了解和密切配合是确保所有手术患者生命安全、手术成功以及手术室正常运作的前提和保障。因此,一名合格的手术室护士除了掌握常规的手术室护理知识技能外,还应掌握麻醉基础知识和临床麻醉基础技术,能够正确协助麻醉师进行各种麻醉,冷静熟练配合麻醉师处理麻醉过程中的各种突发情况以及正确进行手术患者麻醉的监测。

(一)全身麻醉的方法和配合

1.全身麻醉概念

通过使用全身麻醉药物,经由呼吸道吸入、静脉注射或肌内注射进入机体,导致中枢神经系统受到抑制,使手术患者在失去知觉、反射抑制和一定程度的肌肉松弛的情况下接受手术。

2.全身麻醉的实施

主要分为两大步骤:全身麻醉的诱导、全身麻醉的维持。

(1)全身麻醉的诱导:使用全身麻醉药物后,手术患者由原先清醒状态转为意识消失,从而进入全身麻醉状态,然后实施气管插管的过程。在上述过程中,麻醉护士应配合麻醉师准备好相关器械,包括麻醉机及气管插管器具等,开放静脉和胃肠减压管;巡回护士应准备好负压吸引装置,同时在全身麻醉诱导过程中应密切关注手术患者的血压、心率、心电图和血氧饱和度等基础生命体征,妥善固定手术患者,防止诱导期间手术患者发生意外坠床。

目前临床较常用的全身麻醉诱导方式包括静脉诱导法、面罩吸入诱导法。静脉诱导法是先以面罩吸入纯氧2~3分钟,根据病情选择合适的静脉麻醉药及剂量,从静脉缓慢注入并严密监测手术患者情况。待手术患者神志消失后再注入肌松药,麻醉面罩进行人工呼吸,实施气管内插管。使用面罩吸入实施诱导首先将麻醉面罩扣于手术患者口鼻处,然后启动麻醉蒸发器,逐渐加大吸入药物浓度,一旦手术患者神志消失后,静脉滴注肌松药,行气管内插管。

(2)全身麻醉的维持:全身麻醉的维持主要分为三种,即吸入麻醉维持、静脉麻醉维持和复合全身麻醉维持。①吸入麻醉维持:使气体麻醉药或挥发性麻醉药经呼吸道吸入肺,由肺泡进入血液循环,继而到达中枢神经系统,以维持适当的麻醉深度。②静脉麻醉维持:将麻醉药物通过静脉进入血液循环,继而到达中枢神经系统,以维持适当的麻醉深度。③复合全身麻醉维持:指两种或多种全身麻醉药物和/或麻醉方法的组合,实现麻醉时间、肌肉松弛的可控性,并可保持麻醉深度的平衡,以维持手术患者理想的麻醉状态。复合全身麻醉目前在临床得到越来越广泛的应用。

3.全身麻醉的监测

对于全身麻醉的手术患者必须实施严密的监测,主要包括以下几个方面。

(1)心电监护:通常作为术中患者心脏功能监护的重要组成,是观察患者生命体征改变极为重要的手段。心电监护时应特别注意观察 P 波与 QRS 波群的变化,以便及时发现手术患者心律失常的早期症候群。

(2)血流动力学监测:包括血压、中心静脉压等。血压监测分为袖带式自动间接血压监测和直接血压监测(即动脉内置管进行连续有创的血压监测),代表心肌收缩力和心排血量,是维持脏器正常血液供应的必要条件。中心静脉压监测能够提示有效血容量的情况,以及周围血管收缩或心功能情况,指导术中液体管理。

(3)呼吸力学监测:具体指标包括气道压力、气道阻力、胸肺顺应性及最大吸气负压等,这些参数的变化与通气功能、呼吸做功及机械通气对机体生理的影响有密切关系。

(4)血氧饱和度监测:无创监测氧合功能,可早期发现低氧血症,并在一定程度上反映循环状态,用于整个手术过程中监测患者的供氧情况。

(5)呼气末二氧化碳分压:可监测通气,指导麻醉机和呼吸机的安全使用,确定气管导管位置;还能反映肺血流,监测体内 CO_2 产量的变化,及时发现病情变化。

(6)血液气体分析:全面精确地判断患者的呼吸功能,包括通气、换气以及组织氧供与氧耗,是麻醉和重症患者诊治中的一项重要监测项目。可根据病情需要,经皮穿刺桡动脉、股动脉或腋动脉抽取血样,也可通过持续留置动脉导管抽取。

4.全麻的护理配合

(1)护理配合方法:麻醉前,应帮助手术患者了解全身麻醉这一麻醉方式,给予心理支持;麻醉前再次核对手术患者是否已去除可以活动的义齿;检查负压吸引装置使其呈完好备用状态,以便吸除呼吸道分泌物;备好急救药品和器材,同时检查手术患者约束保护是否松紧适宜,以免影响肢体血液循环。麻醉诱导时,及时传递必要的用品,协助麻醉师操作;还可用手掌轻按手术患者上腹部,以免面罩供氧时氧气进入胃内,引起胃肠道胀气。

(2)护理配合要点:①麻醉药物注入动脉可引起肢体血管痉挛,剧烈疼痛,甚至发生肢端坏死,因此开放静脉通路时应避免误入动脉,用药前必须进行严格的核对。②手术患者体质各不相同,注射麻醉药物后偶有过敏现象。因此麻醉药物需现配现用,静脉推注时应匀速、缓慢,同时准备好抗过敏药物。③有些麻醉药物(如丙泊酚)注射剂量过大或注射时速度过快,患者可发生一过性呼吸抑制、血压下降,应缓慢推注,必要时需行气管插管。④非气管插管麻醉情况下,必须做好实施气管插管的物品准备。⑤静脉用药时应防止麻醉药渗漏,以免造成组织坏死;如果发生,应马上拔除,再次穿刺静脉,可以选择热敷穿刺部位,也可使用局部封闭方法,通常选择0.25%普鲁卡因。

(二)阻滞麻醉的方法和配合

1.阻滞麻醉的方法

(1)臂丛神经阻滞:将麻醉药物注射至臂丛神经干(丛)旁,阻滞此神经的传导功能,从而达到此神经分布区域手术无痛的方法。

(2)颈丛神经阻滞:将麻醉药物注射至颈丛神经干(丛)旁,阻滞此神经的传导功能,从而达到此神经分布区域手术无痛的方法。

(3)蛛网膜下腔阻滞:将麻醉药物注射至蛛网膜下腔,使脊神经根、背根神经及脊髓表面部分神经的传导功能受阻,从而达到区域手术无痛的方法。

(4)硬膜外腔阻滞:将麻醉药物注射至硬膜外腔,使脊髓神经根的传导功能受阻,从而达到区域手术无痛的方法。

(5)局部浸润麻醉:在手术切口四周的组织中,分层地注入局麻药物,以阻滞神经末梢而起到抑制疼痛的作用。

(6)表面麻醉:在人体器官黏膜表面喷洒渗透性强的局麻药,药物通过黏膜渗透,作用于神经末梢起到抑制疼痛的作用。

2.阻滞麻醉的护理配合

遵医嘱准备麻醉药,并与实施阻滞麻醉的麻醉师进行双人核对,核对无误后方可使用。提醒操作者每次注药前均要回抽,确定不在血管内方可注射,以防局麻药注入血管内。注意麻醉药物用量的计算,防止超量。局麻药物有可能引起变态反应、循环系统抑制、呼吸系统抑制、中枢神经系统抑制及中毒,手术进行过程中必须加强巡视和监测。蛛网膜下腔麻醉的平面可随体位发生变化,所以手术患者应在可调节床面的手术床上实施手术,并注意在麻醉前开放静脉通路,补充容量,维持有效血液循环。硬膜外腔麻醉前应协助麻醉医师放置正确的体位,麻醉过程中协助扶持患者,不要随意离开,防止患者坠床或意外发生;用药前确定置管位置,避免误入蛛网膜下腔,否则可能引起患者全脊髓麻醉。

六、手术前准备

为保证和改善术前准备的质量,每个手术室护士都应加强手术配合的练习,完善专科知识理论。标准化,严格的术前准备是成功手术的基础和保证。手术前准备主要分为三部分,分别是无菌手术器械台的准备、手术人员准备和手术患者准备,其中涵盖了许多手术室基础护理操作技能和手术室护理基本原则。

(一)无菌手术器械台的准备

为保证手术全程所有手术物品的无菌状态,防止再污染,在手术开始前,洗手护士必须先建立无菌器械台,形成无菌区域。

1.无菌手术器械台准备的基本原则

(1)在洁净、宽敞的环境中开启无菌器械包和敷料包,操作者穿着整洁,符合要求。

(2)建立和整理无菌器械台过程中以及洗手护士和巡回护士交接一次性无菌物品时,均不可跨越已建无菌区。

(3)无菌器械包和敷料包应在手术体位放置完成后打开。

(4)无菌器械台应保持干燥,一旦敷料潮湿必须更换或重新覆盖无菌巾。

(5)无菌手术器械台应为现用现备,若特殊情况下不能立即使用,则必须使用无菌巾覆盖,有效期为 4 小时。

2.铺无菌器械台的步骤

(1)无菌包开启前检查:①包外化学指示胶带变色情况;②包上灭菌有效期;③外包装是否破损、潮湿或污秽;④是否为所需的器械包或敷料包。

(2)开启无菌包顺序:徒手打开无菌器械包或敷料包的最外层,注意手与未灭菌物品不能触及外层包布内面;内层包布应使用无菌镊子或无菌钳打开,注意顺序为先对侧,再左右两侧,最后近侧;或由洗手护士完成外科洗手,并戴上无菌手套后再打开。

(3)建立无菌器械台:①直接利用无菌器械包或敷料包的包布打开后铺置于器械台上,建立无菌器械台。②利用无菌敷料包内的无菌敷料先建立无菌台面,然后打开无菌器械包将无菌器械移至无菌台面上。③铺无菌器械台时,台面敷料铺置至少应达到 4 层,台面要求平整,四周边缘下垂不少于 30 cm。④手术托盘一般摆放正在使用或即将使用的器械和物品,可在铺置无菌巾的过程中使用无菌双层中单和大孔巾直接铺置其上,建立无菌手术托盘,也可用双层无菌托盘套铺置。

(4)整理无菌器械台:洗手护士按照相同的既定顺序整理常规手术敷料和器械。特殊手术器械及物品,可按术中使用顺序、频率分类放置,以方便洗手护士在手术配合中及时拿取所需器械及物品。

(5)清点器械及物品:手术开始前洗手护士与巡回护士必须完成所有手术纱布、器械及物品的清点,巡回护士逐项记录。

(二)手术人员准备

手术前,每一名手术团队成员必须严格按规范进行手术前自身准备,包括外科手消毒、穿无菌手术衣和戴无菌手套,通过规范、严格的手术前手术人员自身准备,建立无菌屏障,预防手术部位感染。

1.外科手消毒

指外科手术前医务人员用皂液和流动水洗手,再用手外科消毒剂清除或者杀灭手部暂居菌并减少常居菌的过程。应选择具有持续抗菌活性的手消毒剂。

(1)外科手消毒与手卫生定义:洗手、卫生手消毒以及外科手消毒统称为手卫生。其中洗手仅指用皂液和流动水洗手,去除手部皮肤污垢以及部分致病菌的过程。而卫生手消毒是指医务人员使用速干手消毒剂揉搓双手,减少手部暂住菌的过程。注意三者定义各有不同。

(2)外科手消毒的设施准备:洗水池应设置在手术间附近,高矮合适,防溅喷,洗水池面应光滑无死角,每天清洁。水龙头应为非手接触式,数量不少于手术间数。应在指定器皿放置清洁指甲用品,需要每天清洁消毒。手刷等搓刷用品应一人一用一灭菌或一次性无菌使用,同样定点放置。必须使用满足国家行业规定的外科手消毒剂,非手接触式出液器目前普遍使用,推荐一次性包装的使用,容器如果必须重复使用,用完后常规每次均清洁、消毒。

(3)外科手消毒原则:消毒之前必须洗手;接触不同手术患者、手套破损或者手被污染等情况,需要再次进行外科手消毒;外科手消毒全程均应始保证双手位于胸前,低于肩高于腰,这样水始终从手指远端自然流向肘关节。

(4)洗手方法与要求:①洗手之前正确佩戴帽子、口罩及防护眼罩,去除戒指、人工指甲等饰品,仔细修理指甲,长度规定不应超过指尖。②清洗范围包括双手、前臂和上臂下 1/3,适量清洗剂即可,揉搓要细致。手部清洗的时候,可使用手刷等清洁甲下污垢,皮肤皱褶处也应重点清洗。③使用流动水清洗双手、前臂、上臂下 1/3 处。④需用干手物品擦干双手、前臂、上臂下 1/3 处。

(5)外科手消毒法步骤。①冲洗手消毒法:将双手的每个部位、前臂、上臂下 1/3 处用适量外科手消毒剂均匀涂抹,仔细揉搓 2~6 分钟,采用流动水彻底冲净以上部位,使用无菌毛巾或一次性无菌纸巾认真擦干。②免冲洗手消毒法:将双手的每个部位、前臂、上臂下 1/3 处用适量免冲洗手消毒剂均匀涂抹,仔细揉搓,直到消毒剂在皮肤表面干燥。具体消毒剂用法用量应按照外科手消毒剂产品包装使用说明来进行。

国家卫健委关于手卫生的规范中明确规定了外科手消毒中手部揉搓的步骤,包括:①掌心相对揉搓。②手指交叉,掌心对手背揉搓。③手指交叉,掌心相对揉搓。④弯曲手指关节在掌心揉搓。⑤拇指在掌心揉搓。⑥指尖在掌心揉搓。

(6)注意事项:冲洗手消毒法中,用无菌毛巾、一次性无菌纸巾彻底擦干皮肤是指按顺序擦干手、前臂和肘部,两只手首先擦干,接着把无菌毛巾或一次性无菌纸巾叠成三角形状,光边向心,顺搭在一侧前臂之上,无菌巾两个角用另一侧手捏住,开始从手部向肘部逐渐移动,这样可以把水迹擦干,但注意一定不能回擦;最后把无菌巾翻转擦干对侧皮肤,方法同前。

2.无菌手术衣穿着

国内医院经常使用的主要有两种样式:第一种为背部对开式手术衣,第二种是背部全遮式手术衣。

(1)对开式无菌手术衣的穿着方法:①洗手后,将无菌手术衣衣领提起缓缓抖开,接着把手术衣轻掷向上,第一时间内将双手和前臂伸入衣袖内,再向前平行伸展开来。②然后需要洗手护士协助,在其身后帮助向后拉衣。③洗手护士交叉双手,腰带不交叉向后传递。④巡回护士在身后系带。⑤手术衣无菌区域为:肩以下、腰以上、腋前线的胸前及双手。

(2)全遮式无菌手术衣的穿着方法:①洗手后,将无菌手术衣衣领提起缓缓抖开。②接着把无菌手术衣轻掷向上,第一时间顺势将双手和前臂伸入衣袖,再向前方平行伸展开来,然后需要巡回护士协助,应在其身后将手伸至手术衣内侧,一起向后拉衣,手不得碰触手术衣外侧。③穿衣者戴无菌手套后将前襟的腰带递给已完成外科手消毒并戴好无菌手套的洗手护士。④洗手护士拉住腰带后嘱穿衣者原地缓慢转动一周,再将腰带还与穿衣者。⑤穿衣者将腰带系于胸前。⑥肩以下、腰以上的胸前、双手臂及侧胸、后背为无菌区域。

(3)注意事项:①一定要在手术间穿手术衣,周围空间应该足够大,必须面向无菌区。在穿衣的时候,无菌手术衣不可触及任何非无菌物品,一旦有所触及,需马上更换手术衣。②如有必要巡回护士向后拉衣领及衣袖时候,手术衣外表面一定不能被触及。③穿全遮式手术衣时,手套一定要先戴好,然后才能够接取腰带。④如果已经完成穿戴手术衣、手套,在手术开始之前的等待时间内,需将双手放在手术衣胸前的衣服夹层内,也可将双手互握放在胸前。不应将双手举过肩膀或交叉在腋下,亦不可将双手垂放于腰部以下。

(4)连台手术时更换无菌手术衣的方法:需要接台连续进行手术时,连台的手术人员应该把手套上的血迹首先洗干净,然后由巡回护士协助松解背部系带脱手术衣,接着去手套,注意整个过程中双手不能被污染,一旦污染则重新进行外科手消毒。

常用的两种脱手术衣的方法。①他人协助脱衣法:双手向前微微屈肘,巡回护士面向脱衣者,握住衣领向肘部及手的方向顺势翻转脱下手术衣,使得手套的腕部恰好翻转于手上。②个人脱衣法:脱衣者左手抓住右肩手术衣外面,从上拉下,使手术衣的衣袖由里向外翻转;同样方法拉下左肩,脱下手术衣,手臂及洗衣衣裤要避免接触手术衣的外面,防止被污染的情况发生。

3.戴无菌手套

因为只有皮肤表面的暂居菌通过外科手消毒能去除及杀灭,皮肤深部常驻菌对此并无明显效果。手术进行过程中,手术者的汗液能够把皮肤深部的细菌带到手的表面。所以,戴无菌手套对手术人员来说是必不可少的。尤其要说明的是,外科手消毒并不能被戴无菌手套所替代。

(1)开放式戴无菌手套方法:①穿好手术衣,右手提起手套反折部,将拇指相对。②通常先戴左手,手套反折部用右手持住,左手对准手套五指插入。再戴右手:左手指插入右手手套的反折部内面同时托住手套,右手插入手套。③翻上反折部分并包住手术衣袖口。

(2)密闭式戴无菌手套方法:该方法与开放式戴手套法的区别是手术者的双手不直接暴露于无菌界面中,而是藏于无菌手术衣袖中,完成无菌手套的佩戴。

(3)协助术者戴无菌手套方法:①洗手护士用双手除拇指外手指插入手套反折口内面的两侧,手套拇指朝外上,小指朝内下,呈外八字形,四指稍用力向外拉开,手套入口得以扩大,对术者戴手套有帮助。②术者左手掌心朝向自己,应该五指向下对准手套,洗手护士协助上提,戴右手采用同样方法。③术者自己把手套反折翻转包住手术衣的袖口。

(4)注意事项:①持手套时,手稍向前伸,不要紧贴手术衣。②戴开放式手套时,未戴手套的手不可触及手套外面,戴手套的手不可接触手套的内面。③戴好手套之后,需把手套的反折处翻转过来包住手术衣袖口,腕部不能暴露;戴手套的手指在翻转的时候不能触碰皮肤。④戴有粉手套时,应用等渗盐水把手套上的滑石粉冲洗干净,然后再参与手术。⑤当洗手护士在协助术者戴手套时,戴好手套的手不能接触术者的皮肤。

(5)连台手术的脱无菌手套法:①首先依照连台手术脱手术衣法将手术衣脱去,反折手套边缘。②戴手套的右手应插入左手手套外部的反折处脱去手套,接着左拇指伸入右手手套内面的鱼际肌之间,最后向下脱去右手的手套。③双手一定不能被戴手套的手接触,一旦脱去手套,双手不能再触及手套外面,这样可以避免手被外界细菌污染。④如果需要继续参加下一台手术,双手必须在脱下手套后再次进行外科手消毒。

(三)手术患者准备

手术患者的皮肤表面存在大量微生物,包括暂住菌和常居菌,手术团队成员通过对手术患者进行清洁皮肤、有效备皮和消毒皮肤等术前准备工作,暂居菌被杀灭,最大程度地杀灭或减少常居菌,使得手术部位避免出现感染。

1.手术患者皮肤清洁

手术患者皮肤清洁的目的是清除患者皮肤残留污垢,根据患者的情况不同可采用以下方法。

(1)活动自如的手术患者:术前一天用含抑菌成分(氯己定、醇类)的沐浴露进行淋浴,嘱手术患者清洗手术切口四周皮肤,清理皮肤皱褶内的污垢。

(2)活动受限的手术患者:术前用含抑菌成分(氯己定、醇类)的沐浴露进行床上沐浴,条件许可的话床上沐浴最好两次以上(视患者身体状况和皮肤实际洁净度而定)。

2.手术患者术前备皮

许多微生物存在于人体皮肤表面,分为暂居菌群和常居菌群,术前备皮时一旦皮肤损伤时,暂居菌可以轻易地寄居从而繁殖,可以造成手术部位的感染。

(1)备皮方法:应尽可能使用电动毛发去除器。应谨慎使用脱毛膏,使用前应严格按照生产商的说明进行操作,以及对手术患者进行相关的过敏试验;应尽量避免使用剃毛刀,防止手术患者手术区域毛囊受损,继发术后感染;如需使用,应在备皮前用温和型肥皂水对皮肤和毛发进行湿润。对于毛发稀疏的患者,不主张术前备皮,但必须做皮肤清洁。

(2)备皮时间:手术当日,越接近手术时间越好。

(3)备皮地点:建议在手术室的术前准备室内进行;不具备此条件的医院也可在病区治疗室内进行。

3.手术患者皮肤消毒

手术前采用皮肤消毒剂将手术区域皮肤上的暂居菌杀灭,常驻菌得以最大限度地杀灭或减少,是减少手术部位感染的有效方法,所以为了减少手术部位的感染,必须严格地进行手术区皮肤消毒。

(1)常用皮肤消毒剂:手术患者皮肤消毒常用的药品、用途和特点见表9-1。

表 9-1　手术患者皮肤消毒常用的药品、用途和特点

药品	主要用途	特点
2％～3％碘酊	皮肤的消毒(需乙醇脱碘) 临床上使用很少	杀菌谱广、作用力强、能杀灭芽孢
0.2％～0.5％碘伏	皮肤、黏膜的消毒	杀菌力较碘酊弱,不能杀灭芽孢,无须脱碘
0.02％～0.05％碘伏	黏膜、伤口的冲洗	杀菌力较弱,腐蚀性小
75％乙醇	颜面部、取皮区皮肤的消毒 使用碘酊后脱碘	杀灭细菌、病毒、真菌,对芽孢无效,对乙肝等病毒无效
0.1％～0.5％氯己定	皮肤消毒	杀灭细菌,对结核杆菌、芽孢有抑制作用

(2)注意事项:①采用碘伏皮肤消毒,应涂擦 2 遍,作用时间 3 分钟。②脐、腋下、会阴等皮肤皱褶处的消毒应注意加强。③在消毒过程中,操作者双手不可触碰手术区或其他物品。④遇术前有结肠造瘘口的手术患者,皮肤消毒前应先将造瘘部位用无菌纱布覆盖,使之与手术切口及周围区域相隔离,再进行常规皮肤消毒。⑤遇烧伤、腐蚀或皮肤受创伤的手术患者,应使用 0.9％的生理盐水进行术前皮肤冲洗准备。⑥皮肤消毒后,应使消毒剂与皮肤有充分时间接触后,再铺无菌巾,以使消毒剂发挥最大消毒的作用。⑦进行头面部、颈后入路手术的时候,要考虑对眼睛的保护,可以在皮肤消毒前使用防水眼贴(或眼保护垫),避免消毒液进入眼内,对角膜造成损害。⑧皮肤消毒时,避免消毒液流入手术患者身下、止血袖带下或电极板下,防止发生化学性烧伤或诱发压疮。消毒过程中一旦弄湿床单,应及时更换,避免患者的皮肤在手术过程中长时间接触浸有消毒液的床单,导致皮肤灼伤(特别在婴幼儿手术中尤其注意)。⑨遇糖尿病或有皮肤溃疡的手术患者,手术医师进行皮肤消毒时,动作应尽可能轻柔。⑩用于皮肤消毒的海绵钳使用后不可再放回无菌器械台。

(3)皮肤消毒的方法和范围:以目前临床上使用较多的 0.2％～0.5％碘伏为例,介绍手术区域皮肤消毒的范围如下。

头部手术:头部及前额。

口、颊面部手术:面、唇及颈部。

耳部手术:术侧头、面颊及颈部。

颈部手术:①颈前部手术,上至下唇,下至乳头,两侧至斜方肌前缘。②颈椎手术,上至颅顶,下至两腋窝连线。

锁骨部手术:上至颈部上缘,下至上臂上 1/3 处和乳头上缘,两侧过腋中线。

胸部手术:①侧卧位,前后过腋中线,上至肩及上臂上 1/3,下过肋缘,包括同侧腋窝。②仰卧位,前后过腋中线,上至锁骨及上臂,下过脐平行线。

乳癌根治手术:前至对侧锁骨中线,后至腋后线,上过锁骨及上臂,下过脐平行线。

腹部手术:①上腹部手术,上至乳头,下至耻骨联合,两侧至腋中线。②下腹部手术,上至剑突,下至大腿上 1/3,两侧至腋中线。

脊柱手术:①胸椎手术,上至肩,下至髂嵴连线,两侧至腋中线。②腰椎手术,上至两腋窝连线,下过臀部,两侧至腋中线。

肾脏手术:前后过腋中线,上至腋窝,下至腹股沟。

会阴部手术:耻骨联合、肛门周围及臀,大腿上1/3内侧。

髋部手术:前后过正中线,上至剑突,下过膝关节。

四肢手术:手术野周围消毒,上下各超过一个关节。

4.铺无菌巾

铺无菌巾,即在手术切口周围按照规定铺盖无菌敷料,以建立无菌手术区域,同时保证暴露充分的手术区域。

(1)铺无菌巾原则:①洗手护士应穿戴手术衣、手套后协助手术医师完成铺无菌巾。②手术医师未穿手术衣、未戴手套,直接铺第1层切口单;双手臂重新消毒,再穿手术衣、戴手套,铺余下的无菌单单。③铺无菌巾至少4层,且距离切口2~3 cm,悬垂至床沿下30 cm,无菌巾一旦放下,不得移动。必须移动时,只能由内向外,不得由外向内。④铺无菌巾的顺序为先下后上,先对侧后同侧(未穿手术衣);先同侧后对侧(已穿手术衣)。

(2)常见手术铺无菌巾方法如下。

腹部手术:①洗手护士递第1~3块治疗巾,折边开口向医师,铺切口的下方、对方、上方,第4块治疗巾,折边开口对向自己,铺切口同侧,布巾钳固定。②铺大单2块,分别遮盖上身及头架、遮盖下身及托盘,铺单时翻转保护双手不被污染。③铺大洞巾1块遮盖全身,对折中单铺托盘。④若肝、脾、胰、髂窝、肾移植等手术时,宜先在术侧身体下方铺对折中单1块。

甲状腺手术:①对折中单铺于头、肩下方,巡回护士协助患者抬头,上托盘架。②中单1块横铺于胸前。③将治疗巾2块揉成团形,填塞颈部两侧空隙。④切口四周铺巾方法同腹部手术。

胸部(侧卧位)、脊椎(胸段以上)、腰部手术:①对折2块中单,分别铺盖切口两侧身体的下方。②切口铺巾,同腹部手术。

乳腺癌根治手术:①对折中单4层铺于胸壁下方及肩下。②中单1块包裹前臂,绷带包扎固定。③治疗巾5块,交叉铺盖切口周围,巾钳固定。④1块大单铺于腋下及上肢,另一块铺身体上部、头架。⑤铺大洞巾覆盖全身。⑥中单横铺于术侧头架一方,巾钳固定于头架或输液架上,形成无菌障帘。

会阴部手术:①中单四层铺于臀下,巡回护士协助抬高患者臀部。②治疗巾4块铺切口周围,大单铺上身至耻骨联合。③双腿套上腿套,注意不能触及脚套内层。

四肢手术:①大单四层铺于术侧肢体下方。②对折治疗巾1块,由下至上围绕上臂或大腿根部及止血带,巾钳固定。③中单包术侧肢体末端,无菌绷带包扎,用大单铺身体及头架。④术侧肢体从大洞巾孔中穿出。

髋关节手术:①对折中单铺于术侧髋部下方。②大单铺于术侧肢体下方。③治疗巾,第1块铺于患者会阴部,第2~5块铺于切口四周用布巾钳固定。④中单对折包裹术侧肢体末端,铺大单于上身及头架。⑤铺大洞巾方法同"四肢手术"。

七、手术中护理配合

(一)洗手护士配合

1.洗手护士工作流程

洗手护士工作流程主要包括以下几个步骤:①准备术中所需物品;②外科手消毒;③准备无菌器械台;④清点物品;⑤协助铺手术巾;⑥传递器械物品配合手术;⑦清点物品;⑧关闭伤口;⑨清点物品;⑩手术结束器械送消毒供应中心处理。

2.洗手护士职责

(1)手术前准备职责:洗手护士应工作严谨、责任心强,严格落实查对制度和无菌技术操作规程;术前了解配合要点、手术主要步骤、特殊准备,能够熟练地进行手术配合;按不同手术准备术中所需的相关器械,力求齐全。

(2)手术中配合职责:洗手护士应提前15分钟洗手,进行准备。具体工作分器械准备、术中无菌管理和物品清点几个部分。

器械准备包括:①整理器械台,按要求放置物品。②查看手术器械零件有无缺损,关节是不是处于良好状态。③正确无误、主动地传递术中需要的器械及物品。④已经使用过的器械随时回收,注意擦净血迹,保持器械干净。

术中无菌管理包括:①协助医师铺无菌巾;②术中严格遵守无菌操作原则,应保证无菌器械台及手术区始终整洁及干燥状态,如无菌巾潮湿,要第一时间更换,也可以再加盖新的无菌巾。

物品清点包括:①与巡回护士清点术中所需所有物品,术后确认并在物品清点单上签名。②术中病理标本要及时交予巡回护士管理,防止遗失。③关闭切口前与巡回护士共同核对术中所用的所有物品,正确无误后,告知主刀医师,才能缝合切口,关闭切口及缝合皮肤后再次清点所有物品。

(3)手术后处置职责:术后擦净手术患者身上的血迹,协助包扎伤口;术后器械确认数量无误后,用多酶溶液浸泡15分钟,初步处理后送消毒供应中心按器械处理原则集中处理,不能正常使用的器械做好标识并通知及时更换。

(二)巡回护士配合

1.巡回护士工作流程

巡回护士工作流程主要包括以下几个步骤:①术前访视手术患者;②核对(患者身份、所带物品、手术部位);③检查(设备仪器、器械物品);④麻醉前实施安全核查(Time-Out);⑤放置体位;⑥开启无菌包,清点物品;⑦协助术者上台;⑧配合使用设备仪器,供应术中物品,加强术中巡视观察;⑨手术结束前清点物品,保管标本;⑩手术结束后与病房交接。

2.巡回护士工作职责

(1)术前准备:①术前访视应在术前进行,以更好掌握患者病情、身体及心理状况,还需要了解静脉充盈情况,如有需要也可简单向患者介绍手术流程,做好心理疏导;掌握手术名称、手术部位、术中要求及有无特殊要求等方面。②术前了解器械、物品的要求并准备齐全;检查所需设备及手术室环境,处于备用状态。③认真核对患者姓名、床号、住院号、手术名称、手术部位、血型、皮试、皮肤准备情况;按物品交接单核对所带物品;用药时认真做到"三查七对"。④根据不同手术和医师要求放置体位,手术野暴露良好,使患者安全舒适。

(2)术中配合职责:①与洗手护士共同清点所有物品,及时准确地填写物品清点单,并签全名。②协助手术者上台,术中严格执行无菌操作,督查手术人员的无菌操作。③严密观察病情变化,重大手术做好应急准备。④严格执行清点查对制度,包括各种手术物品、输血和标本等,及时增添所需各种用物。⑤保持手术间安静、有序。

(3)手术后处置职责:①手术结束,协助医师包扎伤口。②注意保暖,保护患者隐私。③患者需带回病房的物品应详细登记,并与工勤人员共同清点。④整理手术室内一切物品,物归原处,并保证所有仪器设备完好,呈备用状态。⑤若为特殊感染手术,按有关要求处理。

(三)预防术中低体温

低体温是手术过程中最常见的一种并发症,60%～90%的手术患者可发生术中低体温,而术中低体温可导致诸多并发症,可导致住院天数、诊疗措施增加,医疗经费也会因此增加支出。因此手术室护士应采取有效的护理措施来维持手术患者的正常体温,预防低体温的发生。

1.低体温的定义和特点

通常当手术患者的核心体温低于36 ℃时,将其定义为低体温。在手术过程中发生的低体温呈现出三个与麻醉时间相关的变化阶段,即重新分布期、直线下降期和体温平台期。重新分布期,指发生在麻醉诱导后的1小时内,核心温度迅速向周围散布,可导致核心温度下降大约1.6 ℃;直线下降期,指发生在麻醉后的数个小时内,在这一时期,手术患者热量的流失超过新陈代谢所产热量。在这一时期给予患者升温能有效限制热量的流失;体温平台期,指在之后一段手术期间内,手术患者体温维持不变。

2.与低体温相关的不良后果和并发症

手术过程中出现的低体温,除了给手术患者带来不适、寒冷的感觉外,在术中及术后可能导致一系列不良后果和并发症,包括术中出血增加,导致外源性输血、术后伤口感染率增加、术后复苏时间延长、麻醉复苏时颤抖、心肌缺血、心血管并发症、药物代谢功能受损、凝血功能障碍、创伤手术患者的死亡率增加、免疫功能受损、深静脉血栓发生率增加。

3.与低体温发生相关的风险因素

(1)新生儿和婴幼儿:由于新生儿和婴幼儿体积较小,体表面积相对较大,从而导致热量快速地通过皮肤流失;同时新生儿和婴幼儿的体温中枢不完善且体温调节能力较弱,容易受环境温度的影响,当手术房间室温过低时,其体温会急剧下降。

(2)外伤性或创伤性手术患者:由于失血、休克、快速低温补液、急救被脱去衣服等多因素导致外伤性或创伤性手术患者极易在手术过程中发生低体温,而且研究显示术中低体温会增加创伤性手术患者的死亡率。

(3)烧伤手术患者:被烧伤的组织引起的热辐射、暴露的组织与空气进行对流传导以及皮肤保护功能的损伤,都使烧伤手术患者成为发生低体温的高危人群。

(4)麻醉:全麻和半身麻醉(包括硬膜外麻醉和脊髓麻醉)过程中使用的麻醉药物尤其是抑制血管收缩类药物,使手术患者血管扩张,导致核心温度向患者体表散布。因此当麻醉过程长于1小时,患者发生低体温的风险增加。

(5)年龄:老年手术患者在生理上不可避免地出现生命器官功能减退,如脂肪肌肉组织的减少、新陈代谢率降低、对温度敏感性减弱等,以及对麻醉和手术的耐受性和代偿功能明显下降,因此更容易导致低体温。

(6)其他与低体温发生相关的因素:包括体重(消瘦患者)、代谢障碍(甲状腺功能减退、垂体功能减退)、抗精神病和抗抑郁症药物治疗的慢性疾病、使用电动空气止血仪、手术室室温过低、低温补液及血液制品输注、手术过程中开放的腔隙等。

4.围术期体温监测

(1)围术期体温监测的重要性:围术期常规监测体温,能够为手术室护士制订护理计划提供建议;将体温监测结果与风险因素的评估结合,有助于采取有效措施,预防和处理低体温。

(2)体温监测方式:能准确监测核心体温的四种体温监测方式是鼓膜监测法、食管末梢监测法、鼻咽监测法和肺动脉监测法,其中尤以前三种在围术期可行性较高。此外常用的体温监测部位还包括肛门、腋窝、膀胱、口腔和体表等。

5.围术期预防低体温的护理干预措施

(1)术前预热手术患者:手术患者需采取至少15分钟的预热在麻醉诱导之前,这样能显著降低患者核心、体表温度梯度,且麻醉药物引起的扩张血管的不良反应也能有效降低,从而预防低体温的发生,特别是能减少第一阶段出现的核心温度降低。

(2)使用主动升温装置:①热空气加温保暖装置:临床循证学已证明热空气动力加温保暖装置能安全有效预防术中低体温,对新生儿、婴幼儿、病态肥胖患者均有效果。②循环水毯:将循环水毯铺于手术患者身下能有效将热量通过接触传导传递给患者,维持正常体温。

(3)加温术中输液或输血:术中当手术患者需要大量输液或输血时,尤其当成年手术患者每小时的输液量大于 2 L 时,应该考虑使用加温器将补液或血液加温至 37 ℃,防止因过量低温补液输入引起的低体温。同时有研究表明热空气动力加温保暖装置与术中静脉补液加温一起应用,可以取得更好地预防低体温的作用。

(4)加温术中灌洗液:当开放性手术实施的过程中,需要进行腹腔、胸腔、盆腔灌洗时,手术室护士可加温灌洗液至 37 ℃左右或用事先放于恒温箱中的灌洗液进行术中灌洗。

(5)控制手术房间温度:巡回护士应有效控制手术间温度,避免室温过低。在手术患者进手术间前15 分钟开启空调,使手术间的室温在手术患者到达时已达到 22～24 ℃。

(6)减少手术患者暴露:将大小适宜的棉上衣盖在非手术部位,保证非手术区域的四肢与肩部不暴露,达到保暖效果。术后转运至复苏室或病房的途中,应根据环境温度选择相应厚薄的被子,使手术患者肢体不致裸露在外。

(7)维持手术患者皮肤干燥:当手术前实施皮肤消毒的时候,消毒液的量应严加控制,一定不要让手术患者身下流入剩余的消毒液;洗手护士在术中需随时协助手术医师保证手术区域干燥,将血体液、冲洗液用吸引器及时吸尽。一旦手术结束,及时把皮肤擦净擦干,更换干净床单维持干燥。

(8)湿化加温麻醉气体:对吸入麻醉气体给予湿化加温,这种措施针对新生儿和儿童低体温的预防效果特别好。

(四)外科冲洗和术中用血、用药

1.外科冲洗

即在外科手术过程中采用无菌液体或药液冲洗手术切口、腔隙及相关手术区域,达到减少感染、辅助治疗的目的。常用于以下两种情况。

(1)肿瘤手术患者:常采用 42 ℃低渗灭菌水 1 000～1 500 mL 冲洗腹腔,或化疗药物稀释液冲洗手术区域,并保留 3～5 分钟,可以有效防止肿瘤脱落细胞的种植。

(2)感染手术患者:常采用 0.9％生理盐水 2 000～3 000 mL 冲洗,或低浓度消毒液体冲洗感染区域,尤其对于消化道穿孔的手术患者可以有效降低术后感染率。

2.术中用血

(1)术中用血的方式:根据患者的病情,可采用以下几种方式。①静脉输血:经外周静脉、颈内静脉、锁骨下静脉进行输血。②动脉输血:经左手桡动脉穿刺或切开置入导管,是抢救严重出血性休克的有效措施之一,该法不常用,可迅速补充血容量,并使输入的血液首先注入心脏冠状动脉,保证大脑和心脏的供血。③自体血回输:使用自体血回输装置,将术中患者流出的血进行回收,经抗凝、过滤、离心后,将分离沉淀所得的红细胞加晶体液即可回输给患者。

(2)术中用血的注意事项:手术中用血具有一定的特殊性,应注意以下几个方面。①巡回护士应将领血单、领取血量、手术房间号等交接清楚;输血前巡回护士应与麻醉医师实施双人核对;核对无误,双方签名后方可使用,以防输错血。②避免快速、大量地输入温度过低的血液,以防患者体温过低而加重休克症状。③输血过程中应做好记录,及时计算出血量和输血量,结合生命体征,为手术医师提供信息以准确判断病情。④手术结束而输血没有结束,血制品必须与病房护士当面交班,以防出错。⑤谨防输血并发症及变态反应,特别是在全麻状态下,许多症状可能不典型,必须严密观察。

3.术中用药

手术室的药品除了常规管理外,还必须注意以下几点。

(1)手术室应严格区分静脉用药与外用药品,统一贴上醒目标签,以防紧急情况下拿错。

(2)麻醉药必须专柜上锁管理,对人体有损害的药品应妥善保管;建立严格的领取制度,使用须凭专用处方领取。

(3)生物制品、血制品、需低温储存的药品应保存于冰箱内,按时查点。

(五)手术物品清点

手术过程中物品的清点和记录非常重要,应遵循以下原则。

(1)清点遵循"二人四遍清点法"原则,即洗手护士和巡回护士两人,在手术开始前、关闭腔隙前、关闭腔隙后、缝合皮肤后分别进行清点。

(2)在清点过程中,洗手护士必须说出物品的名称、数量和总数,清点后由巡回护士唱读并记录。

(3)清点过程必须"清点一项、记录一项"。

(4)如果在清点手术用物时,发现清点有误,巡回护士必须立即通知手术医师,停止关闭腔隙或缝合皮肤,共同寻找物品去向,直至物品清点无误后再继续操作。物品清点单作为病史的组成部分具有法律效应,不可随意涂改。

(六)手术室护理文书记录

护理文书是护理工作中需要书面记录、保存的档案,也是医疗机构中医疗文件的重要组成,它与医疗记录均为具有同等法律效力的证明文件。规范的手术室文书记录对提高手术室护理质量、保证手术安全、改善患者就医体验起到了重要的辅助作用。

1.手术室护理文书记录意义

手术护理文书指手术室护士记录手术患者接受专科护理治疗的情况,能客观反映事实。部分手术护理文书需保存在病历内,并且具有法律效力。特别是《医疗事故处理条例》引入了"举证责任倒置"这一处理原则,护理文书书写的规范及质量显得更为重要。手术室护士,应本着对手术患者负责、对自己负责的认真态度,根据卫健部2010年3月1天印发的《病历书写规范》要求及手术室护理相关规范制度,如实、准确地书写各类护理文书。

2.手术室护理文书记录的主要内容

手术室护理文书一般包含四大部分:手术患者交接、手术安全核查、术中护理及手术患者情况和手术物品清点情况。

(1)手术患者交接记录:记录的护理表单是《手术患者转运交接记录单》。手术患者入手术室后,巡回护士与病区护士进行交接,对手术患者的神志、皮肤情况、导管情况、带入手术室药物及其他物品等内容交接记录并签名;手术结束后,巡回护士对手术患者的神志、皮肤情况、导管情况、带回病区或监护室药物及其他物品等内容进行记录并签名。

(2)手术安全核查:记录的护理表单是《手术安全核查表》。在麻醉实施前、手术划皮前、患者离开手术室前手术室巡回护士均应与手术医师、麻醉师一起进行手术安全核查,核查步骤必须按照手术安全核查制度的内容和流程进行,每核对一项内容,并确保正确无误后,巡回护士依次在《手术安全核查表》相应核对内容前打钩表示核对通过。核对完毕无误后,三方在《手术安全核查表》上签名确认。巡回护士应负责督查手术团队成员正确执行手术安全核查制度和签名确认,不得提前填写《手术安全核查表》或提前签名。

(3)术中护理及患者情况:记录的护理表单是《手术室护理记录单》。护理记录内容主要包括手术体位放置、消毒液使用、电外科设备及负压吸引使用、手术标本管理、术前及术中用药、术中止血带使用和植入物管理等内容。

(4)物品清点情况:主要是对手术中所用的器械、纱布、缝针等用品进行逐个清点,记录的护理表单是《手术器械清点单》。手术室护士应记录手术中所使用的器械、纱布、缝针等手术用品名称和数目,确保所有物品不遗落在手术患者体腔或切口内。手术过程中如需增加用物,应及时清点并添加记录。手术结束,巡回护士与洗手护士应确认物品清点情况后,签名确认。

3.手术室护理文书的书写要求

根据《病历书写基本规范》,填写手术护理记录单时,应符合以下的要求。

(1)使用蓝黑墨水或碳素墨水填写各种记录单,要求各栏目齐全、卷面整洁,符合要求,并使用中文和医学术语,时间应具体到分钟,采用24小时制计时。

(2)文书书写应当文字清晰、字迹工整、表达准确、语句通顺、标点正确。出现书写错误时,需在原错字上加上双划线,利用刮、粘、涂等方法去除或遮掩原始笔迹做法均是被禁止的。

(3)内容应客观、真实、准确、及时、完整,重点突出,简明扼要,并由注册护理人员签名;实习及试用期医务人员不具备单独书写病例的资质,其所写的病历均应当经过本医疗机构合法执业的医务人员审阅、修改并签名。

(4)护士长、高年资护士有审查修改下级护士书写的护理文件的责任。改正的时候,应当使用同色笔,修改日期要注明,并签名,原记录必须保持清晰易辨。

(5)抢救患者必须在抢救结束后6小时内据实补记,并加以注明。

(七)手术标本处理

1.标本处理流程

(1)病理标本:由手术医师在术中取下标本交给洗手护士,再转交巡回护士;巡回护士将标本放入容器,并贴上标签,写明标本名称;术后与医师核对后,加入标本固定液,登记签名,交给专职人员送病理科,并由接受方核对签收。

(2)术中冰冻标本:由手术医师在术中取下标本,交给洗手护士,由洗手护士交给巡回护士;巡回护士将标本放入容器,并贴上标签,写明标本名称,立即与手术医师核对,无误后登记签名,交给专职人员送病理科,并由接受方核对签收;病理科完成检查后电话通知手术室护士,同时传真书面报告;巡回护士接到检查结果后立即通知手术医师。

2.注意事项

(1)术中取下的标本应及时交予巡回护士,装入标本容器,及时贴上标签,分类存放。

(2)术中标本应集中存放在醒目且不易触及的场所仔细保管;用密闭容器传送,以确保标本不易打翻。

（3）术后手术医师与巡回护士一起核对，确定正确后加入标本固定液，登记签名之后再将标本放于指定的标本室的摆放处。

（4）专职工勤人员清点标本数目，确认正确后送病理室，病理室核对无误后签收。

八、手术后处置

（一）保温、转运和交接患者

1.手术患者离开手术室的保温与转运

（1）转运前准备：确认患者生命体征平稳，适合转运；各管路的通畅和妥善固定；麻醉师、手术医师、护士以及工勤人员准备妥善；确认转运车处于功能状态。

（2）转运中护理：在搬运患者时，应确认转运床位处于固定状态。在转运中，应注意以下几个问题。①手术患者的保温：麻醉后中枢体温调节功能出现下降，全麻、区域阻滞麻醉下，抑制了患者的肌肉震颤，导致正常产热受影响。同时，因为挥发性麻醉剂产生舒张血管作用，导致血管正常收缩反应受抑制，从而体热丢失，导致体温下降。同时周围环境温度，尤其是冬天，可能会加剧这种低温状态。②手术患者的呼吸：麻醉师陪同转运，注意观察呼吸的频率和深度，必要时携带监护仪器。转运过程中注意氧气供给，并保证手术患者转运过程中头部位置在没有特殊禁忌下偏向一侧。若置有气道导管的手术患者，确保气囊充盈，防止麻醉后反应以及搬运引起的恶心呕吐，造成误吸。③手术患者的意识改变：评估患者的意识，如出现苏醒恢复期的躁动，可以遵医嘱适当使用镇静药物；如患者意识清醒但不能配合各项治疗措施，可以遵医嘱给予保护性约束，但要注意观察使用约束带处皮肤的情况；同时做好各类导管的固定，并尽量固定在患者不能接触的范围内；正确使用固定床栏。

2.麻醉复苏室中手术患者的交接

麻醉复苏室亦称麻醉后监测治疗室（post-anesthetic care unit，PACU），用于为所有麻醉和镇静患者的苏醒提供密切的监测和良好的处理。人员配备包括麻醉医师和护士，物品配备除了常规处理装置（氧气、吸引装置、监测系统等）外，还需要高级生命支持设备（呼吸机、压力换能器、输液泵、心肺复苏抢救车等）以及各种药物（血管活性药、呼吸兴奋药、各种麻醉药和肌松药的拮抗药、抗心律失常药、强心药等）。PACU应有层流系统，环境安静、清洁、光线充足，温度保持在 $20\sim25$ ℃，湿度为50%～60%。复苏室的床位数与手术台数的比有医院采用约为1：（1.5～2）；护士与一般复苏患者之比约为1：3,高危患者为1：1。复苏室应紧邻手术室或手术室管辖区域，以便麻醉医师了解病情、处理患者，或患者出现紧急情况时能及时送回手术室进一步处理。手术结束后，患者需要转入PACU，手术巡回护士应当先电话与PACU护士联系，告知患者到达的时间和所需准备的设备。当手术患者进入PACU后，手术医师、麻醉医师和手术护士应分别与PACU医师和护士进行交接班。

（1）手术室护士交接的内容：手术患者姓名，性别，年龄，术前术后的诊断，手术方式，术后是否有引流管，引流管是否通畅，手术过程中是否存在植入物放置，手术中的体位和患者皮肤受压的情况等。

（2）麻醉医师应交接的内容：麻醉方式，麻醉药的剂量，术前术中抗生素的使用，出入量，引流量等。

（3）手术医师应交接的内容：术后立即执行的医嘱与特别体位，伤口处理情况等。

(二)麻醉复苏患者的评估

当手术患者进入 PACU 后应立即吸氧或辅助呼吸,以对抗可能发生的通气不足、弥散性缺氧和缺氧性通气驱动降低,并同时监测和记录生命体征。麻醉医师应向 PACU 工作人员提供完整的记录单,并等到 PACU 工作人员完全接管患者后才能离开。

1.基本评估

(1)手术患者一般资料:姓名、性别、诊断、母语和生理缺陷(如聋、盲)。

(2)手术:包括手术方式、手术者和手术可能的并发症。

(3)麻醉:包括麻醉方法、麻醉药、剂量、药物拮抗、并发症、估计意识恢复的时间或者区域麻醉恢复的时间。

(4)相关病史:包括术前和术中的特殊治疗、当前维持治疗药物,药物过敏史、过去疾病和住院史。

(5)生命体征及其他:包括基本的生命体征,以及液体的平衡(输液量和种类、尿量和失血量)、电解质和酸碱平衡情况等。

2.评估工具

评估工具详见表 9-2、表 9-3。这两个表格不仅可帮助 PACU 护士了解手术患者当前的整体状况,还可以为 PACU 护士正确观察手术患者和及时处理各种异常情况提供指导。表 9-4 是麻醉后恢复评分标准,以判断手术患者是否允许进一步转运。

表 9-2　进入 PACU 基本情况表

生命体征:	体温_____　血压_____　　脉率_____　　呼吸_____
麻　　醉:	区域麻醉_____　　全身麻醉_____　　阻滞麻醉_____　　其他_____
	区域麻醉:止痛平面_____
	全身麻醉:无反应_____　　嗜睡_____　　苏醒_____
气　　道:	口_____　　鼻_____　　气管_____　　肺_____
	气管插管_____　　气管切开_____

表 9-3　PACU 常规医嘱

1.给氧:面罩_____　鼻导管_____　流量(L/min)_____

2.监测:血压_____　脉率_____　呼吸_____　体温_____　心电图_____　尿量_____

3.气管导管护理

　①无菌吸引:痰色_____　黏稠_____

　②给氧方式:机械通气_____　T 形导管法_____　氧浓度_____

　③拔除气管导管:按常规拔管指征

　④定时放松套囊

4.继续手术室的静脉输液(药),直到手术者开出新的医嘱为止

5.心脏监测:ECG_____　CVP_____　PA_____　PCWP_____

6.脉搏血氧饱和度(SPO_2),血气分析(每小时一次)

7.用药

续表

①如果心率少于__次/分,给阿托品 0.5 mg 静脉推注

②如果出现每分钟 6 次以上室性早搏,或者二联时,利多卡因 50 mg 静脉推注,同时呼叫麻醉专家会诊

③_____静脉给药,以缓解疼痛

④必要时:_____静脉_____μg/(kg·min);_____静脉_____μg/(kg·min)

8.下述情况发生时,请通知麻醉专家

血压_____或_____　神志不清超过_____小时

呼吸_____或_____　肢体活动障碍超过_____小时

心律(率)_____或_____

9.下述情况发生时,请通知手术医师

切口:渗血

引流管:引流管出血_____mL/h 以上

瞳孔:散大_____mm,左右不等大

表 9-4　麻醉后恢复评分标准

项目	评分
1.活动度	
·所有肢体能随意活动	2
·两个肢体能随意活动	1
·完全不能活动	0
2.呼吸	
·能做深呼吸和咳嗽	2
·呼吸困难,通气不足	1
·呼吸暂停(无自主呼吸)	0
3.循环	
·血压波动为麻醉前的±20%	2
·血压波动为麻醉前的±20%～50%	1
·血压波动为麻醉前的±50%	0
4.意识	
·完全清醒	2
·能唤醒	1
·无任何反应	0
5.皮肤颜色	
·粉红	2
·苍白、皮肤斑点	1
·发绀	0

3.监测内容

手术患者进入 PACU 后,应常规每隔至少 5 分钟监测一次生命体征,包括血压、脉搏、呼吸

频率等,持续 15 分钟或至患者情况稳定;此后每隔 15 分钟监测一次。全身麻醉的患者应持续监测 ECG 和脉搏氧饱和度直至患者意识恢复,监测尿量及尿液的性状、水电解质平衡情况等。还应监测患者体温情况,及时保暖,有助于患者尽快复苏。

对于神经系统和意识的监测是麻醉复苏室的特殊监测项目,可应用神经刺激器监测肌肉功能的逆转情况;以及采用新一代的麻醉深度监测仪(双频谱指数-BIS),直接测定麻醉药和镇静药对脑部的影响,该仪器可提供一个从 0(无脑皮层活动)到 100(患者完全清醒)的可读指数,能客观地描述镇静、意识丧失和恢复的程度,对术后患者意识水平恢复的评估有参考价值。

除了以上标准监测内容,对于一些循环尚未稳定、应用血管活性药物和必须反复采取血样标本的患者,防治动脉导管是必要的,也便于监测有创血压,如有必要也可以放置中心静脉导管及 Swan-Gans 导管监测 CVP 和 PCWP。如果需要加强监测和处理,应送至 ICU 继续治疗。

(三)麻醉后并发症的护理

手术麻醉结束以后,绝大多数患者都会经历麻醉苏醒期,往往在麻醉复苏室处于相对平稳的状态,但是在手术后 1 天之内,术后并发症、甚至是可危及生命的严重并发症仍然随时有可能出现。麻醉以后发生循环、呼吸系统的并发症是极为常见的。如手术后患者能得到适当的观察和监测,可以有效预防大多数手术后患者的死亡。

1.循环系统并发症

手术后早期,最常见的并发症包括低血压、心肌缺血及心律失常。

(1)低血压:术后手术创面出血、渗透性利尿、液体量不足、体液转移至第三间隙等造成患者血容量绝对或相对不足,以上往往是麻醉后血压下降最多见因素,其他还包括静脉回流受阻、心功能不全引起的心排血量下降、椎管内麻醉以及残留的麻醉药物等都可导致低血压的发生。临床处理及护理措施包括准确评估患者术中及术后出血情况,监测出入量,积极采用对症治疗措施,给予吸氧,如患者需使用血管收缩药物,应严密监测血流动力学改变。

(2)高血压:患者术后血压较术前增高 20%～30%。多见于术前即有高血压,并且又没有正规服药治疗的患者,此类患者术后高血压概率较正常者明显增加。另外包括颈内动脉及胸腔内手术也是常见诱发因素。术后伤口疼痛及使用血管收缩剂同样可以诱发血压升高。临床处理及护理措施包括止痛,给予吸氧,给予抗高血压药物,必要时可给予血管扩张剂。

(3 心律失常和心肌缺血:诱发因素多见比如低氧血症、电解质代谢紊乱、交感神经兴奋性增高、发生于术中及术后低体温、某些特殊药物应用(一些麻醉药如阿片类药物和抗胆碱酯酶药)和恶性高热等,术前基础患有心血管疾病的患者,手术后诱发心肌缺血、心律失常的概率也较正常人为高。对于患者出现的循环系统并发症,一定要在手术后密切观察病情,记录生命体征变化,按病因进行诊断和处理。

2.呼吸系统并发症

PACU 患者中呼吸系统并发症出现的概率约为 2.2%,主要有通气量减少、低氧血症,另外也可以出现喉痉挛、上呼吸道梗阻、呕吐物误吸等情况。

(1)低氧血症:肺不张、肺水肿、肺栓塞、误吸、支气管痉挛等因素是引起术后低氧血症的最多见原因。往往临床表现为呼吸困难、呼吸急促、口唇发绀、昏迷、躁动、心动过速及心律失常等。

(2)通气量减少:因为麻醉镇痛剂的应用、肌松剂的残留作用、术后创面疼痛、胸腹部手术术后加压包扎、气胸以及呼吸系统基础疾病等均为术后导致通气量减少的常见原因。

(3)上呼吸道梗阻:常见有舌后坠、喉痉挛、手术切口血肿、声带麻痹、气道水肿等原因。临床可表现为鼾声呼吸、吸气性呼吸困难,严重可见三凹征,患者一般仍然保持深睡状,监测指脉氧下降显著。

术后出现上述并发症时,都应首先给予面罩吸氧,人工辅助通气,必要时可置入喉罩或重新气管内插管,根据病因对症处理。

3.神经系统并发症

常见为苏醒延迟、谵妄、中枢神经系统及外周神经的损害。麻醉药物残留作用往往导致苏醒延迟;老年患者谵妄发生率相对较高,许多药物均能诱发谵妄,围术期用药需考虑上述情况。颅内手术、颈动脉内膜切除术和多发性外伤可能导致神经系统的损伤;而外周神经的损伤多和手术直接损伤和术中体位安置不当有关;最常见的损伤位置是腓外侧神经、肘部(尺神经)、腕部(正中神经和尺神经)、臂内侧(桡神经)、腋窝(臂丛)。因此,手术中应仔细操作,避免误伤;同时维持患者合理正确的体位并加强巡查。

4.疼痛

由于外科手术直接可以损伤机体组织,或多或少会产生术后疼痛,导致机体出现一系列的复杂的生理病理反应。患者自身的感觉及情绪上的体验往往是不好的。BCS舒适评分最常用于临床评估。方法具体是:持续疼痛 0 分;安静时无痛,深呼吸或咳嗽时疼痛严重为 1 分;平卧安静时无痛,深呼吸或咳嗽时轻微疼痛为 2 分;深呼吸时无痛 3 分;咳嗽时无痛 4 分。

镇痛药物:术后止痛的药物主要是阿片类;自控镇痛(patient controlled analgesia,PCA)得到了患者的满意以及认可,目前临床应用较广。手术患者可以自己调节 PCA 镇痛泵,术后患者感觉到疼痛时,自己通过控制器把镇痛药注入体内,实现止痛的效果。医护人员可以依据手术患者的可能疼痛程度及身体基础情况,编定镇痛泵工作程序,将镇痛药物和剂量提前设置好,这样就可以达到个性化给药。对于术后疼痛来说 PCA 的安全性也很高,镇痛药物的最小给药间隔以及单位时间内最大剂量可以由医务人员提前设定好,用药过量情况完全可以避免。另外,非甾体类药物、区域神经阻滞、局部镇痛临床也很常用,

非药物性措施,具体包括舒适的体位、冷热刺激、按摩、经皮神经电刺激、放松技术、想象等,但非药物治疗只能作为药物治疗的辅助,而不能替代药物有效镇痛。

5.肾脏并发症

通常局麻药以及阿片类药物会产生一些不良反应,患者括约肌松弛、尿潴留。少尿、多尿以及相应的水电紊乱是术后比较常见的并发症。术后应注意维持导尿管通畅;至少每个小时正确测量及记录尿量 1 次,能够为临床提供有价值的病情参考;注意监测血电解质,如果发现血电解质紊乱应及时纠正。

6.术后恶心、呕吐

通常术后恶心、呕吐发生率波动在 $14\% \sim 82\%$,小儿的发生率较高,往往达到成人两倍,女性发生率比男性更高,肥胖者也有更高的发生率。手术和麻醉本身可以直接引起恶心、呕吐,麻醉性镇痛药、氯胺酮等药物也被认为能够使术后恶心、呕吐的发生率增高。对应方法有,对恶心、呕吐原因进行认真评估,对症处理是很有必要的,避免呕吐物误吸导致吸入性肺炎。部分患者术后更容易发生恶心、呕吐,预防性处理很有必要,术前或术中可以分别应用抗呕吐药物。

7.体温变化

由于麻醉药物的影响,麻醉状态下患者体温调节中枢功能受到干扰,伴随着环境温度的下降,内脏、直肠、食管等处的核心温度往往可以下降 6 ℃或更多,对于小儿患者更加明显。低体温

能够导致机体出现一系列的继发性损害,比如心肌缺血、心肌抑制、心律失常、心排血量下降等,导致组织低灌注状态。预防低体温发生非常重要,护理工作与此密切相关。常用方法有:术中将环境温度适度提高,用棉垫覆盖暴露的体腔;加热毯应用,用温热仪对静脉输注液体适当加温。常规测量术后患者体温,如有必要及时使用保温复温措施。术后高温往往和感染、输液反应以及恶性高热等因素有关,药物及降温毯是常用的处理方法。

(四)医疗废弃物的处置

1.手术室医疗废弃物的分类

分类见表 9-5。

表 9-5　手术室医疗废弃物分类目录

类别	特征	常见组分或者废物名称
感染性废弃物	携带病原微生物,具有引发感染性疾病传播危险的医疗废弃物	1.被患者血液、体液、排泄物污染的物品,包括:①棉球、棉签、纱布及其他各种敷料;②一次性使用医疗用品及一次性医疗器械;③其他被患者血液、体液、排泄物污染的物品 2.废弃的血液、血清 3.使用后的一次性使用医疗用品及一次性医疗器械
病理性废弃物	手术过程中产生的人体废弃物	手术过程中产生的废弃的人体组织、器官等
损伤性废弃物	能够刺伤或者割伤人体的废弃的手术用锐器	1.手术用注射器针头、缝合针 2.各类手术用锐利器械,包括:手术刀片、取皮刀片、手术锯、克氏针等 3.玻璃安瓿、外用生理盐水瓶等
药物性废弃物	过期、淘汰、变质或者被污染的废弃药品	1.废弃的一般性药品,如:抗生素等 2.废弃的麻醉药品,如:利多卡因等 3.废弃的血液制品
化学性废弃物	具有毒性、腐蚀性的废弃化学物品	1.废弃的过氧乙酸、戊二醛等化学消毒剂 2.废弃的用于癌症患者伤口冲洗的化学制剂

(1)医疗废弃物概念:医疗卫生机构在医疗、预防、保健以及其他与之相关的活动中产生的具有直接或者间接感染性、毒性以及其他危害性的废物。

(2)医疗废弃物的分类:医疗废弃物可以分为感染性废物、病理性废物、损伤性废物、药物性废物和化学性废物,共五类。

2.医疗废弃物管理的基本原则

基本原则:为了维护人的健康和安全,保护环境和自然资源对医疗废弃物管理实行全程控制。

3.医疗废弃物收集包装袋及锐器容器警示标识和警示说明

按 2003 年 10 月 15 天开始施行的卫健委第 36 号令《医疗卫生机构医疗废物管理办法》,医疗废物应放于专用的黄色医疗废弃物包装袋(以下简称包装袋)及锐器容器内,其外包装上应有明显的警示标识和警示说明。

4.手术室医疗废弃物处理的安全管理措施

手术室是医疗废弃物处置的特殊场所,必须做好以下几个方面的工作。

(1)不得将医疗废弃物混入生活垃圾中;应根据《医疗废物分类目录》五类要求,对医疗废弃物实施分类收集。

(2)医疗废物收集后,应当放置于有明显警示标识和警示说明的黄色袋内,损伤性废弃物放入专用锐器容器内;放入专用黄色袋内或者锐气容器内的废弃物不得取出;病理性废弃物由专职人员送医院规定的地方焚烧。

(3)盛装医疗废弃物的包装袋及专用锐器容器应密闭,无破损、渗漏及其他缺陷;盛装的废弃物不得超过整个容积的 3/4;使用后贴上标签,注明医疗废弃物产生的科室、日期、类别及特殊说明。专人定时回收,注意在手术室存放时间不得超过 24 小时。

(4)特殊感染(如气性坏疽、朊毒体、突发原因不明的传染性疾病)患者产生的医疗废弃物应使用双层包装袋并及时封口,尽量缩短在科室内存放时间。

(5)废弃物运输车及存放场所应按照规定用 2 000 mg/L 含氯消毒剂擦拭、喷洒消毒。

5.一次性物品的使用和管理

一次性物品可以分为一次性使用卫生用品、一次性使用医疗用品、一次性医疗器械共三类。本节涉及的一次性物品指的是一次性使用医疗用品和一次性器械。一次性物品处置的原则为,先毁形,再处理。所有使用后的一次性使用医疗用品及一次性医疗器械视为感染性废弃物,必须应先毁形,后按手术室医疗废弃物处理的安全管理措施处置。

(五)术后手术环境的处理

1.各类物品的处理

洗手护士收回手术台上各类物品,初步整理后,放在包布内或密闭容器内。其中污染的布类敷料放入污敷料车内,送洗衣房消毒处理后清洗;一次性辅料装入黄色垃圾袋作医疗垃圾处理,封口扎紧,并在外包装作明显标记;金属手术器械密封后,送消毒供应中心清洗灭菌;术中切取下的病理标本,按照病理标本处理原则和流程处理。

2.环境的处理

用 500 mg/L 的有效氯消毒液擦拭手术室物品表面,如有血渍污渍的地方用 2 000 mg/L 的有效氯消毒液擦拭;更换吸引装置、污物桶、并用 2 000 mg/L 的有效氯消毒液擦拭地面;及时更换手术床面敷料,为接台手术做准备;整理室内一切物品,物归原处;开启手术室层流或空气洁净设备,关闭手术室,以达到空气自净目的,并为下一台手术做好准备。

(宋　辉)

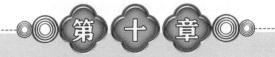

血液净化护理

第一节　血液透析血管通路的护理

血管通路是血液透析关键环节之一,通路问题常会影响患者有效透析治疗,导致透析不充分。血液透析护士是血管通路的使用者,在血管通路护理中血液透析护士需掌握正确的方法解决通路问题,才能更好地维护血管通路的功能。

建立一条有效而通畅的血管通路是血液透析患者得以有效透析、长期存活的基本条件,血管通路也是血液透析患者的生命线。

一、血管通路的特点及分类

建立能够反复使用的血管通路是维持血液透析患者保证长期透析质量的重要环节。无论选择何种方式建立的血管通路,都应该具备以下几个特征:①易于反复建立血液循环。②血流量充分、稳定。③能长期使用。④没有明显的并发症。⑤可减少和防止感染。⑥不影响和限制患者活动。⑦使用安全,能迅速建立。

根据血管通路使用的时间,临床将血管通路分为两大类:临时性血管通路和永久性血管通路。临时性血管通路包括动静脉直接穿刺、中心静脉留置导管;永久性血管通路包括动静脉内瘘、移植血管内瘘。目前临床常用的血管通路有动静脉内瘘、中心静脉留置导管、聚四氟乙烯(PTFE)人造血管通路等。

二、临时性血管通路及护理

临时性血管通路指建立迅速,能立即使用,包括动静脉直接穿刺、中心静脉留置导管。临时性血管通路主要适用于急性肾衰竭;慢性肾衰竭还没建立永久性血管通路,内瘘未成熟或因阻塞、流量不足、感染等暂时不能使用者或出现危及生命的并发症,如高血钾、急性左心衰竭或酸碱平衡紊乱需紧急透析或超滤者;中毒抢救、腹膜透析、肾移植术后紧急透析;其他疾病需行血液净化治疗,如血液灌流、免疫吸附、血浆置换、连续性血液净化治疗(CBP)等。

(一)直接动脉穿刺

直接动脉穿刺操作简便,血流量大,可以立即使用,适用于各年龄组,常用穿刺部位有桡动脉、足背动脉、肱动脉。其缺点是透析中和透析后并发症较多,如早期的血肿和大出血;后期的假性动脉瘤;透析中活动受限,透析后止血困难;反复穿刺易导致血管损伤,与周围组织粘连,对慢性肾功能不全的患者影响永久性血管通路——动静脉内瘘的建立,因此临床的使用受到严格的限制。

1.穿刺方法

(1)穿刺前评估患者,包括神志、皮肤黏膜有无出血、需选用的穿刺部位、动脉搏动强弱、患者合作性及对疼痛耐受性。

(2)充分暴露血管,摸清血管走向。

(3)让患者采用舒适体位,做好穿刺肢体的固定,以免透析中患者体位不适影响血流量。

(4)连接好血液管路与穿刺针,常规消毒后穿刺针先进入皮下,摸到明显搏动后沿血管壁进入血管。

(5)见有冲击力的回血和搏动后固定针翼。

2.护理

(1)不宜反复进行穿刺,反复穿刺容易引起出血、血肿。穿刺尽量做到“一针见血”。

(2)穿刺后血流量不足,多受疼痛导致血管痉挛的影响,此时不调节穿刺针位置,只要穿刺针在血管内,随疼痛缓解血流量会逐渐改善。如仍不足,可另穿刺一条浅表动脉或静脉,用无过滤器的输液管连接穿刺针,另一端接泵前侧动脉侧管,形成两条引血通道的闭式循环路,保证血流量。

(3)透析过程中加强巡视,穿刺肢体严格制动,发现针体移位致血肿或渗血应及时处理。

(4)透析结束后穿刺点做好局部止血,先指压 30 分钟,再用纸球压迫弹力绷带固定 2~4 小时后逐渐放松,同时观察有无出血。

(5)透析结束后做好患者宣传教育,教会患者对局部穿刺点出血、血肿的观察,出现出血处理方法的要点及措施,如出现出血先指压出血部位,再寻求帮助,出现血肿当天(24 小时内)进行冷敷,次日(24 小时后)开始热敷或用多磺酸黏多糖乳膏局部敷,保持局部清洁,预防感染。

(6)由于动脉直接穿刺有损伤血管、出血、血肿及影响以后内瘘建立等缺点,故有条件应尽量选择中心静脉置管。

(二)中心静脉留置导管通路

1.中心静脉导管的种类

(1)不带涤纶套的中心静脉导管:最早的临时性血液通路是动静脉套针穿刺,后来被单腔或单针双腔静脉导管取代,如图 10-1 所示。随着材料的改进,一种外形设计统一的单针双腔导管被普遍采用。该导管尖部的侧孔作为出血的通路,即动脉出口、端口作为回血通路,即静脉入口。为减少血液透析时重复循环,端孔与侧孔的距离相距 2~3 cm。用聚氨基甲酸乙酯或聚乙烯材料制成的导管在室温下相对较韧,在不用鞘管的情况下即可轻松插入静脉内。进入静脉后,由于体温及血流的作用,导管变得较柔软,这样便减少了对血管的机械损伤。由于不带涤纶套,在插管时不需要做皮下隧道,因此操作过程快捷、损伤小,在床旁及无 X 线透视条件下即可进行。

(2)带涤纶套的中心静脉导管:带涤纶套的中心静脉导管是 1987 年开始应用。这种导管是由硅胶材料制成,其硬度比普通双腔导管小,需要采用 Seldinger 技术并在撕开式鞘管帮助下插入静脉,做皮下隧道并将涤纶套埋入皮下导管出口处,如图 10-2 所示。由于涤纶套与皮下组织紧密粘贴,从而阻止了致病菌进入隧道引起感染。该种导管口径粗,且质地柔软,可以在 X 线下将导管尖端放置于心房内,因此具有较高的血流量。

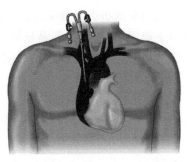

图 10-1　置于颈内静脉的不带涤纶套的中心静脉导管

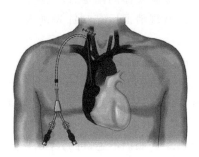

图 10-2　置于颈内静脉的带涤纶套的中心静脉导管

2.中心静脉导管插管部位

中心静脉(如颈内静脉、锁骨下静脉和股静脉)具有血流量充足、操作简单易行、不损害血管和可以反复使用等优点,已成为最常用的临时性血管通路,中心静脉置管可立即行血液透析,并保证透析充分,是一种安全、迅速和可靠的血管通路。通常置管部位有股静脉、锁骨下静脉及颈内静脉,在不同的临床情况下有各自不同的优缺点,见表 10-1。

表 10-1　中心静脉插管部位优缺点比较

置管部位	优点	缺点	患者选择
股静脉	置管技术要求低 致命性并发症罕见	留置时间短、易感染 活动受限	ICU 有心脏和呼吸支持患者
颈内静脉	留置时间长 中心静脉狭窄发生率低、活动不受限	置管技术要求高 对气管插管有影响	除气管切开和气管插管患者
锁骨下静脉	留置时间长 舒适、易固定	置管技术要求高 已发生严重并发症	上述通路无法选择时

颈内静脉插管手术较易,并发症少,且能提供较高的血流量,一般作为插管首选途径。右侧颈内静脉较粗且与头静脉、上腔静脉几乎成一直线,插管较易成功;左侧颈内静脉走行弯曲,手术难度相对较大,一般应选择右侧颈内静脉。锁骨下静脉插管手术难度和风险大、易出现血气胸等并发症,一般情况下不提倡锁骨下静脉插管。股静脉插管手术简单、操作简便、安全有效,不易发生危及生命的严重并发症,但由于位置原因,较颈内静脉容易发生感染,血栓,血流量差,留置时间短,且给患者行动带来不便。故股静脉插管只适于卧床患者的短期透析或颈部无法建立临时性血管通路的患者。

3.中心静脉留置导管的护理

(1)中心静脉留置导管的常规护理。

1)治疗前取下置管部位覆盖敷料,检查导管固定翼缝线是否脱落,置管口有无渗血、渗液、红肿或脓性分泌物,周围皮肤有无破溃、皲裂等过敏现象,如无特殊,采用常规消毒置管部位、更换无菌敷料。

2)取下导管外延端敷料,铺无菌治疗巾,取下肝素帽,消毒导管口两次后用 5 mL 注射器回抽出导管内的封管肝素液及可能形成的血凝块,回抽腔内容量在导管腔容量基础上增加 0.2～0.3 mL,以避免增加患者失血过多。

3)从静脉导管端注入首次量抗凝剂,连接血管通路管,开启血泵进行透析。透析管路与留置导管连接处用无菌治疗巾覆盖。

4)做好透析管路的固定。固定血管通路管时注意给患者留有活动长度,最好固定在患者身上某个部位(根据留置导管置管部位决定),以免患者翻身或移动时将导管带出。

5)透析结束后常规消毒导管口,用 20 mL 生理盐水冲洗导管动脉端管腔,按常规回血后再注入相应导管腔容量的肝素封管液于动、静脉导管腔内。肝素封管液的浓度采用个体化进行封管,推注肝素时速度应缓慢,在注入管腔等量肝素封管液的同时立即夹闭导管,使导管腔内保持正压状态,然后拧紧消毒的肝素帽。导管外延端用无菌敷料包扎并妥善固定。

6)严格无菌操作,避免感染;抗凝剂封管液量应视管腔容量而定;肝素帽应于下次透析时更换。

7)指导留置导管患者每天监测体温,体温异常应及时告知医务人员,以便做进一步处理。

(2)中心静脉留置导管并发症的护理:中心静脉导管相关并发症主要有插管手术相关并发症和导管远期并发症。

1)与插管相关并发症的护理:与留置导管技术相关的并发症有气胸、血胸、心律失常、相邻的动脉损伤、空气栓塞、纵隔出血、心包填塞、臂丛神经损伤、血肿、穿刺部位出血等。除外血肿、穿刺部位出血的上述技术并发症,均需紧急处理,必要时通过手术拔管,并进行积极抢救。①穿刺部位出血及护理:穿刺部位出血是常见的并发症之一,多由于反复穿刺造成静脉损伤较重或损伤了穿刺路径上的血管造成。置管后,全身使用抗凝剂或对置管处的过度牵拉,也可能导致出血。局部压迫止血是有效而简便的方法,如指压 20～30 分钟。应用云南白药或凝血酶局部加压包扎或冰袋冷敷时应注意伤口的保护。嘱患者穿刺部位不能剧烈运动,静卧休息。如透析过程中出血,可适当减少肝素用量,用低分子量肝素或无抗凝透析;如透析结束后出血仍未停止,可经静脉注入适量鱼精蛋白中和肝素的作用。②局部血肿形成的护理:局部血肿也是较常见并发症,多与穿刺时静脉严重损伤、损伤邻近动脉或误入动脉造成。一旦形成血肿,尤其出血量较多时应拔管,同时用力压迫穿刺部位 30 分钟以上,直至出血停止,之后局部加压包扎。并严密观察血肿是否继续增大,避免增大血肿压迫局部重要器官造成其他严重后果。

2)置管远期并发症的护理:留置导管使用过程中的远期并发症如血栓形成、感染、静脉狭窄、导管功能不良、导管脱落等可直接影响到患者血液透析是否顺利进行及透析的充分性,预防留置导管使用过程中的远期并发症的发生是血液透析护士的主要职责。

血栓:留置导管因使用时间长,患者高凝状态,抗凝剂的使用量不足、封管时肝素用量不足或封管操作时致管腔呈负压状,或有部分空气进入或管路扭曲等原因易引起血栓形成。与导管相关的血栓形成可分为导管腔内血栓、导管外尖部血栓、静脉腔内血栓和附壁血栓。导管腔内血栓多由注入封管肝素量不足,肝素液流失或血液反流入导管腔内所致。导管尖部血栓因封管后肝素封管液从导管侧孔流失而不能保留在尖部引起微小血栓形成。

在护理中应首先重视预防:每次透析前应认真评估通路的通畅情况,在抽吸前次封管液时应快速抽出,若抽出不畅时,切忌向导管内推注液体,以免血凝块脱落而致栓塞。如有血栓形成,可采用尿激酶溶栓。具体方法为:5 万~15 万单位尿激酶加生理盐水 3~5 mL 分别注入留置导管动静脉腔内,保留 15~20 分钟,回抽出被溶解的纤维蛋白或血凝块,若一次无效可重复进行。局部溶栓治疗适用于早期新鲜血栓,如果血栓形成时间比较长,则不宜采用溶栓治疗。反复溶栓无效则予拔管。

感染:感染是留置导管的主要并发症。根据导管感染部位不同可将其大致分为三类:①导管出口处感染。②皮下隧道感染。③血液扩散性感染。引起导管感染的影响因素有很多:如导管保留时间、导管操作频率、导管血栓形成、糖尿病、插管部位、铁负荷过大、免疫缺陷、皮肤或鼻腔带菌等。许多研究表明,股静脉置管感染率明显高于颈内静脉或锁骨下静脉插管。带涤纶套的导管比普通导管菌血症的发生率低。

减少留置导管感染的护理重在预防,加强置管处皮肤护理。①置管处的换药:每天一次。一般用安尔碘由内向外消毒留置导管处皮肤两遍,消毒范围直径>5 cm,并清除局部的血垢,覆盖透气性好的无菌纱布并妥善固定;换药时应注意观察置管部位或周围皮肤或隧道表面有无红、肿、热或脓性分泌物溢出等感染迹象。可疑伤口污染应随时换药。随着新型伤口敷料的临床应用,局部换药时间已逐渐延长,一般仅需在透析时进行伤口护理。②正确封管:根据管腔容量采用纯肝素封管,保留时间长,可减少封管次数,减少感染的机会;尽量选用颈内静脉,少用股静脉。③感染的监测:每天监测患者体温变化;透析过程中注意观察导管相关性感染的临床表现;患者血液透析开始 1 小时左右,患者出现畏寒、重者全身颤抖,随之发热,在排除其他感染灶的前提下,应首先考虑留置导管内细菌繁殖致全身感染的可能;导管出口部感染是局部感染,一般无全身症状,普通透析导管可拔出并在其他部位插入新导管;对于带涤纶套的导管应定时局部消毒换药、局部抗生素应用或口服抗生素,以供继续使用。隧道感染主要发生于带涤纶套的透析导管,一旦表现为隧道感染应立即拔管,使用有效抗生素 2 周。若需继续透析在其他部位置入新导管。血液扩散性感染时应予以拔管,并将导管前端剪下做细菌培养,根据细菌对药物的敏感情况使用抗生素。

导管功能障碍:导管功能障碍主要表现为导管内血栓形成、血流不畅、完全无血液引出或单向阻塞,不能达到透析要求的目标血流量。置管术后即血流不佳,通常是导管尖端位置或血管壁与导管侧孔相贴造成"贴壁",后期多是由于血栓形成引起的。可先调整导管位置至流出通畅;随着使用时间的延长和患者活动,虽然导管借助固定翼和皮肤缝合,导管位置也会发生不同程度改变,血液透析过程中突然出现血流不畅或完全出血停止,有时触及导管震颤感,护士应首先考虑是否是导管动脉开口处吸附管壁,立即给予置管创口处导管外延部和局部皮肤消毒,必要时停止血泵,小角度旋转导管或调整导管留置深度即可恢复满意血流量。当导管动脉端出现功能障碍而静脉端血流量充足时,可将两端对换使用,静脉导管作为引血、动脉导管作为静脉回路,这种处理方法的缺陷是导管血栓在泵压力下有可能进入体内循环,同时也和动脉端开口于侧壁型导管的使用设计原理相矛盾,其再循环率及透析的充分性受到影响。如导管一侧堵塞而另一侧通畅,可将通畅一侧作为引血,另行建立周围静脉作回路。

导管脱落:临时性静脉留置导管因保留时间长,患者活动多,造成固定导管的缝线断裂;或人体皮肤对异物(缝线)的排斥作用,使缝线脱离皮肤;或在透析过程中由于导管固定不佳,由于重力牵拉作用等导致导管滑脱。为防止留置导管脱出,应适当限制患者活动,换药、封管及透析时注意观察缝线是否断裂,置管部位是否正常,一旦缝线脱落或断裂应及时缝合固定好插管。当发生导管脱出时,首先判断插管是否在血管内,如果插管前端仍在血管内,插管脱出不多,在插管口无局部感染情况下可进行严格消毒后重新固定,并尽快过渡到永久通路。如果前端已完全脱出血管外,应拔管并局部压迫止血,以防局部血肿形成或出血。

3)中心静脉留置导管拔管的护理:中心静脉留置导管拔管时先消毒局部皮肤,拆除固定翼缝线,用无菌敷料按压插管口拔出导管,局部指压 30 分钟后观察局部有无出血现象。患者拔管采取卧位,禁取坐位拔管,以防静脉内压力低而产生气栓,拔管后当天不能沐浴,股静脉拔管后应卧床 4 小时。

(3)中心静脉留置导管自我护理及卫生宣传教育。

1)置管术后避免剧烈活动,以防由于牵拉致导管滑脱。

2)做好个人卫生,保持局部清洁、干燥,如需淋浴,应先将导管及皮肤出口处用无菌敷贴封闭,以免淋湿后导致感染,淋浴后及时更换敷贴。

3)每天监测体温变化,观察置管处有无肿、痛等现象,如有体温异常、局部红、肿、热、痛等症状应立即告知医务人员,及时处理。

4)选择合适的卧位休息,以平卧位为宜。避免搔抓置管局部,以免导管脱出。

5)股静脉留置导管者应限制活动,颈内静脉、锁骨下静脉留置导管运动不受限制,但也不宜剧烈运动,以防过度牵拉引起导管滑脱,一旦滑出,立即压迫局部止血,并立即到医院就诊。

6)留置导管者,在穿脱衣服时需特别注意,避免将导管拔出,特别是股静脉置管者,颈内静脉或锁骨下静脉置管应尽量穿对襟上衣。

7)中心静脉留置导管是患者透析专用管路,一般不作其他用途,如输血、输液、抽血等。

三、动静脉内瘘的护理

动静脉内瘘是指动脉、静脉在皮下吻合建立的一种安全并能长期使用的永久血管通路,包括直接动静脉内瘘和移植血管内瘘。直接动静脉内瘘是利用自体动静脉血管吻合而成的内瘘,其优点是感染发生率低,使用时间长;其缺点是等待"成熟"时间长或不能成熟,表现为早期血栓形成或血流量不足,发生率在 9%～30%,如超过 3 个月静脉仍未充分扩张,血流量不足,则内瘘失败,需重新制作。

动、静脉吻合后静脉扩张、管壁肥厚即为"成熟",一般需要 4～8 周,如需提前使用至少应在2～3 周以后。我国的透析通路使用指南建议术后2～3 个月后使用。

(一)制作动静脉内瘘部位及方法

自体动静脉内瘘常见手术部位:①前臂内瘘。桡动脉-头静脉(图 10-3)、桡动脉-贵要静脉、尺动脉-贵要静脉和尺动脉-头静脉,此外还可以采用鼻烟窝内瘘。②上臂内瘘。肱动脉-上臂头静脉、肱动脉-贵要静脉、肱动脉-肘正中静脉。③其他部位,如踝部、小腿部内瘘、大腿部内瘘等,临床上很少采用。

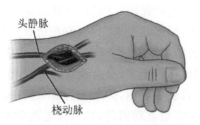

头静脉

桡动脉

图 10-3　上肢桡动脉与头静脉的动静脉血管内瘘

动静脉内瘘吻合方式包括端-端吻合法、端-侧吻合法、侧-侧吻合法。吻合口径大小与血流量密切相关,一般为 5～7 mm。吻合口径＜3 mm 时,血流量常＜150 mL/min,此时透析效果差或透析困难。如吻合口＞7 mm 或血流量＞300～400 mL/min 时影响心脏功能,增加心脏负荷。进行血管吻合的方法有两种。①缝合法:可采用连续缝合或间断缝合。②钛轮钉法:动静脉口径相差比较小的患者很适合钛轮钉吻合法,一般采用直径 2.5～3.0 mm 的钛轮钉。采用钛轮钉法手术损伤小,内膜接触良好,吻合口大小恒定,不会因吻合口扩张而导致充血性心力衰竭,吻合后瘘管成熟相对比较快;钛金属组织相容性好,体内可长期留置。其缺点容易造成远端组织缺血;动静脉口径不一致、血管与钛钉口径不一致时,血管壁易造成撕裂或损伤。

(二)动静脉内瘘制作应遵循的原则

动静脉内瘘是维持血液透析患者的生命线,制作时应根据患者的血管条件最大限度地利用最合适的血管。选择内瘘血管应遵循的原则:①由远而近,从肢体的最远端开始,逐渐向近端移行。②从左到右,选择非惯用性上肢造瘘,以方便患者的生活和工作。③先上后下,上肢皮下浅静脉多,血液回流阻力小,关节屈曲对血循环影响较少;而下肢动静脉位置较深,两者间距大,吻合后静脉充盈不良不利于穿刺,且下肢蹲、坐站立影响下肢静脉回流,易形成血栓,感染率也高,故应选择上肢做内瘘。④先自身血管后移植血管。

(三)动静脉内瘘制作的时机及功能评估

终末期肾病患者都应由肾科医师做出早期治疗安排,包括药物、饮食疗法及最终的治疗方式(如腹膜透析、血液透析、肾移植);对于准备行血液透析的患者应保护好静脉血管,避免在这些静脉上行穿刺或插管,特别是上肢静脉血管;有预期血液透析的患者在透析前 2～3 个月、内生血肌酐清除率小于 25 mL/min 或血肌酐大于 400 mmol/L 时建议制作动静脉血管内瘘,这样可有充足时间等待瘘管成熟,同时如有失败也可有充足时间进行另一种血管通路的建立,减少患者的痛苦。

除了选择合适的时机、选择最佳的方法和理想的部位制作血管通路外,要保持血管通路长久使用,采用正确的方法解决血管通路并发症,需要对血管通路建立前、使用过程以及处理并发症之后进行功能评价,血管通路建立前评估见表 10-2。

血管通路使用过程的功能评估主要有物理检查、超声波和影像学检查。临床常用观察瘘管外部情况、触诊震颤和听诊杂音来判断瘘管功能,此方法既简单、方便、也很有价值。每天定期的物理检查能够早期发现通路狭窄以及手臂渐进性水肿等异常。自体动静脉内瘘局部动脉瘤的形成、定点穿刺造成的静脉流出道狭窄也可以早期发现,并提醒护士改变穿刺方式;通路中出现局部硬结和疼痛大多数提示血栓早期形成或局部血栓性静脉炎;如果内瘘出现高调杂音,表明存在狭窄。肩周和前胸壁的侧支静脉显露提示中心静脉狭窄或同侧上臂内瘘分流过大。

表 10-2　血管通路建立前患者评价

病史	影响
是否放置过中心静脉导管	可能致中心静脉狭窄
是否放置心脏起搏器	可能导致中心静脉狭窄
患者惯用的上臂	影响患者生活质量
是否有心力衰竭	血管通路可能改变血流动力学及心排血量
是否有糖尿病	患者血管不利于血管通路的通畅
是否使用过抗凝剂或有凝血方面的问题	可能较易使血管通路产生血栓或不易止血
是否有建立血管通路的历史	失能的血管通路使身上能为血管通路的地方减少
是否进行肾移植	临时性血管通路即可
是否有手臂、颈部、胸腔的受伤史或手术史	可能有血管受损时使其不适合做血管通路

(四)动静脉内瘘的护理

1.动静脉内瘘术前宣传教育及护理

动静脉内瘘是透析患者的生命线,维持一个功能良好的动静脉内瘘,须得护患双方的共同努力。手术前心理护理如下。

(1)术前向患者介绍建立内瘘的目的、意义,解除患者焦虑不安、恐惧的心理,积极配合手术。

(2)告知患者手术前配合的具体事项,如准备做内瘘的手臂禁作动静脉穿刺,保护好皮肤勿破损,做好清洁卫生,以防术后发生感染。

(3)手术前进行皮肤准备,肥皂水彻底清洗造瘘肢皮肤,剪短指甲。

(4)评估制作通路的血管状况及相应的检查如外周血管脉搏、双上肢粗细的比较、中央静脉插管史、外周动脉穿刺史;超声检查血管,尤其是需要吻合的静脉走行、内径和通畅情况,为内瘘制作成功提供依据。

2.动静脉内瘘术后护理

(1)内瘘术后将术侧肢体抬高至水平以上 30°,促进静脉回流,减轻手臂肿胀。术后 72 小时密切观察内瘘通畅及全身状况。观察指标:①观察患者心率、心律、呼吸,询问患者有无胸闷、气紧,如有变化及时向医师汇报并及时处理。②观察内瘘血管是否通畅,若于静脉侧扪及震颤,听到血管杂音,则提示内瘘通畅,如触摸不到或听不到杂音,应查明是否局部敷料缚扎过紧致吻合口静脉侧受压,并及时通知医师处理。③观察吻合口有无血肿、出血,若发现渗血不止或内瘘侧手臂疼痛难忍,应及时通知医师处理。④观察内瘘侧手指末梢血管充盈情况,如手指有无发麻、发冷、疼痛等缺血情况。

(2)定期更换敷料:内瘘术后不需每天更换敷料,一般在术后 5～7 天更换;如伤口有渗血应通知医师检查渗血情况并及时更换敷料,更换时须严格无菌技术操作,创口用安尔碘消毒待干后包扎敷料,敷料包扎不宜过紧,以能触摸到血管震颤为准。

(3)禁止在造瘘肢进行测血压、静脉注射、输液、输血、抽血等操作,以免出血造成血肿、药物刺激导致静脉炎等因素所致内瘘闭塞。

(4)指导患者内瘘的自我护理:①保持内瘘肢体的清洁,并保持敷料干燥,防止敷料浸湿,引起伤口感染。②防止内瘘肢体受压,衣袖要宽松,睡眠时最好卧于健侧,造瘘肢体不可负重物及佩戴过紧饰物。③教会患者自行判断内瘘是否通畅,每天检查内瘘静脉处有无震颤,如扪及震颤则表示内瘘通畅。反之则应马上通知医师进行处理。

(5)内瘘术后锻炼:术后 24 小时可做手指运动,3 天即可进行早期功能锻炼:每天进行握拳运动,一次 15 分钟,每天 3~4 次,每次 10~15 分钟。术后 5~7 天开始进行内瘘的强化护理:用另一手紧握术肢近心端,术肢反复交替进行握拳松拳或挤压握力球锻炼,或用止血带压住内瘘手臂的上臂,使静脉适度扩张充盈,同时进行捏握力健身球,1 分钟循环松压,每天 2~3 次,每次 10~15 分钟,以促进内瘘的成熟。

(6)内瘘成熟情况判断:内瘘成熟指与动脉吻合后的静脉呈动脉化,表现为血管壁增厚,显露清晰,突出于皮肤表面,有明显震颤或搏动。其成熟的早晚与患者自身血管条件、手术情况及术后患者的配合情况有关。内瘘成熟一般至少需要 1 个月,一般在内瘘成形术后 2~3 个月开始使用。

3.内瘘的正确使用与穿刺护理

熟练正确的穿刺技术能够延长内瘘的使用寿命,减少因穿刺技术带来的内瘘并发症。新建内瘘和常规使用的内瘘在穿刺技术上有些不同,需要血液透析护士认真把握。

(1)穿刺前评估及准备:①首先检查内瘘皮肤有无皮疹、发红、淤青、感染等,手臂是否清洁。②仔细摸清血管走向,感觉震颤的强弱,发现震颤减弱或消失应及时通知医师。③穿刺前内瘘手臂尽量摆放于机器一侧,以免因管道牵拉而使穿刺针脱落;选择好合适的体位同时也让患者感觉舒适。④工作人员做好穿刺前的各项准备,如洗手、戴口罩、帽子、手套及穿刺用物品。

(2)选择穿刺点:①动脉穿刺点距吻合口的距离至少在 3 cm 以上,针尖呈离心或向心方向穿刺。②静脉穿刺点距动脉穿刺点间隔在 5~8 cm,针尖呈向心方向穿刺。③如静脉与动脉在同一血管上穿刺至少相距 8~15 cm,以减少再循环,提高透析质量。④注意穿刺部位的轮换,切忌定点穿刺。沿着内瘘血管走向由上而下或由下而上交替进行穿刺,每个穿刺点相距 1 cm 左右,此方法优点在于:由于整条动脉化的静脉血管受用均等,血管粗细均匀,不易因固定一个点穿刺或小范围内穿刺而造成受用多的血管处管壁受损,弹性减弱,硬结节或瘢痕形成及严重时形成动脉瘤,减少未受用的血管段的狭窄而延长瘘管使用寿命。避免定点穿刺处皮肤变薄、松弛,透析时穿刺点渗血。此方法的缺点是不断更换穿刺点,将增加患者每次穿刺时的疼痛,需与患者沟通说明此穿刺方法的优点,从而取得患者的配合。

(3)进针角度:穿刺针针尖与皮肤成 30°~40°、针尖斜面朝左或右侧进针,使针与皮肤及血管的切割面较小,减轻穿刺时患者疼痛,保证穿刺成功率及治疗结束后伤口愈合速度。

(4)新内瘘穿刺技术的护理:刚成熟的内瘘管壁薄而脆,且距吻合口越近血液的冲击力就越大,开始几次穿刺很容易引起皮下血肿。因此在最初几次穿刺时应由骨干层护士操作。操作前仔细摸清血管走向后再行穿刺,以保证一针见血。穿刺点一般暂时选择远离造瘘口的肘部或接近肘部的"动脉化"的静脉做向心或离心方向穿刺作动脉引血端,另择下肢静脉或其他小静脉作静脉回路,待内瘘进一步成熟后,动脉穿刺点再往下移。这样动脉发生血肿的概率就会减少。针尖进皮后即进血管,禁止针尖在皮下潜行后再进血管。首次使用时血流量在 150~250 mL/min,禁止强行提高血流量,以免造成瘘管长时间塌陷。在血液透析过程中避免过度活动,以免穿刺针尖损伤血管内膜,引起血栓形成。透析结束后应由护士负责止血,棉球按压穿刺点的力度宜适当,不可过重,同时注意皮肤进针点与血管进针点是否在同一部位。穿刺点上缘及下缘血管亦需略施力压迫,手臂略微举高,以减少静脉回流阻力,加快止血。

(5)穿刺失败的处理:新内瘘穿刺失败出现血肿应立即拔针压迫止血,同时另建血管通路进行透析,血肿部位冷敷以加快止血,待血肿消退后再行穿刺。

作为动脉引血用的血管在穿刺时发生血肿,应首先确认内瘘针在血管内,当血肿不大时,可在穿刺处略加压保护,同时迅速将血液引入体外循环血管通路管内以减轻患者血管内压力,通常可维持继续透析。但如血肿明显增大,应立即拔出,加压止血,在该穿刺点以下(远心端)再作穿刺(避开血肿);如重新穿刺有困难,可将血流量满意的静脉改为动脉引血,另择静脉穿刺作回血端继续透析。如静脉回路发生血肿应立即拔针,局部加压止血。透析未结束,应为患者迅速建立静脉回路继续透析,如选择系同一条血管再穿刺时应在前一次穿刺点的近心端或改用其他外周静脉穿刺。

(6)内瘘拔针后的护理:内瘘拔针后的护理内容主要包括正确止血方法应用以及维持内瘘的良好功能。拔针前用无菌止血贴覆盖针眼,拔针时用 1.5 cm×2 cm 大小的纸球或纱球压迫穿刺部位,弹性绷带加压包扎止血,按压的力量以既能止血又能保持穿刺点上下两端有搏动或震颤,20~30 分钟后缓慢放松,2 小时后取下纸球或纱球,止血贴继续覆盖在穿刺针眼处 12 小时后再取下。同时注意观察有无出血发生,如出血再行局部穿刺部位指压止血 10~15 分钟,同时寻求帮助。术后按压过轻或过重都会造成皮下血肿,损伤血管,影响下次穿刺或血流量不足,严重血肿可致血管硬化、周围组织纤维化及血栓形成等,造成内瘘闭塞。

(7)内瘘患者的自我护理指导:良好正确的日常护理是提高动静脉内瘘使用寿命的重要环节,因此如何指导患者正确地进行自我护理是透析护理工作者一项重要工作。

1)提高患者自护观念,让其了解内瘘对其生命的重要性,使患者主动配合并实施保持内瘘良好功能状态的措施。

2)保持内瘘皮肤清洁,每次透析前彻底清洗手臂。

3)透析结束当日穿刺部位不能接触水及其他液体成分,保持局部干燥清洁,用无菌敷料或创可贴覆盖 12 小时以上,以防感染。提醒患者尽早放松止血带,如发生穿刺处血肿或出血,立即按压止血,再寻求帮助;出现血肿在 24 小时内先用冰袋冷敷,24 小时后可热敷,并涂搽多磺酸黏多糖乳膏消肿,如有硬结,可每天用多磺酸黏多糖乳膏涂搽按摩,每天 2 次,每次 15 分钟。

4)造瘘肢手臂不能受压,衣袖要宽松,不佩戴过紧饰物;夜间睡觉不将造瘘肢手臂压垫于枕后,尽量避免卧于造瘘侧,不可提重物。

5)教会患者自我判断动静脉内瘘通畅的方法。

6)适当活动造瘘手臂,可长期定时进行手握橡皮健身球活动。

7)避免造瘘手臂外伤,以免引起大出血。非透析时常戴护腕,护腕松紧应适度,过紧易压迫动静脉内瘘导致内瘘闭塞。有动脉瘤者应用弹性绷带加以保护,避免继续扩张及意外破裂。

(8)内瘘并发症的护理。

1)出血:主要表现为创口处渗血及皮下血肿。皮下出血如处理不当可致整个手中上臂肿胀。原因:①术后早期出血,常发生于麻醉穿刺点及手术切口处。②内瘘未成熟,静脉壁薄。③肝素用量过大。④穿刺失败导致血肿。⑤压迫止血不当或时间过短。⑥内瘘手臂外伤引起出血。⑦透析结束后造瘘肢体负重。⑧迟发性出血见于动脉瘤形成引起破裂出血及感染。

预防和护理:①术前准备应充分,操作细心,术后密切观察伤口有无渗血。②避免过早使用内瘘,新建内瘘的穿刺最好由有经验的护士进行。③根据患者病情合理使用抗凝剂。④提高穿刺技术,力争一次穿刺成功。⑤止血力度适当,以不出血为准,最好指压止血。⑥避免同一部位反复穿刺,以防发生动脉瘤破裂。⑦指导患者放松止血带时观察有无出血及出现出血的处理方法。

2)感染:瘘管局部表现为红、肿、热、痛,有时伴有内瘘闭塞,全身症状可见寒战、发热,重者可引起败血症、血栓性静脉炎。

原因:①手术切口感染。②未正确执行无菌技术操作,穿刺部位消毒不严或穿刺针污染。③长期使用胶布和消毒液,致动静脉穿刺处皮肤过敏,发生破损、溃烂或皮疹,用手搔抓引起皮肤感染。④透析后穿刺处接触污染液体引起的感染。⑤穿刺不当或压迫止血不当致血肿形成或假性动脉瘤形成引起的感染。⑥内瘘血栓切除或内瘘重建。

预防和护理:①严格执行无菌技术操作,穿刺部位严格消毒,及时更换可疑污染的穿刺针。②避免在有血肿、感染或破损的皮肤处进行通路穿刺,提高穿刺技术,避免发生血肿。③内瘘有感染时应及时改用临时性血管通路,并积极处理感染情况:局部有脓肿时应切开引流,并全身使用抗生素;发生败血症者应用有效抗生素至血细菌培养阴性后 2 周。④做好卫生宣传教育,让患者保持内瘘手臂皮肤清洁、干净,透析后穿刺处勿沾湿、浸液。

3)血栓形成及预防。

原因:①早期血栓多由于手术中血管内膜损伤、血管外膜内翻吻合、吻合时动静脉对位不良、静脉扭曲、吻合口狭窄旋转等及内瘘术后包扎过紧,内瘘受压。②自身血管条件差,如静脉炎、动脉硬化、糖尿病血管病变、上段血管已有血栓。③患者全身原因,如高凝状态、低血压、休克、糖尿病等。④药物影响,如促红细胞生成素的应用,使血细胞比容上升,增加了血栓形成的危险。⑤反复低血压发生。⑥反复定点穿刺导致血管内膜损伤。⑦压迫止血不当,内瘘血管长时间受压。

临床表现:患者动静脉内瘘静脉侧搏动、震颤及杂音减弱,患者主诉内瘘处疼痛。部分堵塞时透析引血时血流量不足,抽出血为暗红色,透析中静脉压升高。完全阻塞时搏动震颤及杂音完全消失,不能由此建立血液通路进行透析。

预防和护理:①严格无菌技术,正确手术方法、规范术后护理;避免过早使用内瘘,一般内瘘成熟在 6~8 周,最好在内瘘成熟后再使用。②计划应用内瘘血管,切忌定点穿刺,提高内瘘穿刺成功率,力争一次穿刺成功,避免反复穿刺引起血肿形成。③根据患者情况,指导患者用拇指及中指指腹按压穿刺点,注意按压力度,弹力绷带不可包扎过紧。④避免超滤过多引起血容量不足、低血压。⑤做好宣传教育工作,内瘘手臂不能受压,夜间睡眠时尤其要注意。⑥高凝状态的患者可根据医嘱服用抗凝药。⑦穿刺或止血时发生血肿,先行按压并冷敷,在透析后 24 小时热敷消肿,血肿处涂搽多磺酸黏多糖乳膏并按摩。早期血栓形成,可用尿激酶 25 万~50 万单位溶于 20 mL 生理盐水中,在动静脉内瘘近端穿刺桡动脉缓慢注入。若无效,则应通知医师,行内瘘再通或修补术。

4)血流量不足及处理。

原因:①反复定点穿刺引起血管壁纤维化,弹性减弱,硬结、瘢痕形成,管腔狭窄,而未使用的血管因长期不使用也形成狭窄。②内瘘未成熟过早使用。③患者本身血管条件不佳,造成内瘘纤细,流量不足。④穿刺所致血肿机化压迫血管。⑤肢体受冷致血管痉挛、动脉炎症、内膜增厚。⑥动静脉内瘘有部分血栓形成。

临床表现:主要表现血管震颤和杂音减弱,透析中静脉端阻力增加而动脉端负压上升;血流量增大时,可见血管明显塌陷,患者血管处有触电感,静脉壶滤网上血流量忽上忽下,同时有大量泡沫析出,并伴有静脉压、动静脉压的低压报警。

预防及护理：①内瘘成熟后有计划地使用内瘘血管。②严格执行正确的穿刺技术，切忌反复定点穿刺。③提高穿刺技术，减少血肿发生。④嘱患者定时锻炼内瘘侧手臂，使血管扩张。⑤必要时手术扩张。

5）窃血综合征。

原因：桡动脉-头静脉侧-侧吻合口过大，前臂血流大部分经吻合口回流，引起肢体远端缺血；血液循环障碍，如糖尿病、动脉硬化的老年患者。

临床表现：①轻者活动后出现手指末梢苍白、发凉、麻木疼痛等一系列缺血症状，患者抬高时手指隐痛。②严重者休息时可出现手痛及不易愈合的指端溃疡，甚至坏死，多发生于桡动脉和皮下浅静脉侧-侧吻合时。

预防及护理：定期适量活动患肢，以促进血液循环。

手术治疗：将桡动脉-头静脉侧-侧吻合改为桡动脉-头静脉端-端吻合，可改善症状。

6）动脉瘤：由于静脉内压力增高，动脉化的静脉发生局部扩张并伴有搏动，称为真性动脉瘤；穿刺部位出血后，在血管周围形成血肿并与内瘘相通，伴有搏动称为假性动脉瘤。动脉瘤的形成一般发生在术后数月至数年。

原因：①内瘘过早使用，静脉壁太薄。②反复在同一部位进行穿刺致血管壁受损，弹性差或动脉穿刺时离吻合口太近致血流冲力大。③穿刺损伤致血液外渗形成血肿，机化后与内瘘相通。

临床表现：内瘘局部扩张明显，局部明显隆起或呈瘤状。严重扩张时可增加患者心脏负担和回心血量，影响心功能。

预防及护理：有计划地使用内瘘血管，避免反复在同一部位穿刺，提高穿刺技术，穿刺后压迫止血力度适当，避免发生血肿，若内瘘吻合口过大应注意适当加以保护，减少对静脉和心脏的压力。小的血管瘤一般不需手术，可用弹力绷带或护腕轻轻压迫，防止其继续扩大，禁在血管瘤处穿刺。如果血管瘤明显增大，影响了患者活动或有破裂危险，可采用手术处理。

7）手肿胀综合征：常发生于动静脉侧-侧吻合时，由于压力差的原因，动脉血大量流入吻合静脉的远端支，手臂处静脉压增高，静脉回流障碍，并干扰淋巴回流，相应的毛细血管压力也升高而产生肿胀。主要的临床表现为手背肿胀，色泽暗红，皮肤发痒，或坏死。早期可以通过握拳和局部按压促进回流，减轻水肿，长期肿胀可通过手术结扎吻合静脉的远侧枝，必要时予重新制作内瘘。

8）充血性心力衰竭：当吻合口内径过大，超过 1.2 cm，分流量大，回心血量增加，从而增加心脏负担，使心脏扩大，引发了心力衰竭。主要临床表现为心悸、呼吸困难、心绞痛、心律失常等。一旦发生，可用弹力绷带加压包扎内瘘，若无效则采用外科手术缩小吻合口内径。

（王　迎）

第二节　血液透析患者的健康教育

一、健康教育的目的

透析患者和其他慢性疾病患者一样需要在日常生活中进行自我管理，改变以往的生活方式以适应透析治疗。血液透析需要每周 2~3 次,9~15 小时的治疗时间。不仅是患者自身,也需要其家人的配合,共同改变以往的生活方式。因此,作为护理人员,对患者及其家属进行宣教,使他们获得透析治疗所需的知识及技术,是十分必要的。

二、健康教育前的评价

(一)对患者的评价

进行健康教育前应首先对患者的个人情况进行评价。通过把握患者目前的情况,以提供适用于不同患者进行自我管理所需要的知识。一般应评估患者的身体状况、情绪状况、心理社会状况以及目前为止已掌握的知识,进而选择适合的宣教方法,具体见表 10-3。

表 10-3　透析患者健康教育前的评价项目

评价项目	评价内容	收集信息
身体状况	发病以来疾病的控制情况	现病史、既往史
	目前疾病的状况	症状、体征
	有无并发症及其程度	由并发症引发的身体障碍(如糖尿病、脑血管疾病等)
	机体功能障碍的程度	实验室检查结果
		视力、听力、语言、知觉、行动等
		治疗方正及内容
		透析条件,透析中的状况(血压、症状、体重增加等)
		活动度、透析疗法、饮食、药物、内瘘、并发症等地处置(心血管疾病、糖尿病等)
情绪状况	接受治疗及学习的意愿	不安、抑郁、是否拒绝透析
	疾病的接受过程,目前所处阶段	对身体和疾病关心的内容
	健康观、自我观、疾病观	社会责任的变化
	人际关系	经济状况
心理社会状况	患者的目标	年龄、性别
	理解力(阅读、书写、计算)	家庭构成、职业、地位、生活计划
		每天的行动计划
		阅读能力
已掌握的知识	以往学习的知识、技能	目前为止对有关肾功能不全、透析治疗所了解的知识、技术
	正在实施的康复计划	患者陈述的康复经验
	新学习的知识、技术等	与专家的交流
	医学专业术语的理解程度	
	患者希望的宣教方法,视觉(电视、图片、阅读)、听觉(交流、听录音等)	

(二)影响患者自我管理能力的因素

患者需要在透析治疗的同时不断调整自身状况以适应新的生活。有些因素影响着患者自我管理能否顺利进行,这些因素包括环境因素和个体因素,如患者的身体状况、对透析治疗的接受程度、包括家人在内的社会支持系统等。具体因素见表 10-4。

表 10-4　影响患者自我管理能力的因素及原因

评价项目	原因	内容
充分透析	身体状况	
	肾功能	尿毒症引发的症状、并发症
	心功能	血红蛋白、尿素氮、血肌酐及血钾
	贫血	血压是否稳定
	骨、关节疾病	内瘘的状况
	内瘘	血液透析次数、透析时间、透析器
	末梢血管障碍	体力
	透析中的状态	
	有无并发症	
自我管理行为	透析接受情况	
	对疾病(透析疗法)的接受程度	接受程度,适应阶段(不安、抑郁、是否接受透析)
	饮食管理	有无活动的限制(听力、视力、知觉、步行)
	用药管理	透析过程是否顺利
	内瘘管理	饮食方式,血钙、血磷、血钾值
		水、盐的摄取方式,体重增加率
		服药状况
		内瘘有无闭塞、出血、感染、内瘘的观察
环境因素	家庭构成	家庭、高龄患者、独居
	居住环境	有无来自家庭的援助
	家庭以及社会支持	经济保障(经济状况、保险的种类)
	信息源	住院方式(住院时间、有无陪护)
	社会资源	人际关系
个人原因	宗教	年龄
	兴趣	职业、职位、对职业的责任及兴趣
	社会责任	对自身的接受
	自我管理知识	社会生活
		自我照顾能力
		宗派
		原有的知识、技能
		患者的康复经验
		宣教内容
		宣教后的生活规划

三、健康教育指导

血透患者只有具备良好的身心状态,进行有效的自我管理,才能保证良好的生活质量,护理人员对此担负着重要的责任。

(一)诱导期的自我管理指导

患者从保守治疗进入到透析治疗,护理人员首先应全面评价患者的身心状况,从而制订出具体的宣教计划。对于诱导期的患者,宣教的目标是让患者了解自我管理的重要性,改善患者的身体状况,通过心理护理使患者尽早接受透析治疗,改变原有的生活方式适应透析生活。

1.健康教育指导的内容

(1)持续透析。为使透析治疗顺利进行,在诱导期需要让患者了解肾功能不全的相关知识、血液透析原理及其必要性。为更好地提高透析治疗的效果,需要患者进行自我管理(充分透析、合理饮食、适当运动、预防感染、排便)等。同时应指导患者学会读取实验室检查结果、预防并发症(贫血、血钙的代谢异常、感染、糖尿病)的发生,一旦发现异常与医院进行联系,并指导患者日常生活中的注意事项。

(2)水分和饮食管理。

1)透析饮食的制订方法:透析饮食的制订原则是维持和促进健康、保证摄入平衡。具体要点如下:①营养平衡、优质的食物。②适当的热量。③必要的蛋白质(不要摄入过量)。④控制水分。⑤禁食含钾食物。⑥禁食含磷食物。

2)告知患者如水、盐摄入过量易导致心功能不全、脑出血;热量摄入过多易出现高脂血症、动脉硬化;血钙、血磷摄入不平衡易引发甲状旁腺功能亢进症。①水盐的摄入方法:每次血液透析过程中,脱水量最好控制在体重的3%~5%以内。告知患者如果透析间期体重增加过多,易增加心脏、血管的负担,体液过多导致高血压、心功能不全等并发症。此外,体重增加过多时,透析中可出现脱水困难、体力下降等问题。②钾的摄入方法:由于肾功能不全使钾不能在尿中排泄,因此如果钾摄取过量,易引发猝死等危险。指导患者每天钾的摄取量最好是1 500~2 000 mg。③磷的摄入方法:蛋白质含量多的食物,磷的含量也比较高(1 g蛋白质,含磷12~14 mg)。指导患者不要过量摄取蛋白质含量多的食物,最好应用食品成分表选择食物。

(3)药物管理。①慢性肾衰竭患者因肾功能减退,药物排泄受阻,药物血浓度增高,半衰期延长,用药需调整剂量及用药间隔时间,尽量避免使用对肾脏有毒性作用的药物,如庆大霉素等。②透析可丢失水溶性维生素,故需补充叶酸、B族维生素、维生素C,但不能过量。补钙药应含服或嚼服,同时适当补充维生素D,并监测血钙浓度。③大多数血液透析的患者常伴有高血压。高血压主要是由水、钠潴留引起的。通过透析清除多余的水分,纠正高钠后,血压会得到控制。但也会有部分患者尽管通过充分透析和超滤,血压仍持续升高,透析间期需服用降压药来控制血压。指导患者正确有规律地服用降压药,不得随意增减、不可自行停药;教会患者及家属自己测量血压,同时测量卧位、坐位和立位血压,可以防止直立性低血压;体位改变时动作尽量缓慢,防止直立性低血压的发生;透析前和透析中减少或停用降压药,以避免透析中低血压和透析后的直立性低血压;每天监测血压至少2次,做好记录;在服药过程中如出现不良反应,及时通知医师进行处理。④有贫血者定期注射促红细胞生成素,并注意药物不良反应的观察,每月复查血常规,口服铁剂如硫酸亚铁等,宜饭后30分钟口服,以减少胃肠道反应。同时忌饮浓茶,以免影响药物吸收。服药过程中如出现不良反应状况,及时通知医师及时处理,避免不良反应发生。⑤从肾脏排泄的药物(如 H_2 受体阻断剂等抗溃疡药物等),因在体内停留时间较长,为防止药效过量,应减少药量。⑥易被透析清除的药物(如头孢类药物),原则上应该在透析后服用或注射。⑦患者应了解目前口服或注射药物的用途、作用、服用方法、不良反应以及注意事项等。

(4)内瘘管理。内瘘是维持性血液透析患者的生命线,为了保持内瘘能长久的应用,应防止发生闭塞、狭窄、感染以及出血。一旦出现问题,透析治疗就不能顺畅进行,进而导致透析不充分。因此,应指导患者了解内瘘对于患者的意义及其重要性,学习自我观察要点以及透析后的止血方法等。

2.健康教育方法

(1)持续透析。①相对于说明书这类的文字说明,图片或照片、录像带、模型、实物等能更加贴近现实。为让患者更好地理解血液透析疗法,可以让其观看透析管路、透析器以及透析膜断面的实物,以减少恐惧感,增进理解。②让患者熟悉各项实验室检查的正常值,便于自我管理。③为预防和早期发现并发症,可以应用各种宣传手册加深患者的认识,同时也可让一些自我管理较好的患者介绍经验。④对于刚刚开始透析治疗,身体状态调整不佳或对疾病尚未完全接受的患者,此时可能并不能马上进行自我管理。护理人员切忌向患者介绍过多的知识,以免增加负担,仅提供1~2个重要的信息即可。可以告诉患者所谓的自我管理,是指患者能够对自身情况进行观察和判断。此外介绍一些患者感兴趣、关心的事情,注意在宣教的时候应注意与患者的个人情况相结合。

(2)水分和饮食管理。①对患者进行饮食指导,最好能连同营养师一起进行。②平衡的饮食应该是有效控制水和盐,不过量摄入钾和磷。③可以通过宣传手册、录像带等形式让患者了解食品种类及成分。④告知患者每摄入 1 g 盐能使 100 mL 的水贮存在体内。为加深印象,可以让患者观看血管内充满水时的照片,并比较正常时和心功能不全时胸部 X 线片,以增加患者的感官认识。

(3)药物管理。①应该让患者记住正在服用的口服药和透析中应用的注射药物的药品名、作用以及不良反应,还应告诉患者为达到最佳药效必须按照规定的方法服药。②提醒患者把正在服用的其他科室的处方药和保健食品等告诉护理人员。③有些患者会根据以往的习惯进行服药,所掌握的知识可能是不完全正确的,因此护理人员应对患者了解的知识进行评估,对缺乏的部分进行补充说明,对错误的部分给予修正。

(4)内瘘管理。①可以让患者看内瘘的图片或照片,举例说明内瘘管理的重要性。②指导患者了解内瘘的部位、走行,用手触摸内瘘搏动,用耳倾听内瘘的范围和强度。③指导患者每天观察内瘘血管的紧张度、弹性等,防止发生闭塞、感染、出血等异常情况,一旦发现异常,应马上和医院取得联系。④宣教时应注意根据患者的实际情况来进行,避免使用专业术语,多用一些患者能理解的语言。

3.健康教育技术

(1)测量体重:向患者说明为达到水、盐管理的意义,做到每天测量体重,告知透析前后测量体重的意义,并强调如果测量错误可能出现透析不充分、脱水过量进而导致心功能不全和低血压。

(2)测量血压:测量血压是自我管理的项目之一。护理人员应向患者说明通过血压测量,可以及时观察到水盐管理的效果、降压药或升压药的药效。患者应该掌握血压的正常值和测量方法,护理人员在指导患者进行血压测量时,可通过让其反复练习达到操作正确,并提醒患者血压出现异常时一定和医院取得联系。

(3)观察内瘘:为预防内瘘出现闭塞等情况,应每天进行观察。教会患者沿着血管的走行进行触摸、利用听诊器听取血流声音。了解正常的声音以及血管搏动的范围。

(4)作观察笔记:指导患者每天做观察笔记,记录的内容包括血压值、身体状态、自我感觉、身体调整状况、与医务人员交流后获得的信息、日常情况等。

(5)健康教育要点:①掌握正确的方法,护理人员进行指导的时候,先演示正确的方法,让患者进行观看,然后让患者来做,进行观察,对错误的地方进行纠正。通过反复的练习逐渐掌握正确的操作方法。②模仿正确的行为,模仿是提高学习效果的重要方法。为了使患者掌握正确的行为,指导者应注意每次进行演示时都应一致,不应有不同,这样才便于患者进行模仿。③减少操作错误,告知患者在测量血压和体重时,如操作不规范,可能出现错误的结果,应尽量减少操作失误。

4.心理、社会指导

(1)慢性肾衰竭患者因病难愈,需长期透析治疗并负有沉重的经济负担。患者易产生悲观、失望、焦虑、抑郁的情绪和逆反行为,对治疗信心不足。作为护理人员,首先对患者深表同情,充分认识了解患者的心理要求,态度和蔼、热情、认真,操作熟练准确,获得患者与家属的信赖。重视与患者家属沟通,取得家属的支持。根据患者不同的实际给予鼓励、帮助、提供相关忠告、咨询与支持,适当解释情绪对病情的影响,做好疏导工作,有计划地使患者了解血液透析的原理、疗效、血管通路的保护、控制导致疾病加重的危险因素及合适的生活方式和稳定的情绪对恢复健康的重要性等。鼓励患者树立乐观向上的思想,保持精神愉快,以最佳的身心状态接受治疗。

(2)当患者出现愤怒、悲伤的感情时,护理人员应鼓励患者记录下自己的心理反应,或者与医护人员进行交流。护理人员应多创造与患者交流的机会,帮助患者度过心理危机。如果出现了不能解决的心理问题,应适当请教心理专家进行援助。

(3)如果是社会因素,如原有的社会义务无法履行,或由于住院给家人带来了麻烦,或者是由于住院环境、经济状况、医保手续等方面的问题而造成的,都可能给患者带来影响。针对具体原因提供相关的信息给患者,并注意为患者争取来自社会支持系统的援助。

(4)护理人员应特别关注高龄患者和由于并发症而影响日常生活的患者。

(5)有些患者因担心治疗无法继续履行自己的社会责任(工作、家庭和学业),体力无法从事重体力劳动而产生忧虑,这时可以适当向患者提供腹膜透析或肾移植等方面的信息,便于患者结合自身情况进行选择。

5.对患者家属的健康教育

作为透析患者的家属,应做好与患者的治疗和疾病长期相处的精神准备。护理人员应指导家属正确的理解疾病和透析治疗,指导其作为协助者,多给予患者必要的、长期的援助。

(1)宣教内容和方法:在对家属进行宣教时,一般应和患者共同进行,护理人员应制订包括宣教次数、时间、内容和方法等内容的具体计划,便于操作。

(2)慢性肾功能不全和透析疗法:向患者的家属及周围人说明患者一旦出现慢性肾功能不全就应做好终身依靠血液透析维持生命的准备,家人应给予长期的援助。

(3)协助饮食管理:患者家属应该和患者共同学习透析饮食的原则。在饮食制作上多下功夫,因为只有家人的参与与支持才能保证饮食疗法的正确实施。

(4)协助用药管理:告知家属患者目前正在应用的药物的品名、作用、服用方法,当药物变化、停药以及出现不良反应等情况时,能及时发现。如患者不能与医师进行有效沟通时,家人应积极与医院取得联系,进行详细说明。

对于个别不能有效进行体重管理、血压管理和用药管理的患者,护理人员应向家属进行详细的介绍,提醒家人做好监督。

(5)协助内瘘管理:护理人员应指导家属了解内瘘的意义、重要性,学会出现异常时如何应对,必要时应与医院进行联系。

(6)观察日常生活行动:家属在日常生活中应注意观察患者的身体变化、体重、血压、实验室检查结果,并协助记录观察笔记,便于为医务人员提供相关信息。

(7)社会资源的利用:由于患者长期进行透析治疗,给家庭带来了一定的经济负担。护理人员应该向家属介绍医疗保险、商业保险等信息。长期透析治疗也会给家属带来影响,出现心理、社会等方面的问题,护理人员应给予关注,给予必要的援助。

(二)维持期患者的健康教育

维持期是指患者在诱导期之后病情趋于稳定,能正确对待疾病和治疗、能进行自我管理的阶段。

1.健康教育内容和方法

(1)持续透析:①为使透析治疗顺利进行,指导患者了解充分透析的意义、体重和血压管理的重要性、如何根据实验室检查结果判断健康状态以及如何预防并发症等方面的内容。②有效利用透析记录、实验室检查结果、观察笔记的内容,制订出保证患者充分透析的计划。③医院方面,可以成立患者联谊会促进患者之间的经验交流,通过印制透析手册宣传相关知识。④提醒患者学会判断异常情况,以及出现时应尽早和医院取得联系。

(2)水分和饮食管理:饮食管理中,要特别留意患者的自我管理记录、实验室检查结果、透析中的状态。对于自我管理较为困难的患者,不能单纯地进行鼓励,应注意与患者多沟通,以了解具体的原因,给予有针对性的指导。

(3)药物管理:了解患者目前正在使用的药物并观察其服药的方法是否正确等。

(4)内瘘管理:指导患者了解有关内瘘的种类、血管的走行、长期使用者的观察要点等知识,并掌握患者是否进行正确的自我观察。

(5)适当的体育锻炼:大多数维持性血透患者对运动知识缺乏了解,害怕运动会加重病情。为提高患者的日常生活活动能力(ADL),要注意调整适合自身的活动量。医护人员在为患者做透析治疗时,应向其宣传正确的体育运动方法及适当运动的益处。对于长期透析患者来说,除了规律透析、合理膳食外,加强运动锻炼,不但可以增强肌力、改善心功能、改善全身机体状态,使透析更加充分,还可以转移患者对负性事件的注意力,缓解抑郁、焦虑等不良情绪。患者由于贫血、营养不良、血管疾病等限制了疾病的耐受力,运动应在控制血压、纠正贫血及心力衰竭的情况下进行。锻炼的原则:早期、渐进、维持、综合,以有氧运动为主,每次运动时间30分钟左右,不可过长,4～6次/周。锻炼项目:如散步、跳绳、骑自行车、练气功、打太极拳等,以出现轻度气喘、疲乏及出汗为运动力充分标准,禁止剧烈运动。

2.心理、社会等因素的指导

透析治疗过程中,患者常由于透析并发症伴有的躯体不适、对预后的担心、对家庭关系的担忧、对经济的忧虑、需要不断往返于医院而带来的困难而出现各种心理、社会等方面的问题。为此,护理人员在不断改善患者躯体症状的同时,应留心观察患者日常生活中的烦恼,建立良好的护患关系,与患者进行有效的交流。

有关心理、社会方面的指导目标是使患者在接受透析治疗的同时还能担负工作和家庭的责任。

有些患者,由于运动功能、心功能以及视力等方面的障碍而导致日常生活活动能力(ADL)下降;有些患者由于容貌的变化、依赖家人以及原有社会责任的丧失等原因出现自卑等情绪。对于这些患者,作为护理人员,应对其经济能力、社会支持支持、患者心理等进行深入研究,充分了解患者目前所面临的困难,给予有效地援助,扩大患者的活动范围。

四、健康教育评价

对健康教育效果进行评价时,护理人员可以通过观察法、问卷调查法、陈述法、模拟练习等形式来了解患者对相关知识的掌握情况。此外,还可以通过患者的体重增加率、血压是否平稳、血钾和血磷是否正常等来了解其水分和饮食管理的情况。此外还应评价患者的用药管理、内瘘管理等方面的能力。

对血液透析患者的健康教育,是提高患者自我管理能力的途径,而建立一个以患者为主体的学习环境是十分重要的。它需要护理人员对患者已有知识、经验以及实际生活等方面进行正确、全面的评价,在此基础上结合患者的具体情况,制订出合理的宣教计划,有步骤地进行。

(王　迎)

第三节　血液透析治疗技术及护理

一、对患者评估

(一)透析前评估

血液透析前对患者进行必要的评估,是防止透析中并发症的最重要的要素。透析前评估包括体重、血压和脉搏,对于静脉置管的患者还包括体温。

1.水负荷状况

查看患者前次透析记录,讨论以前透析中出现的问题,评估目前的水负荷状况并作出恰当的判断。需要记录患者的水肿、气短、高血压、体重、中心静脉压、病史、尿量、液体入量等情况。

2.血管通路

应认真评估、检查通路是否有感染和肿胀。

3.感染征象

检查穿刺部位有无感染,局部敷料清洁度等。如有感染征象,应做拭子培养;如有发生,应进行静脉血培养。更换敷料时必须执行无菌操作。

(二)透析后评估

(1)根据透析后体重、透析前体重和干体重来确定预定的超滤量是否实现,并调整干体重。

(2)通过观察患者全身情况和血压记录评估患者对超滤量的耐受情况。

(3)如实际超滤量与预计不符,最可能原因有体重下降值计算错误、超滤控制错误、患者在透析过程中额外丢失液体、透析过程中静脉补液或进食水、透析前后称体重时的着装不一致及体重秤故障等。

二、血液透析技术规范

(一)超滤

1.确定超滤

患者确定超滤必须考虑超滤率和患者的生理状况及心血管并发症。如果透析过程中始终保持过高超滤率、耐受性差、透析期间容量增加较多的患者和血管再充盈差的患者,需个体化的超滤曲线。透析时体液的清除率可以是阶梯式或恒定式。

2.钠曲线

调钠血液透析指透析液钠浓度从血液透析开始至结束呈从高到低或从低到高,或高低反复调整变化,而透析后血钠浓度恢复正常的透析方法。可以帮助达到超滤目标,但应注意钠超负荷的风险。

3.容量监测

通过超声或光电方式通过计算机反映患者血细胞比容和血红蛋白浓度,计算出相对血容量,防止超滤过多、过快引起的有效血容量减少,引起不良反应。协助医务人员为患者设定理想的干体重。

(二)透析液离子浓度的选择

应根据不同患者的个体差异或同一患者的病情变化选择合适的透析液成分。

(三)透析器的选择

(1)对慢性肾衰竭患者,透析器的选择应参考溶质分子清除、超滤率、透析时间、生物相容性、是否血液滤过和患者体重决定。

(2)对急性肾衰竭患者,透析器应根据患者的生化指标和体液平衡情况进行选择。

(四)血液透析机及管路的准备

(1)在治疗前彻底预冲透析器(按照不同透析器厂家说明进行预冲处理),并必须将所有的空气排出透析器,以避免治疗开始后回路中形成泡沫。

(2)预冲完毕,透析机即进入重复循环模式。

(3)在透析机上设定好目标脱水量、治疗时间、肝素剂量以及任何需修改的治疗内容。

(五)开始透析

有两种方式可供选择。

(1)连接动脉管路和静脉管路,开启血泵至 100 mL/min。

(2)只连接动脉管,开启血泵至 100 mL/min,当血流到静脉端时接通管路。

(3)逐渐增加泵速到预定速度。

(4)患者进入透析治疗阶段后应确保患者:①动脉和静脉管路安全;②患者舒适;③机器处于透析状态;④抗凝已经启动;⑤悬挂 500 mL 生理盐水与血管通路连接以备急需;⑥已经按照程序设定脱水量;⑦完成护理记录;⑧用过的敷料已经丢掉;⑨如果看不到护士,确定患者伸手即可触及呼叫器。

(5)在整个透析过程中,应巡视、观察、记录患者的一般情况、血压、脉搏、静脉压、动脉压、超滤量、超滤率、肝素剂量等,对首次透析和急诊透析的患者应予以监护。

(6)透析时工作人员应时刻注意个人卫生和无菌操作,每次进行操作都应确保洗手、手套和工作服清洁、戴防血液或化学物质的面罩,或对高危患者采取针对性预防措施等。

(六)结束透析

(1)透析结束时,透析机将发出听觉或视觉信号,提醒程序设定的治疗时间已经达到。为避免延迟下机,之前就应准备好下机所需物品,确定至少有 500 mL 的生理盐水可用于回输血液。

(2)血泵速度为 150 mL/min 时,要用 100～300 mL 的生理盐水才能使体外循环的血液回到患者循环中。

(3)测量患者血压,如血压无异常,当静脉管中的颜色呈现亮粉色时,即可以停止回输血液。因为有空气栓塞的风险,不推荐用空气回血。

(4)动静脉内瘘和人工血管瘘患者下机处理:①在患者带瘘上肢下垫一块治疗巾作为无菌区,暂停血泵。②拔除动脉针,封闭动脉管。③无菌操作将动脉管与回水管连接,开启血泵,回输血液。④当血液完全回输到患者体内后,关闭血泵。⑤拔除针头,纱布加压穿刺点止血。⑥当出血停止,用纱布和敷料覆盖过夜。

(5)静脉置管患者下机处理:①在患者的置管上肢下垫一块治疗巾作为无菌区,戴无菌手套,采用非接触技术断开血管通路。②提前消毒导管接头,断开后用至少 10 mL 生理盐水冲洗导管,肝素封管(1 000～5 000 U/mL,用量恰好充满而不溢出管腔),立即接上无菌帽。

(七)抗凝方法

(1)应个体化并且经常回顾性分析。其方法和剂量应参考活化凝血时间值、通路情况及透析后透析器和管路的清洁程度等。

(2)肝素是最常使用的抗凝剂,可以采取初始注射剂量、初始注射剂量＋维持量、仅给维持量、间断给药等方式给药。还可以选择低分子肝素、局部用枸橼酸盐、前列环素或无肝素透析。

(3)急性肾衰竭患者肝素的用法应该参照患者整体状况和每次透析情况而定。

(4)尿毒症的患者可能有血小板功能异常和活动性出血,合并有创操作的患者应使用小剂量肝素或无肝素透析。

(5)在无肝素透析时,应保持较高血流速,每隔15～30分钟用盐水冲洗管路和透析器以防止血栓形成。冲洗盐水的量应在超滤量中去除。但目前很少使用无肝素透析,因为血栓形成将会引起整个管路血液损失。

(八)血标本采集方法

1.透析前

进针后立即从瘘管针采血样本,针不要预冲,如瘘管针预冲或通过留置导管透析先抽出10 mL血,再收集样本,以免污染。

2.透析后

考虑到电解质的反跳,样本再循环或回血生理盐水污染等,应在透析结束时,超滤量设置为零,减慢血流速至 50～100 mL/min。约 10 秒后,从动脉瘘管处采血留取标本。通常电解质反跳发生在透析结束后 2～30 分钟。

三、透析机报警原因及处理

(一)血路部分

1.动脉压(血泵前)

通常动脉压(血泵前)为 $-26.7\sim-10.7$ kPa($-200\sim-80$ mmHg),超过 -33.3 kPa(-250 mmHg)将发生溶血。如果血管通路无法提供足够的血流,动脉负压增大,产生报警,关闭血泵。血泵关闭后,动脉负压缓解,报警消除,血泵恢复运转直到再次产生负压报警,如此反复循环。

(1)负压过大的原因:①动脉针位置不当(针不在血管内或紧贴血管壁);②患者血压降低(累及通路血流);③通路血管痉挛(仅见于动静脉内瘘);④吻合口狭窄(动静脉内瘘吻合口或移植血管动脉吻合口);⑤动脉针或通路凝血;⑥动脉管道打结;⑦抬高手臂后通路塌陷(如怀疑,可让患者坐起,使通路低于心脏水平);⑧穿刺针口径太小,血流量太大;⑨深静脉导管尖端位置不当、活瓣栓子形成或纤维阻塞。

(2)处理:①减少血流量,动脉负压减低,使报警消除;②确认动脉针或通路无凝血,动脉管道无打结;③测定患者血压,如降低,给予补液、减少超滤率;④如压力不降低则松开动脉针胶布,稍做前后移动或转动;⑤提高血流量到原先水平,如动脉压仍低,重复上一步骤;⑥若仍未改善,在低血流量下继续透析,延长透析时间,或另外打开动脉针透析(原针保留,肝素盐水冲洗,透析结束时才拔除)。如血流量需要大于 350 mL/min,一般需用 15 G 针;⑦如换针后动脉低负压仍持续存在,则血管通路可能有狭窄。用两手指短暂加压阻断动脉针和静脉针之间的血流,如泵前负压明显加大,说明动脉血流部分来自下游,而上游通道的血流量不足;⑧检查深静脉导管是否扭结;改变颈或臂位置,或稍微移动导管;转换导管口。如无效,注射尿激酶或组织血浆酶原激活剂;放射学检查导管位置。

2.静脉压监测

通常压力为 6.7~33.3 kPa(50~250 mmHg),随针的大小、血流量和血细胞比容变化。

(1)静脉压增高的原因:①移植血管的静脉压可高达 26.7 kPa(200 mmHg),因移植血管的高动脉压会传到静脉血管;②小静脉针(16 G),高血流量;③静脉血路上的滤器凝血,这是肝素化不充分的最早表现,也是透析器早期凝血的表现;④血管通路静脉端狭窄(或痉挛);⑤静脉针位置不当或静脉血路扭结;⑥静脉针或血管通路静脉端凝血。

(2)静脉压增高的处理:①用生理盐水冲洗透析器和静脉滤器。如果静脉滤器凝血,而透析器无凝血(冲洗时透析器纤维干净),立即更换凝血的静脉管道,调整肝素剂量后重新开始透析;②静脉针或血管通路静脉端是否阻塞可以采用关闭血泵,迅速夹闭静脉血路,与静脉针断开,用生理盐水注入静脉针,观察阻力大小的方法判定;③用两手指轻轻加压阻断动脉针和静脉针之间的血流,如为下流狭窄引起静脉流出道梗阻,静脉压会因上流受阻而进一步增高。

3.空气探测

最容易发生空气进入血液循环的部位在动脉针和血泵之间,因为这部分为负压。常见于动脉针周围(特别是负压很大时)、管道连接处、泵段血管破裂以及输液管。透析结束时用空气回血操作不当也会引起空气进入体内。许多空气栓塞是在因假报警而关闭空气探测器后发生的,应注意避免。因空气栓塞可能致命。处理方法见本节血液透析治疗常见急性并发症及处理之空气栓塞。

4.血管路扭结和溶血

血泵和透析器之间的血管路扭结会造成严重溶血,这一段的高压通常测不出,因为动脉压监测器通常设在泵前,即使泵后有动脉压力监测器,如果扭结发生在探测器之前,此处的高压也无法被测出。处理方法见本节血液透析治疗常见急性并发症及处理之溶血。

(二)透析液路

1.电导度

电导度增高最常见的原因是净化水进入透析机的管道扭结或低水压造成供水不足;电导度降低最常见的原因是浓缩液桶空;比例泵故障也可导致电导度增高或降低。当电导度异常时,将透析液旁路阀打开,使异常透析液不经过透析器而直接排出。

2.温度

温度异常通常是由加热器故障引起,但旁路阀可以对患者进行保护。

3.漏血

气泡、黄疸患者的胆红素或污物进入透析液均会引起假漏血报警。当透析液可能不出现肉眼可见的颜色改变时,需用测定血红蛋白尿的试纸检测流出透析器的透析液来判断漏血报警的真伪。如果确定漏血,透析液室压力应设置在-6.7 kPa(-50 mmHg)以下,以免细菌或细菌产物从透析液侧进入血液。空心纤维型透析器轻微漏血有时会自行封闭,可继续透析,但一般情况下应回血,更换透析器或停止透析。预防:①预冲时进行透析器漏血检测;②透析中避免跨膜压过高,如有凝血、静脉回路管弯曲打折等发生立即处理;③透析中跨膜压不能超过透析器的承受力。

四、血液透析治疗常见急性并发症及处理

(一)低血压

低血压为最常见的急性并发症,发生率可达$50\%\sim70\%$。

1.原因

有效血容量减少、血管收缩力降低、心源性及透析膜生物相容性差、严重贫血及感染等。

2.临床表现

典型症状为出冷汗、恶心、呕吐,重者表现为面色苍白、呼吸困难、心率加快、一过性意识丧失,甚至昏迷。

3.处理

取头低足高位,停止超滤,给予吸氧,必要时快速补充生理盐水$100\sim200$ mL或葡萄糖溶液20 mL,输血浆和清蛋白,并结合病因,及时处理。

4.预防

预防:①用容量控制的透析机,使用血容量监测器;②教育指导患者限制盐的摄入,控制饮水量;③避免过度超滤;④透析前停用降压药,对症治疗纠正贫血;⑤改变透析方法如采用碳酸氢盐透析、血液透析滤过、钠曲线和超滤曲线、低温透析等;⑥有低血压倾向的患者避免透析期间进食。

(二)失衡综合征

发生率为$3.4\%\sim20.0\%$。

1.原因

血液透析时血液中的毒素迅速下降,血浆渗透压下降,而由于血-脑屏障使脑脊液中的尿素等溶质下降较慢,以至脑脊液的渗透压大于血液渗透压,水分由血液进入脑脊液形成脑水肿。这也与透析后脑脊液与血液之间的 pH 梯度增大,即脑脊液中的 pH 相对较低有关。

2.临床表现

轻者头痛、恶心、呕吐、困倦、烦躁不安、肌肉痉挛、视物模糊、血压升高;重者表现为癫痫发作、惊厥、木僵甚至昏迷。

3.处理

轻者不必处理;重者可减慢透析血流量,以降低溶质清除率和 pH 改变,但透析有时需终止。可给予 50%葡萄糖溶液或 3%氯化钠 10 mL 静脉推注,或静脉滴注清蛋白,必要时给予镇静剂及其他对症治疗。

4.预防

开始血液透析时采用诱导透析方法,透析强度不能过大,避免使用大面积高效透析器,逐步增加透析时间,避免过快清除溶质;长期透析患者则适当提高透析液钠浓度。

(三)肌肉痉挛

发生率为 10%~15%,主要部位为腓肠肌和足部。

1.原因

肌肉痉挛常与低血压同时发生,可能与透析时超滤过多、过快,低钠透析等有关。

2.临床表现

肌肉痉挛多发生在透析的中后期,老年人多见。以肌肉痉挛性疼痛为主,一般持续约10分钟。

3.处理

减慢超滤速度,静脉输注生理盐水 100~200 mL、高渗糖水或高渗盐水。

4.预防

避免过度超滤;改变透析方法,如采用钠曲线和超滤曲线等;维生素 E 或奎宁睡前口服;左旋卡尼汀透析后静脉注射。

(四)发热

发热常发生在透析中或透析后。

1.原因

感染、致热源反应及输血反应等。

2.临床表现

若为致热源反应通常发生在透析后 1 小时,主要症状有寒战、高热、肌痛、恶心、呕吐、痉挛和低血压。

3.处理

静脉注射地塞米松 5 mg,通常症状在几小时内自然消失,24 小时内完全恢复;若有感染存在应及时与医师沟通,应用抗生素。

4.预防

严格执行无菌操作;严格消毒水处理设备和管道。

(五)空气栓塞

1.原因

血液透析过程中,各管路连接不紧密、血液管路破裂、透析器膜破损及透析液内空气弥散入血,回血时不慎等。

2.临床表现

少量无反应,如血液内进入空气 5 mL 以上可出现呼吸困难、咳嗽、发绀、胸部紧迫感、烦躁、痉挛、意识丧失甚至死亡。

3.处理

一旦发生空气栓塞应立即夹闭静脉通路,并关闭血泵。患者取头低左侧位,通过面罩或气管吸入 100%氧气,必要时做右心房穿刺抽气,同时注射地塞米松,严重者要立即送高压氧舱治疗。

4.预防

透析前严格检查管道有无破损,连接是否紧密;回血时注意力集中,气体近静脉端时要及时停止血泵转动;避免在血液回路上输液,尤其泵前负压部分;定期检修透析机,确保空气探测器工作正常。

(六)溶血

1.原因

透析液低渗、温度过高;透析用水中的氧化剂和还原剂(氯胺、酮、硝酸盐)含量过高;消毒剂残留;血泵和管道内红细胞的机械损伤及血液透析中异型输血等。

2.临床表现

急性溶血时,患者有胸部紧迫感、心悸、心绞痛、腹背痛、气急、烦躁,可伴畏寒、血压下降、血红蛋白尿甚至昏迷;大量溶血时患者可出现高钾血症,静脉回路血液呈淡红色。

3.处理

立即关闭血泵,停止透析,丢弃体外循环血液;给予高流量吸氧,明确溶血原因后应尽快开始透析;贫血严重者应输入新鲜全血。

4.预防

透析中防止凝血;保证透析液质量;定期检修透析机和水处理设备;患者输血时,认真执行查对制度,严格遵守操作规程。

五、透析器首次使用综合征

在透析时因使用新的透析器发生的临床症候群,称为首次使用综合征。分为 A 型首次使用综合征和 B 型首次使用综合征。

(一)A 型首次使用综合征

A 型又称超敏反应型。多发生于血液透析开始后 5～30 分钟内。主要表现为呼吸困难、全身发热感、皮肤瘙痒、麻疹、咳嗽、流泪、流涕、打喷嚏、腹部绞痛、腹部痉挛,严重者可心跳骤停甚至死亡。

(1)原因:主要是患者对环氧乙烷、甲醛等消毒液过敏或透析器膜的生物相容性差或对透析器的黏合剂过敏等,使补体系统激活和白细胞介素释放。

(2)处理原则:①立即停止透析,勿将透析器内血液回输体内;②按抗变态反应常规处理,如应用肾上腺素、抗组胺药和激素等。

(3)预防措施:①透析前将透析器充分冲洗(不同的透析器有不同的冲洗要求),使用新透析器前要仔细阅读操作说明书;②认真查看透析器环氧乙烷消毒日期;③部分透析器反应与合并应用 ACEI(血管紧张素转换酶抑制剂)有关,应停用;④对使用环氧乙烷消毒透析器过敏者,可改用 γ 射线或蒸气消毒的透析器。

(二)B型首次使用综合征

B型首次使用综合征又称非特异型。多发生于透析开始后数分钟至1小时,主要表现为胸痛,伴有或不伴有背部疼痛。

(1)原因:目前尚不清楚。

(2)处理原则:①加强观察,症状不明显者可继续透析;②症状明显者可予以吸氧和对症治疗。

(3)预防措施:①试用不同的透析器;②充分冲洗透析器。

六、血液透析突发事件应急预案

(一)透析中失血

1.原因

管路开裂、破损,接管松脱和静脉针脱落等。

2.症状

出血、血压下降,甚至发生休克。

3.应急预案

停血泵,查找原因,尽快恢复透析通路;必要时回血,给予输液或输血;心电监护,对症处理。

4.预防

透析前将透析器管路、管路针等各个接头连接好,预冲时要检查是否有渗漏;固定管路时,应给患者留有活动的余地。

(二)电源中断

1.应急预案

通知工程师检查稳压器和线路,电话通知医院供电部门;配备后备电源的透析机,停电后还可运行20～30分钟;若没有后备电源的透析机,停电后应立即将动静脉夹打开,手摇血泵,速度每分钟100 mL左右;若15～30分钟内恢复供电可不回血。若暂时仍不能恢复供电可回血结束透析,并尽可能记录机器上的各项参数。

2.预防

保证透析中心为双向供电;停电后15分钟内可用发电机供电;给透析机配备后备电源,停电后可运行20～30分钟。

(三)水源中断

1.应急预案

机器报警并自动改为旁路;通知工程师检查水处理设备和管路。电话通知医院供水部门;1～2小时不能解除,终止透析,记录机器上的各项参数。

2.预防

保证透析中心为专路供水;在水处理设备前设有水箱,并定期检修水处理设备。

(王　迎)

第四节　妊娠期血液透析技术及护理

慢性肾衰竭患者由于月经紊乱和排卵异常,其生育能力降低,如妊娠前血肌酐大于265.2 μmol/L(3 mg/dL),尿素氮大于10.7 mmol/L(3 mg/dL),成功的妊娠是罕见的。今年随着血液透析治疗及其技术的不断进展,成功的妊娠和正常分娩的报道日益增多,据国际肾脏病协会统计表明,妇女透析患者妊娠发生率美国每年约0.5%,沙特阿拉伯每年约1.4%,我国目前尚无该方面的确切资料。由于透析患者妊娠可危及母亲和胎儿的安全,肾脏科、产科及儿科恰当的配合与处理可帮助患者顺利度过妊娠期、围生期,提高胎儿成活率。本节重点阐述妇女妊娠期透析。

妊娠过程中,妇女的血容量负荷增加,心脏处于高排出量状态;前列腺素分泌增加,肾血管阻力下降,肾血流增加,使早期肾小球滤过率增加30%~50%,导致溶质的排泄率增加,血肌酐和尿素氮水平下降。Sim等观察到正常非妊娠期妇女血肌酐为(59.2±12.4)μmol/L、尿素氮为(4.9±4.1)mmol/L,而血压正常妊娠妇女血肌酐为(40.7±26.5)μmol/L,尿素氮为(3.1±0.5)mmol/L,因此认为妊娠期间血肌酐大于70.7 μmol/L时应进行肾功能检查。

一、透析患者妊娠及其后果

透析患者生育能力明显下降,据统计透析患者妊娠发生率每年在0.5%~1.4%,比利时一项研究表明发生率仅为每年0.3%。晚期随着促红细胞生成素的应用,透析患者生育能力有所改善,特别注意的是血液透析患者妊娠率为腹膜透析的2~3倍。透析患者生育能力下降原因尚不明确,早先文献报道仅有10%的育龄妇女透析期间恢复月经,最近研究报道达40%。早在15~20年前就有证实透析患者存在激素水平异常,在月经周期卵泡雌二醇水平同正常一样,但缺乏黄体生成素和卵泡刺激素高峰,孕激素水平持续下降,约70%的妇女继发于高催乳素血症而产生泌乳。以上研究提示慢性肾衰竭患者存在下丘脑-垂体-卵巢轴基础水平异常,缺乏典型的排卵高峰和对月经的周期性调节作用。慢性肾衰竭患者妊娠常发生在透析开始的前几年,但亦有报道妊娠发生在透析20年之久。多次妊娠亦较常见,美国国家透析患者妊娠登记(NPDR)资料显示,8例孕龄妇女妊娠2次,8例妊娠3次,1例妊娠4次。透析患者妊娠结局如何报道不一,婴儿生存仅是判断妊娠成功标志,其实大多数婴儿早产或生长发育迟缓,新生儿常合并呼吸窘迫综合征及其他早产并发症,NPRD报道116例成活婴儿中有11例发生呼吸窘迫综合征及1例死胎存在先天性异常。随诊资料较全的49例婴儿中有11例需长期医治或存在发育障碍,他们大多数归因于早产而非宫内氮质血症环境。

二、妊娠与透析

(一)透析治疗的时机

目前对于妊娠合并慢性肾衰竭的透析时机尚无统一标准,与非妊娠妇女相比,早期和充分透析是有益的。Hou提出,当血清尿素氮为30~40 mmol/L(80~100 mg/dL)时,必须开始透析。透析治疗有利于减轻宫腔内胎儿的氮质血症,改善胎盘功能不全,避免死产和自然流产。此外,透析治疗有助于控制孕妇的容量依赖性高血压,增加透析次数可以减少透析中低血压的发生,而且不需限制饮食,改善母婴的营养状况。妊娠末期,由于婴儿每天约产生 540 mg 尿素氮,透析时间必须适宜延长。

(二)透析时间

关于妊娠合并慢性肾衰竭,每周透析总时间和透析的目标,各家报道不一。有研究主张强化透析(每天透析),尽管强化透析价值尚没有最后确定,但从理论上是可以实施的。Kundaye 等报道妊娠期间透析和残肾功能尚可,孕妇妊娠结局较满意,婴儿成活率达 75%～80%,但尚不能区分是残余肾功能还是充分透析治疗改善了妊娠结局,但起码降低了胎儿暴露于代谢产物环境的概率。另外,每天透析,透析间期体重增加较适宜,降低了低血压危险。透析患者羊水过多较普遍,增加了早产概率,相对于婴儿正常肾功能,血清过高尿毒素可促使渗透性利尿,增加羊水过多的概率。有资料主张每周至少 20 小时透析才能明显改善妊娠预后。

透析治疗对胎儿有害的证据不足,有些研究认为,透析可诱发早产。这是因为透析能使体内黄体酮下降 10%,而早产与黄体酮减少有关。Sancbez-Casajus 等在透析过程中对胎儿进行监测,结果提示胎儿对透析治疗的耐受力较好。透析中低血压可导致胎儿宫内窘迫,因此,必须防止妊娠过程中低血压的发生。

三、透析液处方

有关血液透析的处方建议很多,但能否改善母婴的预后不肯定。Hou 主张透析液钠浓度为 134 mmol/L,使之接近正常妊娠妇女血清钠较低的水平;增加透析液钙浓度至 2 mmol/L,以适应母婴钙的需求量;透析液中含糖量为 200 mg/dL,防止透析中出现低血糖;维持血压稳定的措施与非妊娠透析一致。

对于强化透析易引起电解质紊乱,需进行调整。如果每天饮食中钾的摄入量不能抵消透析丢失量,可导致血清钾水平下降,因而需适当增加透析液钾浓度。如果透析液中钙离子浓度仍为 0.875 mmol/L 可导致高钙血症,因而钙离子浓度为 0.625 mmol/L 较适宜。一般来说,透析液中 HCO_3^- 浓度设计为 35 mmol/L,可缓冲两天间期酸负荷,每天透析可致血清 HCO_3^- 浓度上升,导致代谢性碱中毒,因而需个体化调节 HCO_3^- 浓度。

四、抗凝治疗

过去妊娠患者要适当减少肝素用量,对于每天透析患者需用最小剂量肝素,然而因非妊娠患者降低肝素用量可增加体外循环凝血,尽管迄今尚无严格病例对照研究,但妊娠处于高凝状态,可适当增加肝素用量,肝素不能通过胎盘,因而无致畸作用,对于明显出血孕妇主张无肝素透析。华法林能通过胎盘,在妊娠前 3 个月有致畸作用,在妊娠后 3 个月可引起胎儿出血,因而,对于需用华法林预防血管通路高凝状态的孕妇应该用肝素皮下注射预防。随着低分子量肝素普遍使用,及其出血危险性低等优点,目前主张应用低分子肝素。

五、妊娠透析患者的营养指导

妊娠期间经各种营养支持满足母婴需要,透析本身会导致严重营养不良,因而妊娠透析期间需合理营养指导,如表 10-5 所示。

表 10-5　妊娠透析患者营养指导

热卡	35 kcal/(kg·d)＋300 kcal
蛋白质	1.2 g/(kg·d)＋10 g
维生素	
维生素 A	无需补充
维生素 B	无需补充
维生素 C	≥170 mg/d
维生素 B_1	3.4 mg/d
核黄素	3.4 mg/d
烟酸	≥20 mg/d
维生素 B_6	>5 mg/d
叶酸	1.8 mg/d
矿物质	
钙	2 000 mg/d
磷	1200 mg/d
镁	200～300 mg/d
锌	15 mg/d
卡尼汀	330 mg/d

注:1 kcal＝4.2 kJ。

六、透析患者产科问题

慢性肾衰竭妊娠对母婴均有极大威胁,因需泌尿科、产科、妇科、儿科通力协作,才能保证母婴平安。早产是慢性肾衰竭妊娠婴儿死亡率和发病率增加的关键因素,需加强指导,同预防先兆子痫一样,需补充镁离子,但小心避免镁中毒和孕妇呼吸窘迫,当血清镁离子浓度低于 5 mg/dL 时需给予负荷剂量并在每次透析后给予补充。吲哚美辛可促进胎儿成熟,使分娩延后 72 小时,并可预防羊水过多,但过多应用可加重肾功能损害,引起高钾血症。由于死胎发生率增加,需密切观察胎儿生长发育状况,主张在孕 30 周后经腹壁羊膜腔穿刺抽吸羊水测胎肺成熟度,并注入地塞米松 10 mg 每周两次,促进胎肺成熟。对胎儿宫内发育迟缓的治疗,每天吸氧 3 次,每次 30 分钟,并口服解痉药,如沙丁胺醇或氨茶碱,同时加强营养支持。关于选择分娩时机尚有争论,一些作者主张如果胎儿肺成熟,选择 34～36 周分娩较佳,但现在多数主张孕妇 38 周分娩较好,但对于透析患者,往往由于早产和产科问题留给我们选择的时间不多。对于剖宫产仅适用于产科问题,而绝非肾脏本身,否则主张自然分娩较好。特别注意的是分娩过程避免水负荷增加和感染,因为催产素能增加水潴留的危险。至于新生儿处理尤为必要,透析患者婴儿分娩时血清尿素氮和血肌酐水平同母亲一样,可导致出生后渗透性利尿,没有密切监测和适当补充,可导致血容量不足和电解质紊乱。新生儿血清钙离子浓度监测也尤为重要,因为婴儿长期暴露在高钙血症的环境,出生后易发生低钙血症和痉挛等危险。

妊娠合并慢性肾衰竭对母婴均有危险,孕前肾功能良好者,妊娠可能不会引起肾功能的损害,婴儿生存率高;孕前肾功能中度以上损害者,妊娠可能导致 1/3 的患者肾功能恶化,密切监测和早期终止妊娠,也难以保证肾功能的逆转;积极配合透析治疗,肾功能可能恢复,妊娠高血压疾病也是不可忽视的问题,需警惕高血压的危险。另外,自然流产、早产和死产的发生率高,对胎儿的生存威胁极大。透析治疗可提高母婴的生存率,必须早期和充分透析,掌握透析原则,避免透析并发症。

(王　迎)

第五节　小儿血液透析技术及护理

一、适应证

(一)急性肾衰竭

利尿剂难治的液体超负荷导致高血压或充血性心力衰竭,高分解状态或因为支持循环需要大量肠外补充液体,以上情况合并持续少尿状态时需要透析。

(二)慢性肾衰竭

小儿慢性肾衰竭的年发病率为(2~3.5)/100 万人口,病因与第一次检出肾衰竭时小儿的年龄密切相关,5 岁以下的慢性肾衰竭常是先天性泌尿系统解剖异常的结果;5 岁以上的慢性肾衰竭以后天性肾小球疾病为主。对慢性肾衰竭来说生化指标的改变比临床症状更重要,当小儿肾小球滤过率将为 5 mL/(min·1.73 m²)时,就相当于年长儿童血浆血肌酐 884 mmol/L。慢性肾衰竭小儿透析指征见表 10-6。

表 10-6　慢性肾衰竭小儿开始透析的指征

血肌酐:年长儿童>884 mmol/L,婴儿>442 mmol/L
血清钾>6.0 mmol/L
CO₂CP<10 mmol/L 或血磷>3.23 mmol/L
药物治疗难以纠正的严重水肿、高血压、左心衰竭
保守治疗伴发严重肾性骨病、严重营养不良及生长发育迟缓者

凡具备以上任何一项都应开始透析,有条件时尽量提前建立动静脉内瘘,早期、充分透析可以预防出现严重并发症,如左心衰竭、致死性高血钾、心包炎等,有助于纠正营养不良及生长发育迟缓。

二、小儿血液透析特点

近 10 年由于血液透析新技术的应用使小儿血透更加安全,如血管通路的建立、专用的小儿透析材料和设备等,但是在不同国家和地区之间,小儿透析的开展还是有很大的差距。

(一)血管通路

良好的血液通路是小儿血液透析的关键。由于小儿透析患者血管细,合作不好,建立有效的血管通路是血透成功的关键。

1.经皮穿刺中心静脉置管

目前小儿临时血透血管通路以采用经皮中心静脉穿刺插管为主,穿刺部位常用股静脉、颈内静脉及锁骨下静脉,婴幼儿多选用穿刺技术简便又安全的股静脉,缺点是限制患儿活动,并易发生感染,导管留置时间不宜超过1个月,较大儿童能够合作可选择颈内静脉或锁骨下静脉,不影响患儿活动,导管留置时间较长,可达3个月,但穿刺技术要求高,要求患儿能够很好地配合,可考虑应用短效的静脉麻醉剂,并发症为误穿动脉、误穿腹膜等。

2.动静脉内瘘

对于需慢性血透的患儿,最常用的部位是上肢的桡动脉与头静脉。体重5～10 kg的小儿可利用大隐静脉远端和股动脉侧壁建立隐静脉袢内瘘,血管条件差者可行移植血管建立动静脉搭桥。由于小儿血管细,常需要应用显微外科技术建立动静脉内瘘,术后内瘘成熟期应足够长(1～6个月),在成熟期内患儿应在医护人员指导下做一些有助于扩张血管的锻炼。过早使用动静脉内瘘易发生血肿或假性动脉瘤。

(二)透析器及血液管道

选择透析器型号和血液管道容量应依据患儿年龄和体重的不同而有所差异。透析器和血液管道总容量不应超过患者总血容量的10%,小儿血容量约为80 mL/kg,即透析器和血液管道总容量不应超过体重的8%,最好选用小血室容量和低顺应性透析器,如中空纤维型、小平板型,而具有大血室容量和高顺应性的蟠管型就不适合。为防止透析后失衡综合征,首次透析选择透析器为尿素清除率不超过3 mL/(min·kg),以后的规律透析也选择尿素清除率在6～8 mL/(min·kg)。一般情况下体重<20 kg者选0.2～0.4 m² 膜面积的透析器,20～30 kg者选0.4～0.8 m² 膜面积的透析器,30～40 kg者选0.8～1.0 m² 膜面积的透析器,体重超过40 kg者可选用成人透析器和血液管道。

小儿的血液管道容量为13～77 mL 不等,用直径1.5～3 mm 的管道可限制血流量在30～75 mL/min,如用大流量透析可选用短和直径大的管道,以减少体外循环血容量。

(三)血透方案设计

血透初期遵循频繁短时透析的原则,避免血浆渗透压剧烈改变。低蛋白血症患儿可在透析中输清蛋白1～2 g/kg。

1.血流量

3～5 mL/(min·kg)。体重超过40 kg者可使血流量达250 mL/min。

2.抗凝剂

常规应用肝素,首次用量25～50 U/kg,维持量10～25 U/(kg·h),透析结束前30分钟停用。低分子肝素平均剂量为:体重低于15 kg者用1 500 U,体重15～30 kg者用2 500 U,体重30～50 kg者用5 000 U。有出血倾向者应减少肝素用量或无肝素透析。

3.透析液

为避免醋酸盐不宜耐受,主张全部应用碳酸氢盐透析液,钠浓度140～145 mmol/L,透析液流量500 mL/L,婴幼儿血流量小,则透析液流量减少到250 mL/L。

4.透析频率

一般每周2～3次,每次3～4小时,婴幼儿因高代谢率和对饮食适应性较差,有时需每周透析4次或隔天透析,透析充分性指标应高于成人透析患者,建议维持Kt/V在1.2～1.6。

三、小儿透析组织机构和人员设置

建议专为肾衰竭儿童设置肾病中心,包括小儿透析中心、儿科病房,透析中心除了成人透析中心应该配备的工作人员外,还应配备专门培训过的相应专业人员,如营养师、教师及心理医师等,这才能很好地控制小儿饮食等各方面,有助于教育和纠正患儿的心理障碍。

四、血液透析的护理

(一)一般护理

(1)做好透析患儿的心理护理。医务人员穿着白色服装,每次透析都由护士做血管穿刺等,血液透析的不舒适及透析中没有家长的陪伴,这些往往使患儿感到恐惧、紧张,作为医务人员可以通过与透析患儿交谈,努力成为他们的朋友,用温柔的言语和娴熟的技能缓解患儿的恐惧、紧张的心理。通过做好生活护理,及时发现和满足患儿的需求,拉近与患儿的距离,提高患儿在透析过程中的依从性。另外,要做好患儿家属及年龄较大患儿的宣教工作,告诉他们疾病的相关知识,透析间期血管通路的护理及饮食控制的知识,以及自我护理对疾病预后的重要性。

(2)小儿一般选择容量控制型的透析机,调节血流量和透析液流量,控制超滤量,降低透析失衡综合征和低血压的发生。应根据患儿的情况采用不同的透析处方,包括透析方式、透析液的温度和浓度。了解患儿的一般情况,如体重、年龄、血压、体温、有无出血倾向、有无并发症等,确定使用抗凝剂的种类及剂量,决定选用的透析器型号、超滤量及透析时间。回血时控制生理盐水的入量,以不超过 100 mL 为宜。

(3)患儿的血管条件较成人差,穿刺技术不佳可以引起血肿,诱发动静脉内瘘闭塞,加重患儿对血液透析的恐惧,不利于治疗。因此要求护士操作技术规范、娴熟,可以由资深的护士进行血管穿刺,做到"一针见血",提高穿刺的成功率,有利于动静脉内瘘的成熟,并减轻患儿的恐惧心理。

(4)在透析过程中加强观察,包括:①穿刺处有无渗血;管道安置是否妥当,有无扭曲或折叠;②透析机运转是否正常;③管路内血液的颜色是否正常;④血流量是否正常;⑤血液、脉搏和体温情况。应经常询问患者有无抽筋、头痛、头晕和胸闷等不适。患儿年龄小,往往对不良反应敏感度较低,不能做到出现不适时及时告知医护人员,因此应通过对生命体征的密切观察,及早发现一些不良反应的早期征象,及时处理。

(5)对于有低蛋白血症的患儿,可以:①在透析过程中通过使用人血清蛋白或输注血浆提高血浆胶体渗透压;②对于严重低血压或严重贫血的患儿,可以增加预冲液量或使用新鲜血预冲体外循环系统,或在透析中使用升压药;③对于因体重增长过多使心脏前负荷过重或伴有急性肺水肿的患儿,应减少预冲液量;④对急性左心衰竭但不伴有高钾血症的患儿可以先行单纯超滤;⑤对合并高钾血症的患儿可以先用降钾药物,使高钾血症有所缓解,再行透析。

(6)保持呼吸道通畅,防止窒息;指导和督促患儿按时服药,定期注射重组人红细胞生成素,定期检查血液分析等各项检查。

(二)营养管理

小儿处于生长发育期,其代谢速度较成人快,活动量大,营养要求也高,但因疾病等原因,患儿食欲较差,且由于饮食控制使食物过于单调,加之透析丢失营养物质,因此患儿容易发生营养不良。因此可选择患儿喜爱的食物,经常变换烹饪方法,以保证患儿的营养需求。血液透析的患儿营养需求如下:优质高蛋白饮食,蛋白质摄入量为 $1.0\sim1.2$ g/(kg·d),男性患儿热量摄入为 251 kJ/(kg·d)[60 kcal/(kg·d)],女性患儿为 201 kJ/(kg·d)[48 kcal/(kg·d)],要求其中 35%来自碳水化合物。

(三)并发症及其护理

许多成人透析的远期并发症,如肾性骨营养不良、贫血、高血压、心包炎、周围神经病变等,也同样发生于慢性透析的小儿患者。因为小儿处于生长发育期,透析中低血压、失衡综合征、"干体重"的监测方面有其特殊性,且并发症中肾性骨营养不良和贫血的治疗尤其重要。此外慢性透析小儿还受生长发育迟缓、性成熟延迟、心理障碍的困扰等。

1."干体重"的监测

小儿自我管理能力较差,对水、盐不能很好限制,透析间期食欲不佳,常并发营养不良,加之处于生长发育时期,随年龄增加或肌肉增长等"干体重"都会随之变化,每次透析都应精确计算脱水量,防止容量负荷过高,在血透过程中实时监测血细胞比容可防止透析中血液下降,定期根据心胸比等有关指标确定"干体重",注意防止因脱水过多导致血压降低或脱水不足导致心力衰竭。

2.透析中低血压

小儿对血流动力学改变非常敏感,每次透析应遵循出水少于体重的 5%,婴幼儿小于 3%或除水速度小于 10 mL/(kg·h)的原则。体重不足 30 kg 的患者,每周血透 3 次,每次 4 小时,65%的病例出现循环衰竭、腹痛、恶心、呕吐等因急速除水引起的症状。体重 30 kg 以上的患者,只有 20%的病例出现这些症状。发生这些症状主要与除水有关,其他原因还有选用大血室容量透析器或血液管道,非常仔细地观察透析当中生命体征,透析中最好配备血容量监控装置,回血时生理盐水不能过多(尽量不超过 100 mL)。当患儿血容量相对或绝对不足时,如重度贫血、低蛋白血症或较低体重(<25 kg),血透时没有相适应的小透析器而只能用较大透析器时,在透析前预冲血液或血制品(如血浆或清蛋白)于透析器和透析管道中可预防低血压的发生。透析中低血压的处理主要是输注生理盐水或清蛋白。

3.失衡综合征

若透析前尿素氮明显升高,超过 35.7 mmol/L(100 mg/dL)或使用大面积高效能透析器都易发生失衡综合征,常表现为头痛、恶心、呕吐或癫痫样发作,处理可静脉滴注甘露醇 1 g/kg,30%在透析开始 1 小时内滴入,其余在透析过程中均匀滴入,若频繁或大量使用,应注意对残余肾功能的影响,也可提高透析液葡萄糖浓度。若透析前尿素氮超过 71.4 mmol/L 就应频繁短时间的透析。

4.心理和精神障碍

透析小儿不仅要接受长期依赖透析生存的现实,还得应付一些透析治疗带来的问题,如穿刺的疼痛、透析过程中的不适、饮食的限制、与同龄儿童的隔阂及死亡的恐惧等,这些常常导致小儿情绪低落,精神抑郁,加重畏食。鼓励这些儿童建立生活信心,需要心理医师、护士、家长及学校教师共同配合。对这类儿童更要强调生活质量,主张回归社会,尽可能参加体育运动,应帮助患儿合理安排透析时间,与同龄儿童一样入学校完成学业。

总之,在小儿透析过程中,早发现、早处理是防治血液透析急性并发症的关键,加强对患儿及家属的宣教工作,做好饮食管理及采用个体化透析,是防治远期并发症、提高透析患儿的存活率和生活质量的前提。医务人员高超的透析技术、穿刺技术在缓解小儿不良心理情绪方面起着至关重要的作用。

　　从长远观点看,终末期肾衰竭患儿长期血透并非上策,因为它对患儿生活质量影响较大,故在接受一段时间透析后最终行肾移植。北美儿童肾移植协作组资料显示,12 岁以前肾移植有利于生长发育,13 岁以后肾移植未见预期的青春期加快生长,强调在青春期前进行肾移植有利于生长和性发育,与透析治疗比较,肾移植具有可以获得正常生活、较好职业的优点。

（王　迎）

参　考　文　献

［1］郑进,蒋燕.基础护理技术［M］.武汉:华中科技大学出版社,2023.

［2］周淑萍,叶国英.外科护理［M］.杭州:浙江大学出版社,2022.

［3］王美芝,孙永叶,隋青梅.内科护理［M］.济南:山东人民出版社,2021.

［4］肖芳,程汝梅,黄海霞,等.护理学理论与护理技能［M］.哈尔滨:黑龙江科学技术出版
社,2022.

［5］程东阳,郝庆娟.外科护理［M］.上海:同济大学出版社,2021.

［6］李红芳,王晓芳,相云,等.护理学理论基础与护理实践［M］.哈尔滨:黑龙江科学技术出版
社,2022.

［7］刘爱杰,张芙蓉,景莉,等.实用常见疾病护理［M］.青岛:中国海洋大学出版社,2021.

［8］杨青,王国蓉.护理临床推理与决策［M］.成都:电子科学技术大学出版社,2022.

［9］崔杰.现代常见病护理必读［M］.哈尔滨:黑龙江科学技术出版社,2021.

［10］张翠华,张婷,王静,等.现代常见疾病护理精要［M］.青岛:中国海洋大学出版社,2021.

［11］张俊英,王建华,宫素红,等.精编临床常见疾病护理［M］.青岛:中国海洋大学出版社,2021.

［12］杨春,李侠,吕小花,等.临床常见护理技术与护理管理［M］.哈尔滨:黑龙江科学技术出版
社,2022.

［13］邵秀德,毛淑霞,李凤兰,等.临床专科护理规范［M］.济南:山东大学出版社,2021.

［14］张晓艳.临床护理技术与实践［M］.成都:四川科学技术出版社,2022.

［15］窦超.临床护理规范与护理管理［M］.北京:科学技术文献出版社,2020.

［16］高淑平.专科护理技术操作规范［M］.北京:中国纺织出版社,2021.

［17］潘红丽,胡培磊,巩选芹,等.临床常见病护理评估与实践［M］.哈尔滨:黑龙江科学技术出版
社,2022.

［18］申璇,邱颖,周丽梅,等.临床护理常规与常见病护理［M］.哈尔滨:黑龙江科学技术出版
社,2022.

［19］万霞.现代专科护理及护理实践［M］.开封:河南大学出版社,2020.

［20］李艳.临床常见病护理精要［M］.西安:陕西科学技术出版社,2022.

［21］吴雯婷.实用临床护理技术与护理管理［M］.北京:中国纺织出版社,2021.

［22］任丽,孙守艳,薛丽.常见疾病护理技术与实践研究［M］.西安:陕西科学技术出版社,2022.

［23］张占堆.外科护理［M］.南昌:江西科学技术出版社,2020.

［24］于翠翠.实用护理学基础与各科护理实践［M］.北京:中国纺织出版社,2022.

［25］王庆秀.内科临床诊疗及护理技术［M］.天津:天津科学技术出版社,2020.

［26］苏文婷,赵衍玲,马爱萍,等.临床护理常规与常见病护理［M］.哈尔滨:黑龙江科学技术出版社,2022.

［27］王玉春,王焕云,吴江,等.临床专科护理与护理管理［M］.哈尔滨:黑龙江科学技术出版社,2022.

［28］雷颖.基础护理技术与专科护理实践［M］.开封:河南大学出版社,2020.

［29］赵衍玲,梁敏,刘艳娜,等.临床护理常规与护理管理［M］.哈尔滨:黑龙江科学技术出版社,2022.

［30］王婷,王美灵,董红岩,等.实用临床护理技术与护理管理［M］.北京:科学技术文献出版社,2020.

［31］王虹.实用临床护理指南［M］.天津:天津科学技术出版社,2020.

［32］任秀英.临床疾病护理技术与护理精要［M］.北京:中国纺织出版社,2022.

［33］张苹蓉,卢东英.护理基本技能［M］.西安:陕西科学技术出版社,2020.

［34］张红芹,石礼梅,解辉,等.临床护理技能与护理研究［M］.哈尔滨:黑龙江科学技术出版社,2022.

［35］陈若冰,朱慧,安晓倩.内科护理［M］.北京:中国医药科学技术出版社,2022.

［36］龚晓玲,殷明华,何兆霞.连续性护理管理干预理念对乙型肝炎肝硬化失代偿患者的应用效果分析［J］.中国社区医师,2023,39(7):122-124.

［37］段甜甜,何朝珠,张勇.PDCA护理对乙肝患者抗病毒治疗依从性及疗效的影响［J］.中国医药指南,2023,21(4):6-9.

［38］张金.精细综合护理对老年慢性肺源性心脏病合并呼吸衰竭患者的影响［J］.中国冶金工业医学杂志,2022,39(2):170-171.

［39］张馨月.个性化心理护理干预对耐多药结核治疗效果的影响［J］.中国医药指南,2022,20(32):42-45.

［40］余志刚.肺结核患者的心理特点及针对性护理干预降低负性情绪、改善症状的效果［J］.中国医药指南,2023,21(14):186-189.